浙派中医

TRADITIONAL CHINESE MEDICINE OF ZHEJIANG SCHOOL

浙派中医丛书
专题系列

钱塘医派

主编

胡　滨　竹剑平

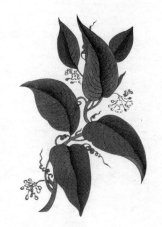

钱塘
医派

全国百佳图书出版单位

中国中医药出版社

·北京·

U0131929

图书在版编目（CIP）数据

钱塘医派 / 胡滨，竹剑平主编 . —北京：中国中医药出版社，2022.12
（《浙派中医丛书》专题系列）
ISBN 978 – 7 – 5132 – 7821 – 8

Ⅰ . ①钱… Ⅱ . ①胡… ②竹… Ⅲ . ①中医流派—杭州 Ⅳ . ① R2-06

中国版本图书馆 CIP 数据核字（2022）第 175254 号

中国中医药出版社出版

北京经济技术开发区科创十三街 31 号院二区 8 号楼
邮政编码 100176
传真 010-64405721
保定市西城胶印有限公司印刷
各地新华书店经销

开本 710×1000 1/16 印张 17 字数 239 千字
2022 年 12 月第 1 版 2022 年 12 月第 1 次印刷
书号 ISBN 978 – 7 – 5132 – 7821 – 8

定价 68.00 元
网址 www.cptcm.com

服 务 热 线 010-64405510
购 书 热 线 010-89535836
维 权 打 假 010-64405753

微信服务号 zgzyycbs
微商城网址 https://kdt.im/LIdUGr
官 方 微 博 http://e.weibo.com/cptcm
天猫旗舰店网址 https://zgzyycbs.tmall.com

如有印装质量问题请与本社出版部联系（010-64405510）

《浙派中医丛书》组织机构

指导委员会

主任委员 王仁元　曹启峰　谢国建　朱　炜　肖鲁伟
　　　　　　范永升　柴可群

副主任委员 蔡利辉　曾晓飞　胡智明　黄飞华　王晓鸣

委　　员 陈良敏　郑名友　程　林　赵桂芝　姜　洋

专　家　组

组　长 盛增秀　朱建平

副组长 肖鲁伟　范永升　连建伟　王晓鸣　刘时觉

成　员（以姓氏笔画为序）
　　　　　王　英　朱德明　竹剑平　江凌圳　沈钦荣
　　　　　陈永灿　郑　洪　胡　滨

项目办公室

办公室 浙江省中医药研究院中医文献信息研究所

主　任 江凌圳

副主任 庄爱文　李晓寅

总　序

浙江位居我国东南沿海，地灵人杰，人文荟萃，文化底蕴十分深厚，素有"文化之邦"的美誉。就拿中医中药来说，在其发展的历史长河中，历代名家辈出，著述琳琅满目，取得了极其辉煌的成就。

由于浙江省地域不同，中医传承脉络有异，从而形成了一批各具特色的医学流派，使中医学术呈现出百花齐放、百家争鸣的繁荣景象。其中丹溪学派、温补学派、钱塘医派、永嘉医派、绍派伤寒等最负盛名，影响遍及海内外。临床各科更是异彩纷呈，涌现出诸多颇具名望的专科流派，如宁波宋氏妇科和董氏儿科、湖州凌氏针灸、武康姚氏世医、桐乡陈木扇女科、萧山竹林寺女科、绍兴三六九伤科，等等，至今仍为当地百姓的健康保驾护航，厥功甚伟。

值得一提的是，古往今来，浙江省中医药界还出现了为数众多的知名品牌，如著名道地药材"浙八味"，名老药店"胡庆余堂"等，更是名驰遐迩，誉享全国。由是观之，这些宝贵的学术流派和中医药财富，很值得传承与弘扬。

有鉴于此，浙江省中医药学会为发扬光大浙江省中医药学术流派精华，凝练浙江中医药学术流派的区域特点和学术内涵，由对浙江中医药学术流派有深入研究的浙江中医药大学原校长范永升教授亲自领衔，凝心聚力，集思广益，最终打出了"浙派中医"这面能代表浙江省中医药特色、优势和成就的大旗。此举，得到了浙江省委省政府、浙江省卫生健康委员会和浙江省中医药管理局的热情鼓励和大力支持。

《中共浙江省委 浙江省人民政府 关于促进中医药传承创新发展的实施意见》提出要"打造'浙派中医'文化品牌，实施'浙派中医'传承创新工程，深入开展中医药文化推进行动计划。加强中医药传统文献研究，编撰'浙派中医'系列丛书"。浙江省中医药学会先后在省内各地多次举办有关"浙派中医"的巡讲和培训等学术活动，气氛热烈，形势喜人。

浙江省中医药研究院中医文献信息研究所为贯彻习近平总书记关于中医药工作的重要论述精神和《中共浙江省委 浙江省人民政府 关于促进中医药传承创新发展的实施意见》，结合该所的专业特长，组织省内有关单位和人员，主动申报并承担了浙江省中医药科技计划"《浙派中医》系列研究丛书编撰工程"，省中医药管理局将其列入中医药现代化专项。在课题实施过程中，项目组人员不辞辛劳，在广搜文献、深入调研的基础上，按《浙派中医丛书》编写计划，分原著系列、专题系列、品牌系列三大板块，殚心竭力地进行编撰出版，我感到非常欣慰。

我生在浙江，长在浙江，在浙江从事中医药事业已经五十余年，虽然年近九秩，但是继承发扬中医药的初心不改。我十分感谢为编写《浙派中医丛书》付出辛勤劳作的同志们。专著的陆续出版，必将为我省医学史的研究增添浓重一笔；必将会对我省乃至全国中医药学术流派的传承和创新起到促进作用。我更期望我省中医人努力奋斗，砥砺前行，将"浙派中医"的整理研究工作做得更好，把这张"金名片"擦得更亮，为建设浙江中医药强省做出更大的贡献。

葛琳仪

写于辛丑年孟春

注：葛琳仪，国医大师、浙江中医学院原院长

前　言

　　"浙派中医"是浙江省中医学术流派的概称,是浙江省中医药学术的一张熠熠生辉的"金名片"。近年来,在上级主管部门的支持下,浙江省中医界正在开展规模宏大的浙派中医的传承和弘扬工作,根据浙江省卫生健康委员会、浙江省文化和旅游厅、浙江省中医药管理局印发的《浙江省中医药文化推进行动计划》(2019—2025 年)的通知精神,特别是主要任务中打造"浙派中医"文化品牌——编撰中医药文化丛书,梳理浙江中医药发展源流与脉络,整理医学文献古籍,出版浙江中医药文化、"浙派中医"历代文献精华、名医学术精华、流派世家研究精华、"浙产名药"博览等丛书,全面展现浙江中医药学术与文化成就。根据这一任务,2019 年浙江省中医药研究院中医文献信息研究所策划了《浙派中医丛书》(原著、专题、品牌系列)编撰工程,总体计划出书 60 种,得到浙江省中医药现代化专项的支持,立项(项目编号 2020ZX002)启动。

　　《浙派中医丛书》原著系列指对"浙派中医"历代文献精华,特别是重要的代表性古籍,按照中华中医药学会 2012 年版《中医古籍整理规范》进行整理研究,包括作者和成书考证、版本调研、原文标点、注释、校勘、学术思想研究等,形成传世、通行点校本,陆续出版,尤其是对从未整理过的善本、孤本进行影印出版,以期进一步整理研究;专题系列指对"浙派中医"的学派、医派、中医专科流派等进行系统介绍,深入挖掘其临床经验和学术思想,切实地做好文献为临床服务；品牌系列指将名医杨继洲、朱丹溪，名店胡庆余堂，名药"浙八味"等在浙江地域甚至国内外享有较高知名度的人、物进行整理研究编纂成书，突出文化内涵和打造文化品牌。

《浙派中医丛书》从2020年启动以来，得到了浙江省人民政府、浙江省卫生健康委员会、浙江省中医药管理局的大力支持，得到了浙江省内和国内对浙派中医有长期研究的文献整理研究人员的积极参与，涉及单位逾十家，作者上百位，大家有一个共同的心愿，就是要把"浙派中医"这张"金名片"擦得更亮，进一步提高浙江中医药大省在海内外的知名度和影响力。

2020年至今，我们经历了新冠肺炎疫情，版本调研多次受阻，线下会议多次受影响，专家意见反复碰撞，尽管任务艰巨，但我们始终满怀信心，在反复沟通中摸索，在不断摸索中积累，继原著系列第一辑刊印出版后，原著系列第二辑、专题系列、品牌系列也陆续交稿，使《浙派中医丛书》三个系列均有代表著作问世。

还需要说明的是，本丛书专题系列由于各学术流派内容和特色有所不同，品牌系列亦存在类似情况，本着实事求是的原则，各书的体例不强求统一，酌情而定。

科学有险阻，苦战能过关。只要我们艰苦奋斗，协作攻关，《浙派中医丛书》的编撰工程，一定能胜利完成，殷切期望读者多提宝贵意见和建议，使我们将这项功在当代，利在千秋的大事做得更强更好。

《浙派中医丛书》编委会

2022年4月

编写说明

　　"钱塘医派"是指形成于明末清初，延续至清末民初，以钱塘（今杭州）医家卢复、卢之颐、张遂辰为早期代表人物，以张志聪、张锡驹、高世栻为中坚人物，并由仲学辂、章太炎为后期传承代表，以侣山堂等地为主要活动场所，集讲学、研经与诊疗活动为一体，以维护旧论为学术主张的医学流派。最早提及"钱塘医派"的，当为清中叶后期名医陈念祖（修园）。他在《医学三字经》中说："大作者，推钱塘。"清末及近现代中医学者，大多以"钱塘二张"或"钱塘三张"称之，如任应秋先生的《学派争鸣在祖国医学发展中的贡献》、张志斌的《中国医学通史·古代卷》、张瑞贤的《中医学术流派的成因与判断标准》等论著对"钱塘医派"都有记载与评价。竹剑平、胡滨发表在1985年《浙江中医学院学报》第4期"试论钱塘学派"一文，比较系统地论述了该学派的代表人物、医事活动与学术思想。竹剑平等在2004年《中华医史杂志》第2期发表了"钱塘医派述要"一文，张承烈等于2006年在上海科学技术出版社出版了《钱塘医派》一书，正式提出了"钱塘医派"概念，并得到全国中医学术界的广泛认同。2008年3月30日，杭州市园林文物局在"侣山堂"原址（吴山西北山脚粮道山路）设立了"侣山堂"纪念亭碑，使后人有了纪念与瞻仰钱塘医派之场地。2009年，国家中医药管理局重点项目《我国中医药学术流派研究》将钱塘医派列入主要学术流派之中。同年，胡滨应国家中医药管理局举办的"珠江论坛"

邀请，出席了在广州召开的全国第一届中医学术流派研究大会，其论文《钱塘医派研究》被收入正式出版的会议论文集。

目前中医界有"重今轻古"的倾向，不愿意在医学经典的研习上下苦功，一意走捷径图速成，仅凭流行的通俗医书、方书行医，结果自然会因根基浅、基础差而医术低下。中医药学作为传统学科的代表，其发展必须守正继承与创新发展并举，而首先在于继承。"钱塘医派"在经典医籍的研究中所投入的时间、精力与人力是很大的，十年磨一剑。为了说明问题，他们正本清源、引经据典、广采博收、群策群力、探究辨析，甚至前赴后继、持之以恒。这种刻苦严谨、踏实端正的治学态度与精神委实可敬，永远值得后世业医人员仿效与学习。

近年来，在"浙派中医"的系列研究和宣讲活动中，"钱塘医派"的守正传承与创新发展成就越来越得到中医界的肯定和青睐。

本书分七章编写，第一章论述了钱塘医派形成的时代背景；第二章阐述了钱塘医派发展过程；第三章介绍了钱塘医派代表人物生平事略、著述及学术思想；第四、五章评介了钱塘医派的学术研究成就、历史地位及其深远影响；第六、七章则为钱塘医派主要人物的著述原文选与医案选按。全书对"钱塘医派"的传承与创新方面所取得的成就，做深入的研究整理，既有理论阐发，也有临床经验介绍，颇为实用。限于作者水平，书中错误和不足之处，敬请同道指正。

《钱塘医派》编委会
2022 年 4 月

目 录

第一章　医派形成的时代背景

浙江人杰地灵，历代人才辈出，经济、文化、教育比较发达。南宋以来以钱塘为中心的杭州地区，既是全省又是江南一带的政治、经济、文化与医学中心。明末清初，杭州区域相对稳定的政治环境为经济的发展提供了有利条件。经济的发达，民众的生存与繁衍便有了物质条件。人口的众多，学术的繁荣，为医学的发展奠定了社会基础。在杭州地区，医疗设施、医学教育、医学研究条件比其他地方更为健全。独特和优厚的地域环境，为钱塘医派的诞生和发展提供了有利的条件。

一、社会经济领域背景

明末清初，随着大规模战火的熄灭，民众渐渐得以安居养息，生产逐步恢复。钱塘地域的社会经济得益于种植与经济经营结构的改革而获得较快发展。该地域的手工业发展达到全国最高水平，以丝织、棉纺为主，杭嘉湖地区成为全国丝织生产与交换中心，从而铸就了名噪海内的"江南织造"。著名的还有印刷业、造纸业、造船业和工艺美术业等。当时，钱塘一带的海运、河运业及为其服务的行业也十分兴盛，从事经商与服务行业的人数竟占据当时人口的一半，故有"杭民半商贾"之说。明代，浙江是全国三大刻书中心之一，钱塘是浙江刻书业最发达之地，当时较为著名的书铺与刻书坊就有24家。清代浙江刻书业虽不及明代，但仍是全国最发达地区。明清两代，江浙一带，尤其是杭嘉湖地区，刊刻了大量医书。手工业商业的兴旺发达，吸引农民涌入城镇，不仅带动了钱塘地区农村经济而且促进了市镇经济的发展，导致市镇数量和人口迅速增长。据有关资料统计，1393 年，浙江人口已有一千余万人，为全国人口最多、密度最大的省份。医学的任务是防治疾病、保障健康，大凡气候温暖与人口稠密之地极易疾病频发与流行，病种也较多。这就使医家们有着更多的实践机会与更大的社会压力，并刺激了这一地区更多的人投身医疗事业，从事医药学的开发与研究，使医学向更为纵深与普及的方向发展。农村经济发达，商贸实业繁荣，又为医学的发展铺就了经济基础。据刘时觉的《浙江医人考》（人民卫生出版社，2014 年版）统计，明末清初，浙江医家有史可据者就有二千人之多，其中许多著名医家则云集钱塘地区，这无疑为钱塘医派的产生与发展提供了根植的土壤和广泛的人才来源。

二、科技文化领域背景

明末清初的浙江，各类科技人才层出不穷，农业水利学、数学、机器制造等则走在全国前列。明代浙江杰出自然科学专家学者达 36 人，居全国之首；清代有 53 人，为全国第二。科技文化的发达必然带动医学技术的发展，促进医学队伍科技文化素质的提高。明清时期浙江许多医家医文并茂、多才多艺，如"钱塘医派"代表人物卢复、张遂辰、仲学辂等都是文史方面的行家。许多文化艺术杰出人物又精于医道，如"西泠十子"之一的诗人陆圻就是杏林高手。这种现象有利于医学与其他学科的交流、吸纳，为"钱塘医派"的形成和壮大提供了丰富的营养与浓厚的文化氛围。浙江在当时属于面积最小的省份，但明清两季考取进士的人数，却在全国均居首位。科举制度使大批知识分子聚集在不易通过的羊肠小道上，无意之中把一批名落孙山者推入了医学领域，客观上却提高了医学队伍的文化素质。据雍正年间《浙江通志》记载，清初浙江共有社学 399 所、县学 75 所、府学 11 所，其盛况可傲视全国。尤其是书院，全省有 120 所之多，遍及乡野。最著名者则为杭州的敷文书院、紫阳书院和诂经精舍。其中敷文书院的前身是明代的万松书院，设在杭州凤凰山万松岭，为 1498 年浙江右参政周本在报恩寺内创建，先后曾有王阳明、齐召南等名师前来讲学。上述三个书院是清初杭州传播学术文化的重要基地，他们继承和发扬了宋元时期的讲学传统，大兴学术争论之风，培育了大批人才，其中不乏后来成为医学家者。"钱塘医派"创办的"侣山堂"即在杭城的吴山山脚，与凤凰山仅里半之距，可谓"鸡犬之声相闻"。这样的地域环境和人文氛围，对于"钱塘医派"讲授岐黄之道，培养医学人才，显然是十分有利的。

在清初，前明的不少遗老遗少为了"气节"，不甘为清廷效力，于是悬壶坐堂，致力于医术。他们大多有着较高的社会地位与文化素养，具备一定的研究能力，又喜好著书立说，因而在医学经验的总结、理论的研究及医籍的考据整理方面，自然又比一般医家更得心应手，这种现象在江浙一带，尤为凸显。明末清初，钱塘区域聚集了一大批这样的医学人才。他们的加盟不仅提高了医学队伍的文化素质，而且促进了医学理论与方法的论争，促进了"钱塘医派"的形成与发展。

三、政治思想领域背景

明末清初，清王朝尚在向所谓康乾盛世艰难攀升之际，"万马齐喑"的政治乌云已笼照在大江南北了。这期间，有三个著名人物的悲惨遭遇（其中有两人精通医学），由于地域时间相邻相近的原因，不能不对"钱塘医派"的行为取向产生重大影响。一为吕留良，是明末清初民族矛盾尖锐之际的抗清志士。吕氏 32 岁始与名医高鼓峰相识，后尽得其传，提囊行医，远近病家争相求之。著有《东庄医案》《赵氏医贯评》等医著。53 岁时，为拒举荐，吕氏袭僧伽服、喷血满地，曰"如是庶可以舍我"，55 岁卒。但吕氏死后仍难逃清廷迫害，雍正时竟因曾静文字狱案遭剖棺戮尸，举家连诛，所著书也被禁毁。二为陆圻，其是钱塘人，早年负诗名，在文学上造诣极高，为"西泠十子"之一，与"钱塘医派"的早期代表人物张遂辰相从甚密。陆氏精医，著作颇丰，撰有《本草丹台录》《灵台墨守》《伤寒捷书》《医林口谱》《医林新论》等近 10 部。1663 年，因受庄廷鑨《明史》案株连，几濒于死。三为戴梓。

戴氏也是钱塘人，为清初有名的诗人学者，同时也是著名的火器制造专家。他发明的"连珠火器"与"冲天炮"，在清军出征准噶尔丹的叛乱中屡建奇功。由此，戴氏颇受康熙器重，先是走进清廷的南书房，成为康熙的"高级参谋"。继后成为翰林院"教授"，后又改值养心殿，成了康熙的"机要秘书"。戴氏正值春风得意之际，不料遭到比利时传教士南怀仁的嫉妒与诬陷，指控戴氏私通外国，康熙竟予轻信。按律当斩，因念其功绩，流放沈阳，30年后被赦免，戴氏此时已风烛残年，无力还乡。一代江南奇才，最终客死北疆。

上述三大冤案，对杭嘉湖地区的知识分子在思想上的打击是十分重大的。一时之间"莫问国是"成为默契，凡读书人，皆噤若寒蝉。于是学术界人士不得不钻进故纸堆，埋头书本，不问政治，借此抒发思念前朝之幽情，或以此打发日子。中国传统学术向来只重视义理、辞章与考据三门，其时程朱理学尚占有统治地位，加之清廷的思想禁锢和对尊经崇古的大力倡导，康乾雍三代，文人学者久而久之便勤于音韵，精于训诂，长于校勘，沉溺于皓首穷经与古典文献的整理之中了。于是求古、博古、尊古，乃至泥古，一时蔚然成风，并最终促成了著名的乾嘉考据学派，其对医学研究的影响，则大大地带动了尊经崇古之风气。"钱塘医派"在经典医籍整理研究中坚持"尊经维旧"，无疑是和这样的学术研究氛围大有关系。但他们尊古却不泥古，在研究的形式与内容上都有创新，这正是其难能可贵之处。

四、中医药学术背景

明末清初的中医药学，无论从基础理论的研究到临床各科的发展，都已趋向成熟与完善。在浙江，尤其是以钱塘为中心的杭、嘉、甬、绍地区，中医药学出现了十分繁荣的局面。名医、名著之多，均冠各地之首，基础理论研究和临床技术的许多领域，都居领先地位。张志聪等对《黄帝内经》（简称《内经》)，张遂辰、柯琴、俞根初对《伤寒论》，王孟英对温病学说等进行了全面系统的研究、考证与阐发。赵学敏编撰的《本草纲目拾遗》系统总结了1802年之前我国中药学成就，记载了716种《本草纲目》没有收入的中药和当时传入的域外药物，是继《本草纲目》之后我国又一部具有重要学术价值的中药学巨著；赵学敏还和当时著名铃医赵柏云合著了我国第一部详细介绍走方郎中方药技术的专著——《串雅·内外编》，开创了整理研究民间医药技术之先河。临床各科发明了不少新的诊疗技术。如李生以"挂线疗法"治疗痔疮；祁坤的《外科大成》记载了"纱布条引流术"；王茵用桑树皮制成手术用线等。胡廷光在所撰《伤科汇纂》中绘成的14幅骨折脱位手法复位图，是中医骨伤科史上第一套比较完整的复位图谱。吴尚先编著的《理瀹骈文》集清以前外治技术之大成，系统阐述了70多种外治方法。王孟英分温病为新感与伏气两大类论治，大大提高了疗效，并又撰《霍乱论》专论霍乱辨治。继而又有雷丰提出四季不同时病的辨证论治，著成《时病论》。戈朝荣创"小儿纯阳阴虚"之说，为儿科临床提供了又一理论依据。家传世医已遍及内、外、妇、儿及骨伤等专科。历史之悠久，专科之众多，为各地所罕见。著名者如宁波宋氏、绍兴钱氏、桐乡陈木扇与萧山竹林寺妇科、绍兴何氏内科、湖州德清俞氏外科、慈溪花墙门吴氏与周巷景氏儿科、宁波陆氏、绍兴"三六九"伤科等。

　　浙江中药资源丰富，道地药材"浙八味"名闻天下。在钱塘杭城，以吴山为中心，中药店铺沿街遍设，著名者如创建于明万历年间的"宝和堂""朱养心药店"，创建清初的"方回春堂"。中药材贸易更为兴隆，浙西兰溪的诸葛药业和吴山脚边的杭城药市，均是当时国内闻名的药材市场。吴山上有"药皇庙"，香火鼎盛；吴山西北，则是"钱塘医派"创办的"侣山堂"，研经讲医，门庭若市。有着如此发达的中药业为后盾，浙江医家遣方用药自然得心应手，不愁无良药可用，临床疗效则得到进一步提高。

　　明末清初的官办医学教育已不复兴盛，民间教育却逐渐兴旺，且办学形式多样，具有悠久传统的家传与师徒相授仍为主要渠道，并造就出许多名医。在钱塘地域首创医学教育"讲学"形式的乃是张志聪的老师卢之颐，真正形成规模并在中医教育史上留下浓墨重彩的则为张志聪继之而起创办的"侣山堂"。在中医药学领域，无论全国的大环境和浙江的区域环境，都为"钱塘医派"在讲学、医疗与经典医籍研究提供了大显身手的舞台。

明末清初是中国封建社会的鼎盛时期。而浙江，尤其是钱塘地域，又尽占天时、地利与人和之优势。在这样的时代背景与地域环境中，以张志聪为核心人物的"钱塘医派"顺时而形成，乘机而发展。最终成为中国医学史上集讲学、医疗与经典医著研究于一体，并取得令人瞩目成就，最终成为在我国医学史上留下浓墨重彩的医学流派。

第二章　医派发展过程

　　"钱塘医派"形成于明末清初，延续至清末民初，历经三百多年，其阵容之大，杰出人物之多，为中国医学史上历代学术流派所罕见。仅据史料明确记载统计，其有明确同门及师生关系的医家就有40余人。据倪朱谟《本草汇言·师资姓氏》提供的线索，明万历至天启年间，当时钱塘地域的主要医家有：方谷、方隅父子，王绍隆、潘楫、潘杓烁师徒，卢复、卢之颐父子，倪朱谟、倪洙龙父子，以及张遂辰、马更生等。在"钱塘医派"的传承与壮大中，张志聪是核心人物与集大成者，卢之颐与张遂辰是张志聪的老师。据张志聪所著的著作所载，其同学有张锡驹（令韶）、张文启（开之）、沈晋垣（亮辰）、高世栻（士宗）、莫承先（仲超）、杨象乾（元如）、朱长春（永年）、仇时御（汝霖）、徐开先（振公）、闵振儒（士先）、尚纲（御公）、吴嗣昌（懋先）、姚宗（士因）、余国锡（伯荣）、任充谦（谷庵）、赵尔功（庭霞）、董儒林（帷园）、沈泰亨（文石）、卢谷（良侯）、马宗杰（公玉）、王逊（子律）、徐桢（东屏）等，其中高世栻后又成为他的衣钵弟子。学生门人有王弘义（子芳）、王庭桂（芳侯）、莫善昌（子晋）、徐永时（公遐）、倪昌大（仲宣）、朱输（卫公）、朱景韩（济公）、黄绍姚（载华）、杨应选（君立）、金绍文（西铭）、莫瑕（子瑜）、倪昌时（仲玉）、莫善（昌云）、曾时泰（玉阶）、曹镭（自玉）及其子张兆璜（玉师）等。高世栻的门人有王嘉嗣（子佳）等。无师生之实，但自觉传承"钱塘医派"学术的有仲学辂及其同道弟子章炳森（椿伯）等。医薮武林这块土壤孕育了钱塘医派，而引领其主要人物卢之颐、张遂辰、张志聪、张锡驹、高世栻、仲学辂和章太炎等。钱塘医派形成以来的三百多年间，队伍阵容壮大，传承脉络清晰，学术渊源流长。可谓人才济济，延绵不断。

一、弃儒行医奠基础

清初钱塘文人，被迫弃儒从医者众多，为钱塘医派的产生奠定了人才基础。他们大多有着较高的社会地位和文化素养，在医学理论的总结研究、整理推广方面有着得天独厚的条件。如陆圻所著《医林口谱》，经嘉兴名医周笙纂注增补而成《医林口谱六治秘书》，世奉为临证之指要；钱塘医官方隅著课徒教材《医林绳墨》为临证之龟鉴；潘楫所撰脉学专著《医灯续焰》为临证之秘要。倪朱谟遍访耆宿编成《本草汇言》，对后学启迪良多。

钱塘医家在调和宗教情怀与儒家文化立场的同时，亦从佛门汲取资粮来反哺医学。如钱塘医家卢复幼习岐黄，研读古今医书，兼通大乘佛法，常以佛理阐述医理，与钱塘文士、医家、佛法大师结交广阔，知己颇多。卢复之子卢之颐幼承家学，与佛法大师多有交往，论医似父，且多参以佛理禅机。

"明史"案的发生，导致众多文人学士纷纷转向医学活动，并将晚明的尊经崇古维旧之风带入医学领域。另一方面，导致明代中后期以来蓬勃涌现的文人集社活动的衰落和社团的重构，则为钱塘医派聚徒讲学研经医学活动形成了社会氛围。

钱塘医派形成的早期，学脉是文士、医家之间的联系纽带。文士张潜庵早年随陆圻习儒，在陆氏弃儒行医后，又随陆氏学医三年。学成后张氏前往富春、南浔悬壶行医，并将所得辑为《诊籍》，成为影响一方的名医。社友柴绍炳，与陆圻同为"西泠十子"，柴氏及其夫人连患重疾，为庸医所误，经过陆氏精心诊治，终起沉疴，柴氏感佩而从此学医。陆圻不仅参与文士之间的交游活动，也与当时著名医家交往频繁。江西医士朱辅元，为丹溪后裔，徽州医者何晏、刘安，精通医道，医家张遂辰及其弟子沈亮辰，精医善易，与陆氏均有深入交往。陆氏在《谢张卿子》诗中云："方多仲景经中秘，书向留疾坦上逢。消渴况邀仙掌露，便应黄发老相从。"在赞赏张遂辰医术的同时，表达了长期交往的意愿。这些文士、医家之间的交流联系，为钱塘医派的形成奠定了思想基石。

文士研医大多非常重视医学经典的学习和应用。陆圻是其中的佼佼者，周笙在《医林口谱六治秘书·自序》中云："武林陆丽京先生，悯人疾苦，乃成斯论，阐前贤之心法，示后学以一隅，学医者必读之书也。"其阐述的前贤心法的核心，是《难经》《内经》《伤寒论》《金匮要略》等书中的经典理论。这无疑影响了钱塘医派"尊经维旧"治学风格的形成。

由此可见，明末清初以陆圻为代表的众多文士，因他们的弃儒行医为医界带来了理论上的新鲜血液和治学上的标新立异。从而，也为钱塘医派诞生提供了学术氛围和奠定了基础，并为它的孕育成长输送了学术营养。

二、论医讲学开先河

历经明清交替的卢之颐，与当地文士、医家、佛法大师结交广阔，知己颇多。常与当时名医王绍隆、缪希雍等彻夜论医，探讨学术。一生著作丰厚。其父卢复考据功底深厚，博学文史哲医，于本草学研究最深，贡献最大。晚年撰《本草纲目博议》未成，其子之颐遵父嘱续编，用18年时间编成了《本草乘雅半偈》。卢之颐在该书自序中记载："岁在庚午（1630年，明崇祯三年）武林诸君子大集余舍，举仲景而论及《灵》《素》秘奥，期余一人为之阐发。余谢不能，然亦不敢自秘其师承也……而前所称武林诸君子而咸以是书出，殊可为人师承，余不敢冒其称也。"从上面这段文字可以看出，在该书的编撰中卢之颐曾融通汇合了当时名医探讨本草议论并参酌了诸家意见，之颐在家中论医讲学的热烈场景于此可见一斑。1630年时张志聪20岁，已学医于同在钱塘的张遂辰。由于张志聪同时也拜卢之颐为师，诸君子中很可能也有他的出现。以后张志聪筑"侣山堂"论医讲学，就是继承了其师的衣钵。

三、尊经崇古重旧论

清初杭州著名诗人张遂辰，学医缘于少时多病，因屡治无效，就自学医书，探究医理。后来不仅治好己病，为他人治疗也屡屡见效，继而名声大噪。由于医术精湛，患者争相求治，以致其所居之地杭城东昌蒲巷被后人尊为"张卿子巷"（即今杭州上城区大学路）。

张遂辰在明末清初的《伤寒论》研究中首倡"维护旧论"，在整理《伤寒论》中提出应维护《伤寒论》原有编次，与"错简重订说"形成对立观点。他认为"仲景之书，精入无比，非善读者未免滞于语下……初学不能舍此途也。悉依旧本，不敢专取"（《张卿子伤寒论·凡例》），所著《张卿子伤寒论》至今仍是研究伤寒学重要之读本。张遂辰是明末清初以前历代医家中尊王（叔和）赞成（无己）之最力者，认为王叔和的编次只在卷数上与仲景原书不同，内容无甚出入。认为成无己的注释尤称详洽。张遂辰对历代研究《伤寒论》的医家也十分尊重，认为"诸家论述，各有发明"，在书中未贬任何一家。他据成无己《注解伤寒论》之原有编次所著述的《张卿子伤寒论》，在分卷上不同，定为7卷。书中注释亦以成氏之说为主，仅仅补充了郭雍、张洁古、庞安常、李东垣、朱丹溪等医家之说。

张遂辰对钱塘医派最大贡献莫过于培养了一批学验俱富的弟子。《仁和县志》说他的弟子中"以张开之、沈亮辰为最著"，其实不然，他最著名的弟子应为张志聪和张锡驹。正是此"二张"承袭并发展了他的学术思想，相继为恢复医经的原貌不懈努力，形成了闻名海内的"钱塘三张"，从而构建了"钱塘医派"尊经维旧的治学特色。

四、承上启下集大成

张志聪是钱塘医派的中坚人物与集大成者，他一生勤于医学，直到80多岁未尝倦学，对于经典医籍的研究尤为用力。《清史稿》称："张志聪之学，以《灵枢》《素问》《伤寒》《金匮》为归。生平著书，必守经法。"高世栻在《伤寒论集注》序中称他："蚩期未尝倦于学。"张志聪先受业于张遂辰，后又追随卢之颐，尽得两位老师之真传，故医学功底基础深厚。对《灵枢》《素问》《神农本草经》等经典医籍均有独到研究，对《伤寒论》的钻研致力尤深，不仅继承了其师张遂辰在编次上"维护旧论"的观点，而且有许多独到之处与精辟的见解。他指出"仲祖《伤寒论》，其中条绪井井，原系本文，非叔和所能编次，盖谓断简残篇者，是因讹传讹也"（《侣山堂类辩·伤寒论编次论》）。张氏奠定了《伤寒论》六经研究中的气化学说，提出"学者当于大论之中五运六气承之，伤寒之义思过半矣"，认为不懂五运六气就谈不上研究《伤寒论》。

张志聪仿效老师卢之颐，在侣山堂论医讲学，其盛况比卢之颐有过之而无不及。清代王琦称"盖其时，卢君晋公，以禅理参证医理，治奇疾辄效，名动一时。张君隐庵继之而起，名与相埒，构侣山堂，招同学友生及诸门弟子，讲论其中，参考经论之同异，而辨其是非。于是谈轩岐之学者，咸向往于两君之门，称极盛焉"（《侣山堂类辩·跋》）。

张志聪在"侣山堂"论医讲学，不仅培养了一大批医学人才，而且首创了对经典医著集体探究、合力注释阐述之先河，用五年时间编撰的《黄帝内经集注》是影响久远的《内经》全注本，注解屡出新见，对后世启迪很大。张氏领衔编撰的《伤寒论集注》，后由高世栻完成，是清代研究《伤寒论》的力作，故其声望实在两位老师之上。

五、竭尽所能助师兄

张锡驹与张志聪同乡，并同出一师，虽不及张志聪有名，但其学术观点均秉承张遂辰之学。他竭尽所能协助师兄，一生致力于《伤寒论》研究，鼎力帮助师兄编撰《伤寒论集注》。力主维护《伤寒论》原有编次，故后世也有"钱塘二张"之誉称。为了发扬张志聪"养护胃气"论治伤寒的重要之学术思想，著述了《胃气论》一书。晚年所撰《伤寒直解》，亦基本上"依隐庵《集注》之分章节"，只是删去了"伤寒例"，移"痉湿暍"于"易复"篇后，并于书末另附《伤寒附余》1卷，以图发挥。与其师兄张志聪不同的是，张锡驹更强调《伤寒论》在临床中的指导作用，认为《伤寒论》是治百病的全书，而非仅为伤寒证治而著。张锡驹的这个学术观点，不但在当时将"钱塘医派"的尊经思想进一步突出，而且对后世医家重视《伤寒论》等经典医籍的研习与指导临床的作用也产生了很大的影响。

六、呕心沥血传衣钵

传承钱塘医派最力者当为高世栻。高氏23岁时挂牌行医，时颇有称许者。时闻张志聪之名，乃投奔之，一学就是10年之久。《医学真传·先生自述》对此记载："其时隐庵先生开讲经论，遂往学究，得究观《伤寒》《金匮》《神农本经》及《素问》《灵枢》诸书，朝夕参究，始悟前之所习，皆非医学之根源。隐庵先生亦以针芥之投，无征不晰。如是者十年，岐黄之理，虽未能窥其堂奥，而论证施治，已不同于往者之见病治病，执风痰、气火、感寒、停食之说，遂循方而投药也。"而后，高世栻医术大进，每遇一证，必究其本而探其原，处方用药，不同流俗。《清史稿》称高世栻"乃从张志聪讲论轩岐、仲景之学，历十年，悉窥精奥"。高世栻在张志聪处受益匪浅，可说是尽得真传。高氏对老师崇拜至极，并一生追随。张志聪对高世栻也十分倚重，在《伤寒论集注》中称高世栻为"高子"。张志聪故世的第二年，高世栻虽已年过花甲，仍邀集弟子吴嗣昌、王子佳等10余人，在侣山堂继续张志聪的论医讲经事业，如此达4年之久。更可贵的是，高世栻并不注重自己的著述，而是集毕生心血协助张志聪编注《伤寒论集注》。《伤寒论集注》的文字能如此浅明，不能不说是得力于高世栻之功。后高世栻又撰《素问直解》，并在校勘上下了很大的功夫，至晚年高世栻仿效张志聪《侣山堂类辩》体例，命弟子们将其在侣山堂论医讲学的内容整理成《医学真传》一书。该书的学术价值与张志聪《侣山堂类辩》不相上下，是"钱塘医派"论医讲学内容与特色的又一传世之作。

七、前赴后继袭遗风

仲学辂是"钱塘医派"后期的重要传承人，仲氏初行医于浙东一带，后返回故里，在钱塘开设了杭垣医局，医局不仅开设门诊，疗疾诊病，而且承袭侣山堂遗风，论医讲学，对医学经典详解开示，常有同道及弟子近 10 余人聚集探讨，延续时间近 20 余年，一时传为美谈。仲学辂在医疗与讲学中顾虑当时的本草学无善本可读，以张志聪《本草崇原》为纲，集众家之长，采用《本草经读》《本草经解》《神农本草经百种录》等材料增补辑校，但着重汲取了《侣仙堂类辩》和《医学真传》二书论药内容，并以张志聪气化学说讲述阐明药性为首要，撰成了《本草崇原集说》，这是仲学辂留传于世的唯一医著，是我国清代本草学颇有影响的著作，其对临床与教学至今都有重要的参考价值。仲学辂对"钱塘医派"的另一重要贡献是，通过翻刻其代表作而保存了张志聪、高世栻的学术思想。时值清末战乱之际，张志聪、高世栻的重要医著如《内经集注》《黄帝素问直解》等已罕有存者，大有失传之险。仲学辂集同道弟子不遗余力，广为搜集，终获完本并付浙江官医局重刊。

八、发皇古义融新知

我国近代著名的民主革命家、思想家、国学大师章太炎，幼时师从仲学辂学习中医，又广泛涉猎医典，沿袭"钱塘医派"的"尊经崇古""开坛讲学"等治学特色，凭借其宏富的传统文化底蕴，运用训诂方法，对中医基础理论、医籍医著、方药、中西医汇通等领域进行了深入的考证研究，尤其对东汉张仲景的《伤寒杂病论》深思精研，发前人所未发，且成绩卓著。

当时正处于中西医交汇发展时期，面临着中医存亡的危急时刻，章太炎以国学大师的身份，挺身而出，坚定支持中医，维护中医尊严。特别是，他能从千年的中医学发展历程中纵向比较，探究得失，从时下中西医医疗实践中横向比较，发现优劣，并把文字学研究方法引入到中医学，以实现自立自新，鲜明地提出"融会中西，更造新医"。为宣扬其主张，他撰写论文，曾相继撰写医学论文如《论素问灵枢》《论伤寒论原本及注家优劣》《金匮玉函经校录》《论本草不始子仪》等134篇，办讲习所、杂志，大力创办中医教育，民国初期先后荣任中国医学院院长、上海国医学院院长、苏州国医院院长等职，对我国近代中医学的发展起到了积极的推动作用。

九、汇刻医书倾全力

在"钱塘医派"学脉传承中作出重要贡献的还有王琦（1696–1774）。《杭州府志·人物》载："王琦，原名士琦，字载韩，钱塘诸生。性俭素尚义。壮年丧偶，不更娶，不蓄资财，人咸服其清介。尝校书于侣山堂，即康熙时张志聪、高世栻讲学处也。"王琦与张志聪既是同乡又是邻居，长年居住在侣山堂附近，熟悉张、高二氏侣山堂聚徒讲学事迹，对之亦十分崇敬。王琦在《侣山堂类辩·跋》中称："两君所著书，皆堪传世，张氏所辑者，俱已授梓行世，甫及百年，流传日少。其《针灸秘传》及《侣山堂类辩》二种，已难得购，余寻之有年，始得《类辩》一种。观其准古衡今，析疑纠谬，足为后学规矩准绳，亟为重梓，以广其传。"据《浙江历代医林人物》记载，王琦本欲重刻张、高二氏所有著作，由于"力未逮"，乃取切要者，即张志聪的《侣山堂类辩》、高世栻的《医学真传》、张高二氏的《本草崇原》，又取卢之颐的《学古则诊》《疟疟论疏》与卢复的《芷园臆草存案》，并分别为之作跋，加以宣介。再选其他医家著作六种，合刻成《医林指月》丛书。该书初刊于康熙末年，所收"钱塘医派"医著六种，除《侣山堂类辩》在此前有单刻本外，其他五种均自《医林指月》汇刻后方有历代翻刻本。因此，王氏为"钱塘医派"学术得以传承后世实功不可没。

十、结语

明末清初钱塘地域出现的我国医学史上鲜有之繁荣局面，可谓盛极一时。当时，医家云集，人才荟萃，习岐黄之学者咸向往之，清代王琦曰"自顺治至康熙之初四十年间，外郡人称武林（钱塘别称）为医薮"（《侣山堂类辩·跋》）。薮，原义为流水汇聚的湖泽地，延伸义为人或物聚集的地方。钱塘在当时医家心目中成为向往之地，名气如此之大，纷纷奔赴学习交流，主要是因为史称"钱塘三张"（张遂辰、张志聪、张锡驹）的"钱塘医派"的吸引。综上所述，张志聪是"钱塘医派"的中坚人物与集大成者。正是他力倡老师张遂辰尊经崇古、维护旧论的治学观点，发展了卢之颐论医讲学的事业，以侣山堂为基地，培养了高世栻等一大批杰出的医学人才，壮大了"钱塘医派"队伍与阵容，并开创了集体编注医学经典的治学方式。张锡驹全力协助师兄张志聪研究《伤寒论》，使"钱塘医派"治伤寒学的成果更为丰厚与更具特色。高世栻是"钱塘医派"的忠实传承人，他在侣山堂延续了同学兼老师张志聪的讲学授医事业，以毕生心血完成了先师遗著《伤寒论集注》与编撰了《素问直解》，扩大了"钱塘医派"研究经典医籍的成果。仲学辂使"钱塘医派"有了颇为完满的结局，他开办杭垣医局，再度凸显"钱塘医派"行医、讲学与研经三位一体的学术活动特色。王琦则倾其全力汇刻钱塘医派主要著作，为后世对钱塘医派的传承与发扬留下了珍贵的传世文献。

第三章 代表人物生平事略、著述及学术思想

一、卢复

（一）生平事略

卢复，字不远，号芷园，钱塘（今浙江杭州）人。生年不详，卒于1627年，活动于万历、天启年间。据《芷园臆草堪方》题词称"甲午学医"，"甲午"即"万历二十二年"，故推其生年当在1575年左右。《芷园臆草题词》称"因思廿年作医"，又落款为"癸亥（1624）孟夏自记"，则可推断卢复于1604年始行医，此时其学医已有十载。王琦在《芷园臆草存案》跋云："钱塘卢不远，明之万历、天启间人，虽隐于医，然不妄交游，生平与闻子将、严忍公诸文人诗酒往来，为肺腑友。其殁也，严印持为作传，徐之垣为作行状，李长蘅为作墓表，陈元晖为作志铭，悉一时名士，他可知矣。又尝游憨山、莲池、闻谷三大师之门，故于释理尤多解悟。尝言上双径白云山访闻谷师。聆其谈参惮悟道法，因思医道亦当从参悟入门。"明季，江浙一带医林之间交往切磋较为普遍，杭州医界出现一派兴旺景象，卢复广结知友，探讨医学，其聚众论医，研经、讲学、行医三位一体，学术风气浓厚，卢复与当时名医缪希雍、王绍隆等过往甚密，彻夜论医，探讨学术，剖疑析理，颇有见地。缪希雍在《芷园臆草覆余》序中说："甲寅春，王季和寄《覆余》

一册，乃武林卢不远论医说也。予读竟掩卷曰：有是哉，何其言之邃也。向之所想见其人而不可得者，今一旦得之，顾不大愉快哉。遂署鄙意标识之。丙辰秋，不远从予游，过箬溪旅泊，剧谈信宿。臧完初、张鼎台在坐，咸潜神于医者，闻予与不远论，辄拊掌称快，因识一时庆幸之私于简末。"

（二）著述简介

卢复一生著述丰厚，计有《芷园医种》等14种，但多佚，未能流传。据王琦在《芷园臆草存案》跋云："其所著有《金锦释文》，有《芷园覆余》，有《芷园日记》，有《药性题后》，有《本草约言》，有《勘方》，有《仰背侧人图说》诸种。其语多另出新义，不袭前人牙后慧，阅之能启发人无限心智，盖由参悟而得者，故如此。晚年又著《本草博议》，未成而病亟，嘱其儿子由续之曰：是书成，吾不死矣。其后子由别撰《本草乘雅》，中间所引先人《博议》云云，即其书也。"卢复的现存代表作是于明万历四十八年（1620）辑的综合类医学丛书《芷园医种》十五卷，由《医种子》十卷附《芷园臆草》五卷而成，内容包括医经、医论、医方、医案等。其中《医种子》成于明万历庚申年（1620），共四种十卷，书名取自佛教阿赖耶识有种子功能之义。卢氏认为医理始自轩岐，惟《灵枢》《素问》为"真医之第一义谛"，从中"次第流出得真种子者，莫如扁鹊、仓公、仲景"，由此衍生医学种子，归类为四：辑《神农本草经》《难经》为《医经种子》；辑《伤寒论》《金匮要略》为《医论种子》；辑伤寒方和金匮方为《医方种子》，附《伤寒金镜录》及《薛立斋医按方》；辑扁鹊传与仓公传所载验案为《医案种子》，附《薛按内科摘要》《易思兰医按》，而其中的《易思兰医按》，系卢复的旧交易大艮（明末医家，字思兰，临川人）所著，治案以据脉求因，层层设问以剖析病情、病因、病理变化及处方用药特点，治法以开郁为先，继用补益，案末附自创方11首。卢复称其诸案精详缜密，超越世法，并认为易大艮所定诸方，本之古越鞠法，若从此一方悟入，良医定有得力所在。所附《芷园臆草》汇卢氏"万历辛亥（1611）至天启壬戌

（1622）十许年"业医临证心得，凡五卷，分别为《芷园覆余》《芷园臆草题药》《芷园臆草勘方》《芷园臆草存案》《芷园臆草日记》。丛书中《医种子》系"盖取古医书而以己意辑刻之也"，发挥较少，但因其对古籍如实辑录，较好地还原其本来面貌，具备一定文献研究价值。后附《芷园臆草》则皆为卢氏"胸臆中语"，可窥其崇经典、重治本、精脉诊、详议病的学术特色；加之兼通佛学，认为医道当从参禅悟道入门，书中言语多有新意，"盖由参悟而得"，故不拾前人牙慧，多别出心裁，阅之能启发心智，《肯堂医论》卷下亦称："卢不远先生所著各种，其语多另出新义，兹编亦系抄藏秘本，久恐湮没失传，特附录之。"这说明卢复之著在当时就已得到重视。《芷园覆余》原名《病呓》，是卢复在病中"风雨之夕偶拈者，皆平日见闻及一二自得语，期就正未道而未逮也"。诸如从他本人闻铜腥味会引起呕吐的现象中悟到是人的体质原因，铜为金，他本人体质属木形，五行中木畏金之故。再如他案头摆放的百合花，"夜剧香而日不觉也，每见多唉百合殊不效于肺疾，因思百合别名夜合，须夜间服之顺其性也，用之果然"等。正如闻启祥所谓"论医如论禅，夫禅有案而医独无案乎？禅之案，疑可参，参可悟，医独不可疑而参，参而悟乎"。《芷园臆草题药》以药名为条目，载药四十四味，主要记载药物性味、功效、应用。以比类取象法等分析推测药理药用，还记载药物炮制、归经和鉴别等内容。《芷园臆草勘方》共载方二十余首，对桂枝汤、四君子汤、清暑益气汤、五苓散、肾气丸等方适应证的病因、病机、鉴别要点等进行了论述。《芷园臆草存案》共载医案十九则，对所载医案均用问答形式，阐述病因、病理，分析治疗方药，以便理解因症立方之义。十分可惜的是，其所著《金铧释文》《本草约言》《仰背侧人图说》诸种，已不见于世。

（三）学术思想

1. 重视经典，辑佚本草

卢复受明末清初"尊经崇古"思想的影响，极重医学经典研习，谓医家习《素》《灵》《难》与《神农本草经》是"第一要义"，并由此衍生出各种医学种子。故卢复选择了八种书，作为不同内容的"种子"，用以基础学习和临床实践的重要参考书，故有"医经种子""医论种子""医方种子""医案种子"4种书，谓"从经生论，从论生方，从方生案，一线穿成"。尤其是《医经种子》所辑《神农本经》为代表，此为现存最早《神农本草经》辑本，成于明万历四十四年（1616），以《证类本草》为蓝本，只录经文，而无增驳评析，较符合本经原貌。但辑复过程中未考校其他著作中本经佚文，故较后世孙星衍等辑本，明显逊色，历代对此辑本亦褒贬不一。但《本经》作为古籍又被重视起来，或辑录，或考证，或注释，一时蔚成风气，使《本经》这一早已佚失的古代本草文献有了多种辑本和注本，作为整个清代本草学的一部分，不仅有重要的文献意义，而且有较高的临床价值。此外，卢复师古而不泥古，或继承，或创新，融会诸家之说而以己意折衷之，考证精核，辨论亦极详审。如百合花夜剧香而日不觉，其别名夜合，故于肺疾夜间服之，其效果然。再如认为决明子叶昼开夜合，故治眼疾等。至清代后期，在朴学"求真、求实"之学术思想的影响下，注释、校勘、音韵、训诂、辑佚等研究方法大量应用到中医古籍中，较之卢复当时的情况，其校注医学经典著作的治疗又有了明显的提高。

2. 辨证入微，善治奇疾

卢复于医术，辨证入微，善治奇疾。所著的《芷园臆草存案》系卢复"因思廿年作医，其昭著人耳目、真实得意处，颇有限量，因随记数则"而成，载案仅20则，内容有伤寒误治、外风挟饮、便血、瘟疫、小肠疝、呃逆、佝偻病、眩晕、痿证、伤寒蓄血、呕吐、失眠、脐疝、口疮、善恐、纳呆、疮疡、谵妄、水肿、吐血等，多为经治内科杂病和妇科疑难病证，末为自疗吐血一案，尤且详细。案中先述患者病情，诊治经过，后用问答形式，论述病因病理、诊断及用药心法，此等皆为卢复胸臆申语，有利于启人因证立方之义，虽载案不多，但对研究临床证治有一定的参考价值。如"伤寒误治案"，治中寒过用发散药而致大汗亡阳，卢复先以温粉扑身，再用人参、附子回阳救逆；又如"呕吐案"，治一寒热大作呕吐不食者，世人皆以伤寒论治，卢复据脉独以为有孕，断为肝郁不舒，用柴胡、白芍、吴萸、黄连一剂而愈，反映出其对复杂病证的独特见解与精湛医技。

二、卢之颐

（一）生平事略

卢之颐，系卢复之子。字子繇（一作子由）、繇生、子蘩，初号晋公，又自称芦中人。钱塘（今浙江杭州）人。生于明万历二十七年（1599），而清代学者杭世骏《道古堂集》卷二十九《名医卢之颐传》则认为他"生明熹宗时"（1620—1626），卒于清康熙三年（1664）。《清史稿》卷五百二·列传二百八十九《张志聪传》中有"明末，杭州卢之颐、繇父子著书，讲明医学，志聪继之"句有误，应为同一人，卢之颐之父为卢复。据杭世骏《道古堂文集·名医卢之颐传》载：之颐少时聪慧，博览群书，刻苦钻研，拜师学医，曾向王绍隆学习《内经》、仲景医书，从陈象先学习《薛氏医案》，遂精医术，青年时已善于处方用药。其治病辨证认真入微，每善疗奇疴，有时效如桴鼓，诸前辈亦皆叹服。因当时仕途坎坷，遂潜心研究医理，并专心著述。卢之颐青年时曾著《金匮要略摸象》，其父看后认为不成熟而焚之，并告诫他说："更十年方许汝著书。"28岁时，卢复殁，卢之颐遵父遗嘱，以《本草纲目博议》为基础，"自丙寅至癸未"，历时18年，撰成《本草乘雅》。后该书不幸为兵火焚毁，卢之颐又凭记忆中的材料重新整理，仅及原稿之半，遂题之为《本草乘雅半偈》，刊行于世。后又用5年时间，注解《伤寒论》，完成《仲景伤寒论疏钞金錍》（一名《伤寒金錍疏钞》）。后复参《本草》而注《金匮》，以致双目皆朦，而注解《金匮》不及其半，于是从瞑目晏坐中摩索其义，每有所得，便口授其女婿陈曾篁记录，至60岁始成《金匮摩索》九卷（一名《摩索金匮》，今佚）。另撰有《疟疟论疏》，对《内经》之疟论有所发明。卢之颐以所撰著作为讲义，开讲医学，听讲者众，如张志聪、陈胤倩、张天生等，都曾听过他的讲学。

《本草乘雅半偈自序》载："岁在庚午（1630），武林诸君子大集余舍，举仲景两论，及《灵》《素》秘奥，期余一人为之阐发。"开创我国中医教育"讲学"风气，为中医教育以学院讲学形式培养医学人才的先河。卢之颐晚年狂傲偏执，"自矜贵，出入乘轩车从，广座中伸眉抵掌，论议无所忌，识者谓必中奇祸"（《名医卢之颐传》）。其时，明朝南都（即今南京）沦陷，鲁王朱以海监国于绍兴，之颐前往拜谒，得鲁王赏识，授予职方郎。鲁王入闽，他也跟随，后事败归家，重操医务，闭门著书，双目俱盲后瞑目而坐，手摸心想，口授于婿记录其经验体会，后因门庭冷落，最终郁郁寡欢而终。

（二）著述简介

卢之颐通晓医、儒、佛三家，受"尊经崇古"的思想影响，主要致力于中医经典的研究，对《内经》《伤寒论》和本草做了大量的整理注释工作。卢氏还深研《周易》，并以之与医理互参，著作甚丰，刊行于世有《本草乘雅半偈》《学古诊则》《痎疟论疏》《仲景伤寒论疏钞金锌》等，在钱塘医派形成和发展中起到了重要的奠基作用。

1.《本草乘雅半偈》

卢之颐之父卢复晚年撰《本草纲目博议》，遇有疑义，常由其为之判定，但因卢复病终而该书未成，卢之颐遵嘱续编，前后用了18年时间，在其父《本草纲目博议》的基础上，编成了《本草乘雅半偈》一书。据卢氏自序，该书始作于明天启六年（1626），成书于崇祯十六年（1643），"几历十八春秋，而此书始成"。初成之时，每药分核、参、衍、断四项诠释，古代以四数为"乘"，诠释名物曰"雅"，故名《本草乘雅》。然书未成即逢战乱，即"明年乙酉五月，会有兵变，挈家而逃，流离万状，诸楚备尝。沿至丙戌之十月，始得生还，而家徒四壁，则板帙之零落殆尽可知已"（《本草乘雅半偈》自序）。此后经追忆，"自丙寅至庚午仅得十之二，自庚午至癸酉仅得十之三，而以诵说，故几不能竣事"（同上）。只重写了核、参两项，故易名《本草乘雅半偈》。偈是佛教术语，意译为"颂"，即佛经中的唱词。半偈，意为《本草乘雅》书成后散失，现追忆仅得原书之半，乃名"半偈"。该书约于顺治四年（1647）雕版问世，其中首帙为序及凡例等，释药部分10帙，末附《疟疟论疏》1帙，共计12帙。卢之颐对本草学的研究主要集中体现在《本草乘雅半偈》中，同时也融汇了当时名医探讨本草议论的诸家之见。其内容涉及本草考证、种植、修治、主治阐释诸多方面，可谓十分丰富。编写体例上，主要以每味药作为一个独立的单元进行阐述：先列药名，后附本经条文，再分别按"核""参""衍""断"4项内容进行诠释。《四库全书总目提要》评价它："考据该洽，辨论亦颇明晰，于诸家药品，甄录颇严。虽辞稍枝蔓，而于本草究为有功。"

2.《学古诊则》

《学古诊则》四卷，共40则（又称为段），全书以《内》《难》为中心，兼采仲景之说，又参以己见，阐述脉义、脉法、生理脉象及病理脉象、经络、经穴等。卢氏生前因晚年病瘡，此书并未完稿，第二帙之后即已残缺，后二帙则散乱不整齐，存在重复或引文错误等情况。后经王琦整理，于乾隆三十年（1765）刊印在《医林指月》十二种丛书中。

3.《疟疟论疏》

《疟疟论疏》，一卷，并附《疟疏方》一卷，选方38首，约成书于清顺治十四年（1657）。《四库全书总目提要》云该书："是书论疟疟证治，于虚、实、寒、热四者最为详尽，足以发明《素问》疟论、刺疟法诸篇微意。"

4.《仲景伤寒论疏钞金锌》

《仲景伤寒论疏钞金锌》，又名《伤寒金锌疏钞》。十五卷。卷首有郑显题序一篇，原文前冠"论"，注文分"疏"与"钞"。"疏"述原文之大意，"钞"则以问答形式阐发仲景旨意。卢之颐根据《内经》理论阐解《伤寒论》，全书依次为辨六经脉证，辨诸可、诸不可、辨痉湿暍、霍乱、阴阳易、劳复以及辨脉法、平脉法、伤寒序例。杭世骏在《名医卢之颐传》中说此书"医难析疑，遐引曲譬，凡三十余万言。难扁鹊，诮华佗，曲王叔和，驳成无己"。可见卢氏自视甚高，除正面论述外，还力图将《伤寒论》注家中一些违悖《内经》、仲景原文精义的见解，予以订正详辨。

此外，卢之颐精医术而兼博览古文词，还于天启六年（1626）重订《文选纂注》，《文选》为中国现存最早的诗文总集，南朝梁萧统（501—531）编著。《文选纂注》为明代张风翼所撰，是书收录当时在社会上有较大影响力的十二家，如王世贞、刘辰翁、陆树声、张风翼、梅守箕、陈与郊、谭元春、陈继儒等诸家诠释《文选》的评语，对后世的《文选》评点著作产生了较大的影响。

（三）学术思想

1. 佛儒入手释药理

卢之颐通儒信佛，尊经崇古，以佛理、儒理入手阐释药理。在其所著的《本草乘雅半偈》中可见一斑。"偈"为佛经中的唱颂词，通常以四句为一偈。因该书最终只得各药核、参、衍、断四项之半，故易名"半偈"。在对本草注解中大量掺杂了禅宗和儒家的哲学思想，许多药理用佛家的地、水、火、风、空的理论阐释。他对每味药物从其生长状态入手，应用易学象数比类，结合药物五行揭示药物对人体气机的影响。以黄芪为例，"先人云：黄耆一名戴糁、戴椹、百本。戴在首，如卫气出目行头，自上而下，从外而内，百骸百脉，咸卫外而固矣。又云：耆可久可速，能知卫气出入之道路，便能了知黄耆之功用矣。参曰：黄中色。《通志》云：始生为黄，耆，耆宿也。指使不从力役，如人胃居中，营卫气血，筋脉齿发之属，莫不始生于胃，而卫气之呴吸，营血之濡运，筋脉之展摇，齿发之生长，亦莫不从胃指挥宣布。所谓外者，中之使也。营血筋脉悉属有形，统御节制，唯一卫气，所谓卫者，气之帅也。痈疽久败、大风癞疾、五痔鼠瘘，咸无卫气卫外，故肌肉腐烂。黄耆味甘气温，肉似肌腠，皮折如帛，宛如卫气之卫外而固者也。故能温分肉，充皮肤，肥腠理，司开阖。唯卫气虚弱，不能固护肌肉者宜之。尚涉六淫，毒热炽盛，又当谢之，未可谬用。补虚者，补卫气之虚，小儿阴常有余，气常不足，故百病咸宜也。"即辨明了黄芪的性味、生境、植物形态，又阐述了其药理机制，说理较为透彻。

2. 从事古脉法研究

在《学古诊则》中，卢之颐采辑《内经》《难经》《伤寒杂病论》等书有关脉学理论加以归纳整理，并做了系列的研究，重点发挥脉诊与经络原理，对经络学说阐发较详。他在书中序曰："拙言原疏《杂病论》辨脉首条，未及申之以钞，已满三百余纸，合以后章，繁简不均，恐失仲景先生立论本义，另帙就正有道。其有未尽者，详疏平、辨两脉。而此《诊则》（旅）亦不敢妄骋臆说，惟知进法上古，遵经敷衍，稍备诊家则式，较之中古，各自恃其法者，恐不合时宜。倘不以鄙说为谬，质之《灵》《素》，严加勘驳，则不才（旅）有异时论者，罪戾无遁矣。戊戌中秋后三日，拙稿《金锦》灾木苟完，重订讹读句大费安排，故《金匮摩索》先慎之于始，再率子婿曾篁逐字朗诵，按句点较，更简《诊则》，破讹转甚，（旅）不得不扶疾，命曾篁对读，庶得无漏，第此三百纸者，一意就绪，恐难节会，续与曾篁，演说分科，标题格额，俾览者易于寻索，庶不致散漫无稽，而节目有次也。"但卢氏在述古脉法之余，并非完全盲从，亦有自己的观点。如《难经》分三部的具体诊察，其中并无实际的宽度，一般都使用三指诊脉来表示"寸关尺"三部，而卢氏提出以中食两指诊关寸，以中名两指诊关尺新的方法，解决了《难经》以诊阴阳为手段而关则是"阳出阴入"的界限，值得进一步研究。尤其是卢氏认为有关经络学说中涉及"脉动"的内容即是后人失传的古脉法，确有见地。

3. 列诊法十则为纲

卢之颐在《学古诊则》中列诊法十则为纲，内容为：度形体以别大小，至数以纪迟数，往来以循滑涩，部位以度长短，举按以验浮沉。以浮、大、数、滑、长为阳，沉、小、迟、涩、短为阴。他说："至脉状多端，咸凭诊则，名以类从、条分之为目矣。"（第二段言诊则十法）于是将《内经》《难经》《伤寒论》《金匮要略》诸书中有关脉象，以类相从分列于十纲之下，十纲既分，其错综变化就可以了如指掌。所以卢氏谓："种种诸目，可见单见，可以并呈，可以兼著，可以错显，亦可纲与目交变相见呈著显隐跃于指端者也。虽然巧不在模象之毕肖，而吃紧又在形体、至数、往来、部位、举按之十法，夫如是则不待揣摹，而形真已毕露无遁矣。"（同上）认为掌握了十则的大纲和各脉的目，脉象性质、纲领、分类等都有原则可据，脉象的动态变化就不难弄清，这个见解和方法确实是很精辟的。

4. 精辟评论茶之事

评论茶事载录于《本草乘雅半偈》卷七中《茗谱》，不仅按类别摘录了自唐代陆羽《茶经》至明代数十种茶书或其他文献之有关茶事之语句，而且卢氏对每一类茶事现象都有自己的精辟评语与论断。诚如书后附录名士李玄晖的《茗谱题辞》所说："知子繇之意，正欲先使人涤净烦恼，蠲除心渴，扫却黑暗，远离颠倒，然后如法点瀹，领略瓯牺，两腋生风，岂非羽翰，实以形骸中既空一切，原是轻身换骨之人。茗椀策勋，理实可信。读子繇《茶谱》者，当作如是观"。该书共分为十六编，第一编名"溯源"，是追溯茶之生长和生产之原本；第二编名"得地"，记录茶之生长的适宜土壤与气候；第三编名"乘时"，是有关茶叶采摘的时间；第四编名"揆制"，是记茶叶采制的方法和注意事项；第五编名"藏茗"，是记关于收藏茶叶的方法；第六编名"品泉"，是告诉人们如何选用优质泉水烹茶；第七编名"候火"，第八编"定汤"，第九"点瀹"，第十"辨器"，都是茶著中常见之内容；第十一"申忌"，第十二"防滥"，第十三"戒淆"，第十四"相宜"都是关于种植、采制、烹泡、品赏茶茗时应避免的不良事项；第十五"衡鉴"，第十六"玄赏"均记述品赏茗茶的方法。其中他提出的"茶性如人性"的论断，用人性来与茶性相比，成为品茶界的名言。

三、张遂辰

（一）生平事略

张遂辰，字卿子，号相期、西农老人。生于明万历十七年（1589），卒于清康熙十年（1668）。原籍江西，随父迁徙杭州。康熙二十三年

《浙江通志》卷三十七《文苑》说他："少习举子业，应试不售，慨然叹曰：制艺本以取功名，既入官，即弃去，此不足学。退而穷综四大部，及于星文、历象、医学、内外典无不该贯，尤精于易。往学者反复辨难，若挹水于河，咸餍足云。善诗，长七言排律。所著书甚多，其丹黄评定凡百余种行世。又以岐黄术济人，其子若孙及门下，皆能传其业，多以医学名世云。"张氏博览群书，尤工诗词，曾赋野花诗10首，有"微霜茅屋鸣残叶，细雨林塘湿野花"等句，蜚声杭城，故存"张野花"之称。与当时名人陆圻等交往甚密，后成为清初杭州著名的"西泠十子"之一。

张遂辰少时多病，屡不效，自学医书，探究医理，不仅治好己病，为人治病也屡见效，由此名声大噪。遂辰临床经验丰富，又善诗词文学，兼治易理。明亡前，倾力于医；明亡后，因《明史》案受到株连而遭沉重打击；晚年隐于城东行医，因医术精湛，求医者众，以致所居的杭州城东菖蒲巷被后人誉为"张卿子巷"。

（二）著述简介

据《仁和县志》《武康县志》载，张遂辰所著有诗集《湖上白下集》《蓬宅编》，医学之作有《张卿子经验方》《易医合参》《张卿子伤寒论》（又名《张卿子参注伤寒论》），其中前二书已佚。现存的《张卿子伤寒论》，是张遂辰从临床角度考虑，为了便于医生阅读医典，又广参诸家，略述己意，汇订而成。后又合上赵开美版《仲景全书》内的《金匮要略方论》《伤寒类证》二书，形成张卿子手定版《仲景全书》。此书很快流传到日本，后于清末民初再传入我国，对研究伤寒学的临床指导价值来说不容忽视。

（三）学术思想

1. 首倡维旧论

张遂辰对《伤寒论》研究颇深，在整理《伤寒论》中，首次提出维护《伤寒论》原有编次，与明代方有执、喻嘉言等提出的"错简重订说"形成相对立的观点。他说"是书仲景自序原为十六卷，至叔和次为三十六卷，今坊本仅得十卷，而七八卷又合两为一十卷，仅次遗方，先后详略，非复仲景、叔和之旧矣。今根据辨平脉法为第一卷，自伤寒大例及六经次第，不复妄有诠次，只以先后匀适"，认为王叔和注释的《伤寒论》编次只在卷数上与仲景原书不同，内容并无出入，故"悉依旧本，不敢去取"。成为明末清初以前历代医家中尊王叔和、赞成无己之最力者，其所著的《张卿子伤寒论》至今仍是研究伤寒学的必读之书。张遂辰的弟子张志聪和张锡驹也继承并发展了他的学术思想，与他本人形成了名闻海内的"钱塘三张"，从而构建了"钱塘医派"的"尊经维旧"治学特色。

2. 推重成无己

张遂辰认为："仲景之书，精入无伦，非善读未免滞于语下，诸家论述，各有发明，而聊摄成氏，引经析义，尤称详洽。虽抵牾附会，间或时有，然注家莫能胜之，初学不能舍此索途也。悉依旧本，不敢去取。诸家善发仲景之义者，无过南阳。外此如叔微、潜善、洁古、安常、东垣、丹溪、安道，近代如三阳、宇泰诸君子，单词短语，虽不尽拘长沙辙迹，实深得长沙精义。急为采入，以补六经未发之旨也。"应该说成无己《注解伤寒论》为最早的全注本，该书运用《内经》《难经》理论作注，并通过《伤寒论》从临床角度证明《内》《难》理论的正确性，采用阴阳、寒热、虚实、气血、营卫、正邪进退等观点，明辨其义，对《伤寒论》中具体方药，皆以《内经》性味学说为依据，详予解析，以经解经、以论证论而文词简约，义理显彰，便于临床医生查阅玩读。张卿子参考了赵氏宋本《伤寒论》，据成氏原本，增以后贤发明，使成无己《注解伤寒论》益臻完备。因此在临床医生心目中，《张卿子伤寒论》一书在手，便可了解较有代表性伤寒医家之长，反而比原版《伤寒论》便于查阅指导临床。

四、张志聪

（一）生平事略

张志聪，自署西陵隐庵道人，后世称隐庵先生。其《伤寒论宗印》自序说："聪家世南阳，值汉室之乱，隐居江右。十一世祖游官钱塘，卜居湖上。自仲祖及今，四十三叶矣。其间以医名者，什有二三。余因髫年失怙，弃儒习医，于兹历三十年。藉卿子师开示，广览前代诸书。"志聪自称为张机后裔，先祖为河南南阳人，后迁徙浙江钱塘，少年时丧父，后弃儒习医，广学博览，并学医于张遂辰。志聪的生卒年，史书无明确记载。他在《侣山堂类辩·戊癸合化论》中说："顺治辛卯岁，予年四十有二。"清魏之琇撰《续名医类案》也引志聪此语。经此推算，他应生于明万历三十八年（1610）。至于他的卒年，后人尚有争议，有人认为在公元1680～1683年间。但据高世栻《医学真传》记述，高氏在侣山堂讲学始于康熙丙子年（1696），时张志聪已去世周年。故其卒年当为康熙三十四年（1695）。张志聪年轻时曾为粮道（督运槽粮官吏）书吏，时粮道患癃闭，诸医无治。有人推荐志聪，志聪以补中益气汤投之，一剂即愈，可见其医术之精。

张志聪一生勤于医学，直到80多岁未尝倦学，对于经典医籍的研究尤为用力。《清史稿》卷五百一"列传二百八十九""艺术一"称："张志聪之学，以《素》《灵》《金匮》为归。生平著书，必守经法。"志聪先受业于遂辰，后又追随卢之颐，尽得两位老师之真传，故医学功底基础深厚。对《灵枢》《素问》《本草经》等经典医籍均有独到研究，对《伤寒论》的钻研致力尤深，不仅继承了先师遂辰在编次上"维护旧论"的观点，而且有许多独到之处与精辟的见解。他指出："仲祖《伤寒论》，其中条绪井井，原系本文，非叔和所能编次，盖谓断简残篇者，是因讹传讹也。"（《侣山堂类辩·〈伤寒论〉编次论》）张志聪奠定了《伤寒论》六经研究中的气化学说，提出"学者当于大论之中五运六气求之，伤寒大义思过半矣"，认为不懂五运六气就谈不上治《伤寒论》。他认为"明乎伤寒之道，千般病难，不出于范围焉。故医学入门，当从伤寒始，先难其所难，而后易其所易"（《侣山堂类辩·医学入门》）。他还提出了《伤寒论》以护养胃气为重要法则，对后学启发很大。志聪研究《伤寒论》历时二十余年，著作曾三易其稿。初稿为《伤寒论宗印》，二稿为《伤寒论纲目》，三稿为《伤寒论集注》。《集注》是他研究《伤寒论》的最终结晶，也是"钱塘医派"的代表作，故对后世影响最大。仲学辂评介说："凡阴阳气血之生始出入，脏腑经络之交会贯通，无不了如指掌矣。隐庵之功，岂在仲景之下欤？"（《黄帝内经素问集注·跋》）

张志聪仿效老师卢之颐，在侣山堂论医讲学，其盛况比之颐有过之而无不及。清代王琦称"盖其时，卢君晋公，以禅理参证医理，治奇疾辄效，名动一时。张君隐庵继之而起，名与相埒，构侣山堂，招同学友生及诸门弟子，讲论其中，参考经论之同异，而辩其是非。于是谈轩岐之学者，咸向往于两君之门，称极盛焉"（《侣山堂类辩·跋》）。志聪对医理的探究辨别极为重视，他认为"辩之而使后世知其同，即知其所以异矣；知其异，即知其所以同矣；知其同不为异，异不为同，即知其所以同，所以异矣，无事辩矣"（《侣山堂类辩·序》）。清康熙九年（1670），志聪在其花甲之际，将其与学友同道及门生弟子在侣山堂探讨医理、讲论方药、钻研学术的内容，以医论、医话的体例撰成了《侣山堂类辩》一书。是书分二卷，上卷论医，下卷论药。全书内容广泛，举凡阴阳气血、脏腑经络、四诊八纲、病因症治、方剂本草、遣方用药无不涉及，且议论允当，说理透彻，条分缕析，深入浅出，言简意赅，引人入胜，至今仍是学习中医学极有价值的读本。

志聪在侣山堂论医讲学，不仅培养了一大批医学人才，而且开对经典医著集体探究、合力注释阐述之先河，用五年时间编撰的《黄帝内经集注》是影响久远的《内经》全注本，注解屡出新见，对后世启迪很大。张志聪领衔编撰的《伤寒论集注》，后由高世栻完成，是清代研究《伤寒论》的力作，故其声望实在张遂辰、卢之颐两位老师之上。

（二）著述简介

张志聪先后著有《伤寒论宗印》八卷、《伤寒论纲目》九卷、《伤寒论集注》六卷、《金匮要略集注》四卷、《黄帝内经素问集注》九卷、《黄帝内经灵枢集注》九卷、《本草崇原》三卷、《侣山堂类辩》二卷、《医学要诀》四卷、《针灸秘传》二卷，共 10 书，56 卷。惜《针灸秘传》已佚。现存世的 9 部医学著作，共 45 卷。诸书可以反映其学术思想，尤其是对《内经》《伤寒论》《金匮要略》的注述，无不体现出张氏的学术思想，其对中医经典的注释，亦是对医学理论的阐发，可谓医门之幸。

1.《黄帝内经素问集注》

《黄帝内经素问集注》成书于康熙八年（1669）之秋，序写于康熙九年（1670），初刊于清康熙十一年（1672）。全书九卷，八十一篇，编次与马蒔《素问注证发微》同。《素问》自唐王冰为注之后，及宋、元、明、清各家，迭为论疏，本书为《素问》注述著作较善者之一。全书按《黄帝内经素问》八十篇序列分为九卷，其中卷八第七十《刺法论》，第七十三《本病论》两篇原阙。张氏于《素问》各篇之首，多先简解题意，或提要勾玄，以昭示该篇大要；凡重要之经文句节，除详加阐释外，复批眉注，以引起读者重视。注释另一个特点是，张氏常采用"以经注经"法，即引《内经》他篇之文证释其义，前后对勘互补，以全面理解经旨而避免"强经就我"之弊。不拘执字解，不尚训诂详切，但求医理畅明，善抒己见，所谓"前人咳唾，概所勿袭，古论糟粕，悉所勿存"（《黄帝内经素问集注》序）。后一条虽属张志聪言过其实之语，然本书之论，确多属张氏等人的己见。书中对《内经》阴阳、脏腑、气血以及气化等理论之诠释，确有独到见解。本书之撰注，"集共事参校者，什之二三，先辈议论相符者，什之一二"（同上），经多人长时间研究讨论，充分发挥集体智慧共参岐黄微义，撷其精华而扬弃糟粕，其集体创作之式为历代注家所不及，故刊行后即引起后世学者的广泛重视，开我国医学集体创作之先河，其功亦不可没。其注释之长，主要表现为论理较详和比较切近临床实际两方面。

2.《黄帝内经灵枢集注》

《黄帝内经灵枢集注》成书于康熙十一年（1672）。全书九卷，八十一篇。其注释特色与《黄帝内经素问集注》同。二书为阐发《内经》之理，集诸家一得之见。张志聪之注，开集体创作之先河，俾后人读《素问》而知病之所由起，读《灵枢》而识病之如何瘳。

3.《伤寒论宗印》

《伤寒论宗印》又名《伤寒论注疏宗印》《伤寒心印》，成书于康熙癸卯（1663），是张氏最早的著作。共八卷，计一百四十四章，六百三十五则。书首有沈九如序、著者自序、仲景原序等。本书依据作者自身理解及临床体会对《伤寒论》的条文做了详细注解，对其中的方剂药物使用做了详细而精准的解释，对理解应用《伤寒论》有很大帮助。

4.《伤寒论集注》

《伤寒论集注》成书于二十二年（1683）。本书原为张志聪所注释，稿未成而病逝，由高世栻重予编撰补订成书。本书尊王叔和、张卿子两家，删去伤寒例。首列六经正文，次霍乱、阴阳易、瘥后劳复，次痉湿暍汗吐下后，末列辨脉平脉。汇节分章，力主维护旧论，并用运气学说阐释六经病机。书中选录了前人的一些注疏，并有不少张、高二氏的见解。但有一些附会的解释。

5.《金匮要略集注》

《金匮要略集注》又名《金匮要略注》《金匮要略注解》，共四卷，成书于康熙三年（1664）。本名《金匮要略注解》，现行本作《金匮要略注》，实为集体注释而成，观开篇有"同学参订姓氏"及每卷卷首都有合参同学门人的姓名可知，所以高世栻在重刊时，将之改名为《金匮要略集注》，后《杭州府志》《医学读书志》《两浙著述考》等皆从《集注》之名。书中重视以经解经，所引用的经书有《素问》《灵枢》《伤寒论》《难经》等，其中以《内经》《伤寒论》最多。

6.《侣山堂类辩》

《侣山堂类辩》成书于康熙九年（1670）。本书是张氏集同学及弟子数十人，在侣山堂研讨中医学术、医理之文集。论辩的中心思想在于研究中医学术之同异，而辨其是非。分上、下二卷，上卷所论辩的内容，有属于脏腑、经络、气血、病因等基础理论的；有属于四诊、八纲等诊断学说的，有属于辨病辨证施治的；有属于医籍评介的。下卷主要论述中药，其卷首与卷末载方药论10余篇，卷中论述了40多种药物的命名、性味和功用主治等。

7.《本草崇原》

《本草崇原》成书年代不可考。然乾隆三十二年（1767）胥山老人王琦《本草崇原·跋》记载："昔张君创其始，张殁而高君集其成，缮写样本，方欲锓板，高君又亡，事遂中辍，厥后样本传归胡念庵家，念庵父子谢世，不知又归谁氏，兹从胡之门人高端士处，得其移写副本，惜乎雠校未精，文句间有缺略讹谬，恐后之阅者，不免夏五三豕之叹，爰加订正，而授之梓，以公于世。"据此可知，《本草崇原》大概在高世栻去世前完成，高氏大约逝世于1700年，其后近70年，均未能付梓刊行，样本几易人手，终在1767年经王琦校勘梓行。本书是历史上第一部注释《神农本草经》的药学专著。全书共分三卷，按三品分类法，运用五运六气的理论，对300味中药的药性做了恰当的解释。其注释，基本上不离本经原文宗旨，其发挥之处，或为前人经验的总结，或为张氏本人的心得体会。

8.《医学要诀》

《医学要诀》成书年代不可确考。惟《金匮要略集注·凡例》下有："本宅，一刻张仲景《伤寒论注疏宗印》八卷，一刻《金匮要略注解》四卷，一刻《医学要诀》四卷，一刻《针灸秘传》二卷，一刻《素问集注》九卷，板俱藏恒吉堂。"又光绪十三年（1887），浙江官医局在《黄帝内经素问集注·凡例增补》中曰："《侣山堂类辩》《针灸秘传》二书，俱因《素》《灵》集注告成而作，向闻《秘传》从《内经》推出，极切时用，乾隆时其书已亡。"据此二条，可推测《医学要诀》《针灸秘传》二书与"本宅"所刻之书一样，当是张志聪早期作品，成书在1670年以前，当时《侣山堂类辩》《黄帝内经灵枢集注》等应当尚未著成。《医学要诀》四卷，无序。分脉诀、经诀、草诀和药性备考。脉诀就其生理脉象、病证脉象作了较为贴切的注释；经诀就十四经脉的循行及相关病证作了进一步的解释；草诀注释了阴阳气味升降浮沉，五味所归，五走、五欲、五禁五宜、五脏六腑用药气味补泻，药有须使畏恶等法象。其对药物的注释有300种，分别阐述了各种药的性味和功能主治；药性备考分水部、土部、金石部、草部、菜部、谷部、味部、果部、木部、虫部、鱼部、禽部、兽部等，分别就其中性味、功能主治作了说明。

9.《伤寒论纲目》

《伤寒论纲目》成书于康熙十二年（1673）。全书九卷，附一卷。第一卷至第九卷内容分别为六经病脉证并治、霍乱、阴阳易、瘥后劳复脉证并治、痉湿暍脉证并治以及辨不可发汗、辨脉法、六经通会论略等。其体例是先列仲景原文，继而予以注释，间附己意于后。其对于《伤寒》条文，每重运气之理，亦每能援《内经》理论解释仲景，汇而通之。附一卷为《伤寒论》白文。

（三）学术思想

张志聪对中医经典的注释，亦是对医学理论的阐发。张志聪著书，注重发挥集体力量，理论联系实际，对一些问题提出了自己的见解，对中医理论的研究和指导临床都有一定的贡献。其学术形成了以病为本，明理达用的基本思路，尤其以脏腑为本，"经气"联系，格物用药，生克制化为主体的学术思想更具有独特的意义。

1. 以病为本，明理达用

张志聪注释《素问》《灵枢》，一字一理，俱有依据，以病为本，明理达用，俾后人读《素问》而知病之所由起，读《灵枢》而识病之如何瘳。篇中所载阴阳寒暑之所从，饮食居处之所摄，五运生制之由胜复，六气时序之所由递从，均从其本知病源而论之。所论营卫血气之道路，经络脏腑之贯通，天地时之所由治，音律风野之所由分，均借其针而开导之，以明理之本始，通病源而治之。

（1）法于阴阳，以病为本

阴阳学说贯穿于《内经》理论的始终，张志聪在阐述阴阳理论的同时，亦明理达用，以病为本，对"治病必求于本"的注文中说："本者，本于阴阳也。人之脏腑气血，表里上下，皆本乎阴阳，而外淫之风寒暑湿，四时五行，亦总属阴阳之二气。至于治病之气味，用针之左右，诊别色脉，引越高下，皆不出乎阴阳之理，故曰治病必求其本。"（《黄帝内经素问集注·阴阳应象大论篇》）他把阴阳理论与识病治病联系，并将本注文联系到：审其汤药之宜用，气之升、味之降、温之补、苦之泄也，注阴阳之义而明病之理。

（2）通评虚实，辨病之理

张志聪在注《素问·通评虚实论》中，不仅明达其经义，还体现出对虚实论点的辨病之理。如原文曰："虚实则何如？岐伯曰：气虚者，肺虚也；气逆者，足寒也。非其时则生，当其时则死。"张志聪注中又进一步理论："如肺主气，其类金，五行之气先虚于外，而从内伤五脏。盖邪从表入里，在外之气血骨肉，先为邪病所虚，是以骨肉滑利，则邪不内侵而里亦实，表气虚则内伤五脏，而里亦虚，此表里之虚实也。如气逆于上，则下虚足寒，此上下之虚实也。如值其生旺之时则生，当其胜克之时则死，此四时之虚实也。……盖五脏之气，外合于五行，五行之气，岁应于四时，故皆有生旺克胜之气，而各有死生之分。"又如原文曰："夫虚实者，皆从其物类始，故五脏骨肉滑利，可以长久也。"张志聪注中则阐发为："夫邪之中人，始于皮肤，次于肌肉，留而不去，则入于经脉，以及于筋骨。故邪之中人，先从其物类始，是以壮者之血气盛，其肌肉滑，气道通，荣卫之行不失其常，可以长久其天命。如五脏不坚，使道不长，空外以张，数中风寒，血气虚，脉不通，真邪相攻，乱而相引，故不寿而尽也。"以上举例，说明重视辨病之理是张志聪注文的特点之一。

2. 脏腑为本，"经气"联系

张志聪所注《伤寒论》《金匮要略》《侣山堂类辩》及《医学要诀》等书，特别注重脏腑的功能及其生理病理变化，重视脏腑和疾病的关系，并认为经络是运行气血、沟通脏腑之间相互联系和影响的渠道，通过脏腑经络的功能活动，进一步论述其"经气"学说的辨证方法。

（1）注重脏腑及其功能联系

作为辨证基础的脏腑及其功能活动，张志聪注中多从阐述生理出发，进一步分析病理机制，表现在注释中则是强调了脏腑之间相互联系的整体观，突出了脏腑气机活动中的几个重要环节，还体现出了不同疾病与不同脏腑的相互关系。

①脏腑之间生克制化的整体观

对脏腑之间的相互联系和影响，张志聪多以五行生克制化之理加以注释，如其对《金匮要略·肺痿肺痈咳嗽上气病》篇"脉沉者，泽漆汤主之"条注云："此水令强而土气弱也。土气不升，故脉沉，而沉则为水也。土令不及，则水气盛强……盖土令不及，则水欲上奔，土气独盛，则水中之升阳不发"，说明本病是由于土令不及，土不制水而造成水欲上奔。其后在"大逆上气，咽喉不利者，止逆下气，麦门冬汤主之"条注中认为："此则土气虚而水气大逆于肺也。……此肾气上逆于肺，乃子来逆母，故曰大逆也。"这又是以生理上土金水的生克制化关系来论述病理过程中脏腑的相互联系和影响。脏腑之间以五行生克制化相互联系，若有一脏太过或不及，则将会导致整个脏腑间的生克制化紊乱而发生疾病。

②脏腑气机的上下阴阳交会

张志聪对脏腑气机上下阴阳交会的认识尤为深刻，其中有肺肾金水的上下相交、肺胃金土的天地交泰、肾胃的地水相交、心肾的水火相交，并强调了脾胃枢机作用的重要性。张志聪认为，人体脏腑间的气机活动主要在于肺、脾胃、肾等脏腑功能活动中所体现出的上中下三个环节。肺主气居高而属天，气为肾之所生。肾为水而居下，脾属阴而主地，气之所生者先天，所主者后天，上下先后相互生化。他认为，由于气发源于下焦肾，生于中焦脾胃，主于上焦肺，故气的生化途径是由下而中而上，又由上而下，天地之气上下循环，周而复始，既有金水之相生（上下），又有天地相生（上中）、地水相交（中下），由此构成气机的循环运动。此环节中的某一脏腑功能如太过、不及则病由生矣。如对《金匮要略·肺痿肺痈咳嗽上气病》篇"上气喘而躁者，属肺胀，欲作风水，发汗则愈"条注云："此论肺病于上而根气不能上通也。上气而喘，无息肩之证者，是肺病而不能外泄也。躁者，肾病也。上气不疏，则下气遏密，气不通达，故躁而不安也，此属肺胀而不能调其气，欲作风水矣。"再如他在《金匮要略注·痰饮咳嗽病脉证第十二》中"支饮不得息，葶苈大枣泻肺汤主之"条注中云："肺属金天，脾为土地，天气下降，地气上升，天地交泰，而有亭毒之功。"又言："此章泻肺汤，亦可用为交泰之剂。"以上举例，说明其对金水及金土天地上下相交的认识。

关于地水相交，张志聪在《黄帝内经素问集注》中注解"帝曰：诸水皆生于肾乎？岐伯曰：肾者牝脏也，地气上者属于肾，而生水液也，故曰至阴"时认为："此复言水生于中焦之胃土，然由下焦之气上升以合化。夫胃为阳腑，肾为牝脏，肾气上交于阳明，戊癸合化，而后入胃之饮，从地土之气，上输于肺，肺气通调而下输决渎，故曰地气上者，属于肾而生水液也。夫水在地之下，地气上者，直从泉下之气而生，故曰至阴，是地气上通于天，而水气亦上通于天也。"由此说明中焦脾胃与下焦肾、膀胱的地水相交。

生理情况下，肾阴上滋，心阳下降，水火既济，阴阳相交而无病。若肾水、心火有所太过或不及，则既济失衡而病生，如张志聪在《金匮要略注·妇人妊娠病脉证治第二十》"胶艾汤条"注云："此论漏下半产下血诸眚，皆缘心肾之气不交也。夫血生于肾而主于心，阴阳水火，上下循环，则血随气转，而无漏下之患。"在《侣山堂类辩》"胶艾汤论"中也提到："夫心合济水，肺主皮毛，阿胶能降心肺之气，以下交于两肾者也。水火交而天地泰，则气血流行，阴阳和合，又何病之有？"这说明心肾水火既济在生理病理过程中，也起着很重要的作用。

以上所论气机的上下阴阳相交，与中焦脾胃的枢机作用是分不开的，张志聪对此非常重视。他在《金匮要略注·脏腑经络先后病脉证第一》中"师曰：吸而微数，其病在中焦，实也"条注中即云："夫上下呼吸之气，交接于中焦，阴阳出入之相平也。"再如胶艾汤条注中还提出"上下交通，必由于中也"，甘麦大枣汤证条注云"交通上下，必先中焦，故先曰甘草"，这更加明确了中焦在气机上下相交所起的斡旋作用。

③疾病与相关脏腑

不同的脏腑功能改变，形成了不同的疾病，因而也就形成了疾病与特定脏腑之间的关系。张志聪在注中体现了这一特点，如其对胸痹，除前面"以经解经"条提到的重视心肾的病理改变外，他在栝楼薤白半夏汤条注中还认为"此论胸痹之兼病于脉也……经脉发原于肾，而主于心，生于中焦之阳明。脉病，则胃不和，故不得卧也。……加半夏，夏大其火土之气，以解中焦之痹逆焉"，在此又突出了胃的病理改变，这一点是有其重要临床意义的。如秦伯未先生在《谦斋医学讲稿》"痛症的治录"中指出："痹者闭也，所说胸痹实际上是一个胃寒证，因胃中受寒而应象胸中阳气郁滞，所以《金匮要略》用通阳法而不用扶阳法，用散寒、理气、化痰等药而不用补药，总的目的在宣通胃气而不在止痛。"再如《医学要诀》对"是动则病，耳聋闭，浑浑焞焞嗌喉痹"注云："肾开窍于耳，三焦之原，发于命门……气不能游行疏达，则病耳聋而浑浑焞焞矣。上焦出胃上口，并嗌以上而至舌，常与荣俱行阳二十五度，行阴亦二十五度。故《灵枢经》曰：喉痹、舌卷、口中干、烦心、心痛，取手小指次指之端。是皆三焦气分所生之病也。"这里将所发病症与肾、三焦等脏腑的功能失调联系而论，说明疾病与相关脏腑的关系。

（2）经络是脏腑间联系的渠道

生理上经络沟通上下表里，联络脏腑器官，运行气血，病理上则作为疾病发生和传变的途径，张志聪注中正是以此来论述作为辨证基础之一的经络及其功能的。如对《金匮要略注·胸痹心痛短气病证第九》中

"胸满，胁下逆抢心"这一症状认为："气之呼吸出入，上下交通，经气不通，则为气结胸满而为病痹矣。胸中气结，则下气不能由中而上，反从子气以上乘。胁下乃厥阴经脉之所循，肝乃肾之子，心乃肝之子，故从胁下逆抢心也。"再如《金匮要略注·痰饮咳嗽病脉证第十三》对支饮的论述："支饮者，饮留支别间也。足太阴脾脉，其支者，复从胃，别上膈，注心中。《脉解篇》曰：阳明络属心，是脾胃之支别。上通于心也。至于饮入于胃，游溢精气，上输于脾，脾气散精，上归于肺者，乃别有蹊径，非支络也。饮留于二者之间，皆为支饮。"这两条说明，脏腑之间的联系，是通过经络这一渠道来沟通的。

以上张志聪从五行生克制化、上下相交、脏腑与疾病等不同层次论述了脏腑之间的联系及与疾病的关系，而这种关联又是通过脏腑之间的经络作为渠道来沟通的，所有这些，都为其"经气"学说的辨证方法奠定了基础。

（3）经气"学说的辨证方法

"经气"学说作为一种辨证方法，在对疾病的分析认识上，有深浅层次的不同，有表里阴阳之别，也有虚实寒热之分，主要表现在它有病在气、在经、"经气"之兼病以及入腑干脏等理论，并提出了疾病的发生，或由外邪所伤，或由脏腑功能失调而先病气，后由气而入经，由经而入腑干脏的病理发展趋势。

①病在气分为气病

气病，首先从部位来讲是在表在外，为阳。"气"主要指脏腑间的气化功能活动，病在气分则影响脏腑功能活动而出现气化不及或失调的病理改变。气病有虚实寒热之分，如《金匮要略注·血痹虚劳病脉证第六》中"男子脉虚沉弦，无寒热，短气里急，小便不利，面色白，时目瞑，兼衄，少腹满，此为劳使之然"，张志聪注曰："此虚在气而不在脉，故无往来之寒热也。膻中者，气之海也。宗气上出于喉咙，以司呼吸。中气虚，故短气；气虚下陷，故里急也。膀胱者，州都之官，气化则出。气虚不化，故小便不利也。"说明虚在气则气化不及而出现相应的症状。再如《金匮要略注·呕吐哕下利病脉证第十七》中"干呕，吐涎沫，头痛者，吴茱萸汤主之"条注中认为："此论脾气虚塞而为干呕也。夫水谷之津液，游溢于脾，脾气不能转输，则聚沫而为涎唾，故经言脾主涎也。涎在脾，则脾气不通，而反逆于胃，故为干呕也。脾开窍于口，聚沫从外窍出，故吐涎沫。清阳不升，故头痛也。"此为气分之虚寒证。而同篇的"干呕而利者，黄芩加半夏生姜汤主之"条则认为属气分之实证，他说："此脾家实而为干呕也。水谷之津液，上输于脾，脾实不通，则气反逆于胃而为干呕矣。脾家实，腐秽当去，故下利也。脾主气，故用黄芩为君，以泄气分之实。"表明病在气者，主要影响脏腑的气化功能。

②病在经络为经病

经络内连脏腑，外络肢节、脏腑，内外之间莫不以经络作为互相联系的渠道。气分之病不解，而入于经络则为经病。对此，张志聪注中有明确的论述。他在《金匮要略注·痉湿暍病脉证第二》中的甘草附子汤证条注云："此承上章，言风湿之搏于经络也。……上章邪在气，故以桂枝为君（指桂枝附子汤证）；此章邪在经，故易以甘草也。"邪入于经络，影响其正常功能，则为经病。在《金匮要略注·痰饮咳嗽病脉证第十二》中半夏加茯苓汤条注云："此论饮留于胃络通心之支络而不从呕解者，宜半夏加茯苓汤主之。夫食气入胃，浊气归心，支络阻塞，食气一时不能上归于心，故卒然呕吐也。"再如《金匮要略注·呕吐哕下利病脉证第十七》中"呕而胸满者，吴茱萸汤主之"条注认为："此论胃气虚寒而为呕也。经气寒凝，不能疏达于上，则反逆于胃而为呕……阳明主经络，经气逆而涎沫出于胃，故为呕。"

《灵枢·本脏》曰："经脉者，所以行血气而营阴阳，濡筋骨而利关节者也。"张志聪注中多次提到"邪入于经，与荣血相搏"等，因此，病经即为病在经络，注中还有时以病在经脉、脉病等注释，亦当属经病之类。

③"经气"交互之道

前面论述了气病和经病，而张志聪注中还有多处论及"经气"交互之道"。如其在《金匮要略注·胸痹心痛短气病脉证第九》中"师曰：

夫脉当取太过不及……"条注云："此章当兼气、兼脉看，盖脉不离乎气，气不离乎脉，是以篇中有病在气者，有病在脉者，有病在气而及于脉者，有病在脉而及于气者，有脉气之兼病者。如胸痹，乃病在胸中之气，而又有因于脉；心痛，乃阴寒在脉，而又有因于气焉。"考其注中确实体现了这种认识，如《金匮要略注·胸痹心痛短气病脉证第九》中注栝楼薤白半夏汤条曰："此论胸痹之兼病于脉也。夫胸中之阳气虚，而阴弦之脉气乘之，即为胸背痛，阴寒之脉，上乘于心，则为心痛。胸痹心痛彻背者，气脉皆病也。盖阴弦之脉，上乘于心，而胸中乃心主之宫城。胸中之阳气微，故为胸痹而心痛彻背也。"另外，还有经病欲转出气分者，也体现了经气之间这种相互关系。如《金匮要略注·百合狐惑阴阳毒病证第三》中"百合病，变发热者，百合滑石散主之"条注云："若变发热者，乃脉络之病，转入于气分之阳，而变为发热也。"

④入腑干脏

疾病由气而至经，继则入腑干脏。张志聪在《金匮要略注·脏腑经络先后病脉证第一》"卒厥"条注云："气分之邪入于经络，经络受邪，入脏腑，为内所因也。实者，邪也。邪入于经，则沉以内薄，故沉则为实也。夫阴阳相搏，其脉则滑。气入于经，与血相搏，故滑则为气也。邪在经络，则内入于脏腑矣。气主煦之，血主濡之，气血受邪而内干脏腑，故卒厥也。……如身和，汗自出，为入腑即愈也。"继而在下条"问曰：脉脱，入脏即死，入腑即愈……"注云："脉脱者，承上文卒厥而言也。入脏则为阴而入里，故死；入腑则为阳而外出，故愈。"说明了邪入于腑则病轻而易治，邪入于脏则危重而难治。

邪气干脏，难治多死，如在《金匮要略注·五脏风寒积聚病脉证第十一》中"问曰：病有积有聚……"条注云："夫邪干脏者，为脏腑风寒之死证。不干脏而在脏之外，募原络脉之间者，为积病。盖总属脏病，但有干脏不干脏之分。"为何邪气干脏者多死，张志聪无明确说明，我们认为，这与《内经》理论是有关系的，如《素问·阴阳应象大论》言："善治者治皮毛……治五脏者，半死半生也。"《素问·脉要精微论》曰："五脏者，中之守也。……得守者生，失守者死。……夫五脏者，

钱塘医派

·040·

身之强也。……得强则生，失强则死。"这里明确地指出了邪气干脏则五脏失守、失强、脏气败绝，故死也。

邪气入腑，易治即愈，如《金匮要略注·脏腑经络先后病脉证第一》中注释"人又有六微，微有十八病"时说："微者，邪在六腑而外合于经络，在腑在外，为病之轻微者也。"为何入腑即愈？张志聪主张，入腑者，乃入胃腑也，入胃腑而邪有出路，疾病易治而愈。如其注云："盖气分之邪入于经而后能入腑，入腑而后能下泄也"。因此，他在《金匮要略注·痉湿暍病脉证第二》中对痉病"暴腹胀大者，为欲解"条注认为："暴腹胀大者，病随经而入于肠胃，此为欲解也。"对此，眉批云："经络受邪，入脏腑，为内所因，是以后章有大承气证。"而同篇大承气汤条注云："邪入于经，沉以内薄，故可与大承气汤通其肠胃，俾热从下泄焉。"此条眉批中提出："阳明居中土，为万物之所归，即从肠胃而出矣。"

邪气入腑干脏的理论，说明了疾病发展的最深重的阶段，入腑邪可从肠胃出而病愈，干脏邪无出路即死。

总结以上，邪气伤人，由气而入经，由经络而入于脏腑，或内入胃腑，或内干五脏，表明了疾病由浅而深的发展趋势。张志聪在《金匮要略注·脏腑经络先后病脉证第一》中"夫人禀五常……"条引《素问·阴阳应象大论》云："善治者治皮毛，其次治肌肤，其次治筋脉，其次治六腑，其次治五脏。治五脏者，半死半生也。"这种对疾病治疗次序的论述，对张志聪关于病症发展趋势观点的形成有着深刻的影响。

（4）"经气"学说与其他辨证方法的关系

中医辨证方法有多种，诸如八纲辨证、脏腑辨证、六经辨证等。张志聪"经气"学说的辨证方法与其他辨证方法有什么关系呢？

首先分析一下"经气"学说与八纲辨证的关系。张志聪在《金匮要略注·妇人杂病脉证并治第二十二》中阴吹条注云："夫形骸脏腑，不外乎气血阴阳，是以本经多归论于经气，盖以气为外为阳，而以经血为内为阴也。若夫外因于天之风寒暑湿燥火六淫之邪，又当于《伤寒卒病论》中求之。"可见张志聪以在气为阳为表，在经为阴为里立论。另外，论中还有入腑干脏之说，气分之邪必由经而内入于脏腑，盖张志聪以在气在经为区分疾病阴阳类别，而又分别以在气在经、入腑干脏定病位。如前所述，在注中还可以看到，不论病之在气在经、入腑干脏，均有寒热虚实的不同属性。由此可见，张志聪"经气"学说的辨证方法在一定程度上寓八纲辨证的内涵于其中。

其次，"经气"学说的辨证方法与《伤寒论》六经辨证关系较为密切，尤其张志聪以六经气化—标本中气的理论来解释六经辨证，认为外邪伤人之六经，或从标，或从本，或从乎中间之化，如少阳病口苦咽干目眩，谓少阳主相火之气；少阴病脉微细，但欲寐，谓少阴有标本寒热之化等。这些都是六经气化为病，它突出了六经中具体某一经的病理改变。同时张志聪强调了《伤寒论》中三阴三阳之病多为六经气化为病，并非经络本身的病变。但他也没有完全否定经络病的存在，如其在《伤寒论集注》"凡例"中言："外感风寒则以邪伤正，始则气与气相感，继则从气而入于经"。还言："六经伤寒者，病在六气而见于脉，不入于经俞。有从气分而入于经者，什止二三"（《伤寒论集注》"伤寒论本义"）。这也说明了他对"经气"的认识。《金匮要略注》中的"经气"学说则多是从人体整个气化功能出发，而论述"一者，经络受邪，入脏腑……"等所致的三因杂证的病理过程中，病变在气分、在经络、入腑干脏等的不同病变，突出了脏腑经络间的相互联系。因此，张志聪的六经气化学说与"经气"学说有其相类之处，它们都论述气病与经病，只是侧重面不同。不同之处在于六经气化以标本中气理论为基础，而"经气"学说则以脏腑经络作为基础，论述疾病的深浅层次更加明确，指导辨证更加具体，可以认为是气化学说的一个重要组成部分。

（5）"经气"学说指导立法

"经气"学说的辨证方法确定了疾病的在气在经、入腑干脏等病理部位，从而为治法的确立提供了依据。张志聪认为，因邪有在气在经的不同，故邪气亦有不同的出路，当据此而确定不同的治法。

正如其在《金匮要略注·百合狐惑阴阳毒病证第三》中百合滑石散条眉批所云："凡病在气分者，宜发汗利小便。"气病影响脏腑经络的气化功能，故当发汗利小便，气化而邪出病解，故对本方注云："此章以病于气分而发热，故用利小便以解肌。……百合主行皮毛之气，滑石能利水府之瘀，故当小便微利，气化便行，而热自解矣。"再如对湿病之麻黄加术汤条注云："此论湿伤气而在表。……气病之在表者，又宜五味入口，以养五气，气和津生，汗出乃解。故当用麻黄汤发汗为宜，加白术培土以生津。"说明气病亦可通过发汗这一途径而解。但气病也并非以发汗利小便作为唯一的治法。还有补法、吐法等，这也是在"经气"学说指导下确立的，在此不一一详述。

对于邪之在经及经气之兼病者，应视其邪气趋内和向外的不同而治法亦各有别，故张志聪有"夫邪在经俞，必借荣液之汗以发泄""使邪仍从皮肤气分而出"，也有"凡有形之邪在经络者，皆可下之"的注释，如痉病"病者身热足寒，颈项强急……"条注云："此总论痉之为病，经气皆伤而刚柔并见也。夫邪在经俞，必借荣液之汗以发泄"（《金匮要略注·痉湿暍病脉证第二》）。暍病之白虎加人参汤条亦属此类，他认为该证为热伤气而及于经，"盖气分阳热之邪迫于经络，故宜清养其阴气以驱其阳邪"（《金匮要略注·痉湿暍病脉证第二》）。至于"在经之邪可下之"的内容更多，如《金匮要略注·水气病脉证第十四》中"夫水病人目下有卧蚕，面目鲜泽，脉伏……"条注云："水入于经，是以目下有卧蚕……其脉沉绝者，经脉逆而气亦不升也，可下之而解，盖经脉内连脏腑，水在经脉，故可下之也。"眉批曰："本经凡有形之邪在经者，皆可下之，后章瘀血亦然。"

对于入腑干脏，前文已提及，张志聪在注中明确指出，入腑皆为入胃腑而邪有出路，宜下泄之；邪干脏者，邪无出路多死。

总之，张志聪"经气"学说是从不同的病理部位及邪气的不同出路等角度给立法以指导。但治法的确立，还应参考中医整个理法方药的全部理论加以权衡，这里仅说明张志聪的"经气"学说对立法所起的指导作用而已。

3. 格物用药，生克制化

《金匮要略注·凡例》言："《金匮》诸方，上世立法之始，后人多有置不用者，缘胶执于五味四气之说，未尝体晰先圣格物用药之妙，故余惟解释方意，字必钩深，会悟治法。句必尽窥，非曰穿凿，以期阐扬。"由此可以看出，张志聪重视格物用药之理。那么何谓"格物"呢？本来，"格物"是中国哲学史上的一个有关认识论的问题，语出于《礼记·大学》"致知在格物，格物而知至"，后成为宋明理学的方法论之一。程朱理学等对其有所发展，如程颐认为："格，犹穷也。物，犹理也。犹曰穷其理而已。"（《二程遗书》卷十八）朱熹说："所谓致知在格物者，言欲致吾之知，在即物而穷其理也……天下之万物，莫不有理。"（《大学·传》）可以看出，两者都认为"格物"的基本思想是穷究事物之理。

张志聪身为儒医，很熟练地将格物致知的方法运用于药物研究。其在《侣山堂类辩·本草纲领论》中言："万物各有自然之性，凡病自有当然之理，即物以穷其性，即病以求其理，得其性理，豁然贯通，则天地所生之万物，人生所患之百病，皆曰一致矣。用之可十可百，推之可千可万，岂不绰然有余裕哉。"

对于用药，他认为，格物用药之理是先圣的用药原则，其实这正反映了他自己在这方面的学术观点。他在《本草崇原·原序》中还言："后人纂集药性，不明本经，但言某药治某病，某病需某药。不探其原，只言其治。是药用也，非药性也。知其性而用之，则用之有本，神变无方。袭其用而用之，则用之无本，窒碍难通，余故诠释本经，阐明药性，端本五运六气之理，解释详备。俾上古之言，了如指掌；运气之理，炳如日星，为格物致知，三才合一之道。"因此，张志聪的"格物用药"之理可以概括为"知其性而用之"。他在《医学要诀》"草诀"中对药的注释反映了这一思想，如对"巴戟大风邪气逐，阴痿不起强筋骨，能安五脏兼补中，增志益气虚劳复"条注云："巴戟天，气味辛温，补肾之药也，天一生水，一元之气，由水中而生。肾气元气充足则五脏之气皆敷和矣。风为阳邪，补阴气则阳邪自解，邪正之不两立也。故凡补药，兼主祛邪，又主利水消肿者，能温寒水也。"对诸药如此注述比比皆是，体现了他格物用药的原则和特点。关于张志聪对药性理论的认识，后人有不少专门论述，如任应秋、裘沛然、谢华等，其观点基本相同，即以五运六气之理说明药物的四气五味、生克制化、升降浮沉等，但这主要是对《本草崇原》及《侣山堂类辩》的研究。

《金匮要略注》中，张志聪有感于后人"胶执于四气五味之说，未尝体晰先圣格物用药之妙"（《金匮要略注·凡例》），而对《金匮》诸方置诸不用之弊，因而突出了《金匮》方剂中药物的生克制化及升降浮沉的理论。而且还根据"经气"说的辨证方法提出气病、经病用药不同的理论，以此为原则而用药则为"知其性而用之"，此即为格物用药之理。

张志聪研究本草的范围不广，主要是本经所载的数百味药物，但因为运用"格物致知"的方法，依据阴阳、五行、四时六气、药物形色及生长环境等与人体脏腑经络相联系，并以此来阐发药效，使药物研究多了一个角度，多了一个层面。确有见地，这就是万物感五运六气之化所具的药性，而不是金元医家所说的药物功能药用。只有懂得药性，而后运用方可灵活，好比木之有根，水之有源，即《本草崇原·序》中自谓"知其性而用之，则用之有本，神变无方。袭其用而用之，则用之无本，窒碍难通"。

张志聪据此总结出药物生成形色与功效的一般规律，《侣山堂类辩·药性形名论》说"如五气分走五脏，五味逆治五行。皮以治皮，节以治骨（松节、杉节及草根之多坚节者，皆能治骨），核以治丸（荔核、橘核之类治睾丸），子能明目，藤蔓者治筋脉，血肉者补血肉，各从其类也。如水草、石草，其性主升；梢秒子实，其性主降；甘香之品，能横达于四旁；寒热之气，性浮沉于上下；在土之根荄，本乎上者亲上，本乎下者亲下；在外之枝干，在根者治本，在枝者行于四肢。此物性之自然也。又如夏枯之草，夏收之术，半夏之生，麰麦之成，皆得火土之气，而能化土；秋英之菊，秋鸣之蝉，感金气而能制风；凌冬不凋者，得寒水之气，而能清热；先春而发者，秉甲木之性，而能生升。此感天地四时之气，而各有制化也。甘温者补，苦寒者泻；色赤者走血，色白者走气；赤圆者象心，白瓣者象肺，紫尺者益脾，香圆者入胃，径直青赤者走肝，双仁圆小者补肾，以形色之相类也"。《侣山堂类辩》"草本不凋论"还对药物进行了分类，认为"草木寒不黄陨，及花发于冬者，得冬令寒水之资也。木生于水，水通于天，水火相济，水由地行，水气之通于四脏者也。如麦门冬、款冬花、枇杷叶、侧柏叶、山豆根、巴戟天之类，肾之肺药也；黄连、菖蒲、山栀、南烛、茶花、梅花之类，肾之心药也；厚朴、豆蔻、丁香、枳橘之类，肾之脾药也；菌桂、堇竹、紫花地丁、密蒙花、女贞实之类，肾之肝药也……五脏之气，皆相贯通，而药性亦然。如枣仁，脾之心药也；石斛，脾之肾药也；芍药，脾之肝药也；桑皮，脾之肺药也。类而推之，总不出五行之生化"。这种推测方法，可视为一种宏观认识药理药性的方法，值得关注。

（1）气病经病用药的不同

病有在气在经的不同，而药物亦有气药、经药之分，这也是根据药物之性理来推论的。如他认为："甘草，黄中通理，入土极深，大小不齐，旁多须络，有若脉络之行地中，资通经络者也。是以炙甘草汤一名通脉汤。大枣，脾之果也，主通利九窍"（《金匮要略注·痉湿暍病脉证第二》）。再如对湿病之防己黄芪汤注认为：防己、甘草为经药，能解经络之病邪，而黄芪、白术、大枣乃气分之药，因脾生肌腠之气，胃主经络之气，所以气药、经药分别与脾胃有一定关系。再如《金匮要略·痰饮咳嗽病脉证第十二》中"假令瘦人，脐下有悸，吐涎沫而颠眩，此水也，五苓散主之"条注云："以下两章论水邪之在气分也。……五苓散乃助脾气，散水邪之气分药也。"又说："阳明主经，故主络脉；脾主气，故主肌腠。五苓散皆脾家气分之药，与阳明之生姜、半夏、防己、甘草、枳、橘、人参之类，各有分别也。"

张志聪在《金匮要略注·腹满寒疝宿食病脉证第十》中厚朴七物汤条注云："此邪入于腹而能外出者也……厚朴七物汤主之。用小承气之厚朴、枳实、大黄，以泄在腹之实；用桂枝汤之桂枝、甘草、生姜、大枣，以散外出之邪。在气而不涉经，故减去其芍药。"同篇"按之心下满痛者，此为实也，当下之，宜大柴胡汤"条注云："此邪从胸胁入内膈之间，邪在内膈有形之分，故为实也。当之下，宜大柴胡汤。此邪从外而内，故仍用小柴胡之柴胡、半夏、黄芩、姜、枣，以解外入之邪。

脏腑之经络，皆贯于膈，故加芍药以疏经，配枳实以破泄。取其下，故去其甘草、人参"。眉批云："用芍药、枳实以疏经者，盖气分之邪入经而后能入腑，入腑而后能下泄也。"比较以上两条注释，芍药乃疏经之药，而前已言甘草、枳实亦为经药，那为何病在气分的厚朴七物汤证亦用这些药而邪在经络的大柴胡汤证却去甘草、人参等治经病之药呢？分析一下不难看出：大柴胡汤证不用甘草、人参是因邪虽在经而证属实，甘草人参虽为经药却偏于温补，故去之。厚朴七物汤证病在气而用经药，则说明药物虽有经药、气药之分，但运用时还应根据药物在方剂中的主次地位及药物之间的协同关系以及不同的病情等方面加以综合分析运用。

（2）生克制化、升降浮沉的药性理论

兹以《金匮要略注》为例，来阐述张志聪对这种药性理论的运用。如对半夏的认识，皆以"半夏，夏大其火土之气"的理论而运用之，其在"胸痹心痛短气病脉证第九"栝楼薤白半夏汤条注半夏时说："经脉发原于肾而主于心，生于中焦之阳明。脉病则胃不和，故不得卧也。加半夏，夏大其火土之气，以解中焦之痹逆焉。"在大半夏汤、小半夏汤条均有相类的注释。《侣山堂类辩》云："《月令》五月半夏生，当夏之半也，其形圆，其色白，其味辛，阳明胃腑之药也。阳明秉秋金之燥气，半夏启一阴之气，上与戊土相合，戊癸合而化火，故阳明为燥热之腑，能化水谷之精微。"同书"药性形名论"中说"半夏之生……皆得火土之气，而能化土"，说明了药物生克与天地四时的关系。

张志聪在《侣山堂类辩·药性形名论》中说"凡物感阴阳之气而生，各有清浊升降之性质者也"，概括了他对药物升降浮沉之性的认识。

总之，张志聪格物之理的用药原则即是"知其性而用之"。而且在《金匮要略注》中，由于其"经气"学说辨证方法的影响，形成了在"经气"分别用药的基础上，以生克制化、升降浮沉等解释用药之理及药物间关系的用药理论体系。

（3）以经释经，运气阐药性

《侣山堂类辩》将散见于《内经》各篇有关治则的条文集于一处，

并置于开首，以明经旨。《侣山堂类辩·本草纲领论》云"天地所生万物，皆感五运六气，故不出五气、五味、五色、五行、寒热温凉、升降浮沉之别。经云五味阴阳之用，辛甘发散为阳，酸苦涌泄为阴，淡味渗泄为阳，咸味涌泄为阴，六者或收或散，或缓或急，或燥或润，或软或坚，随所利而行之。此物性之纲领也。五气、五味，各归所喜。酸先入肝，苦先入心，甘先入脾，辛先入肺，咸先入肾。肝色青，宜食甘心色赤，宜食酸肺色白，宜食苦脾色黄，宜食咸肾色黑，宜食辛。辛散，酸收，甘缓，苦坚，咸软。毒药攻邪，五谷为养，五果为助，五畜为益，五菜为充，气味合而服之，以补益精气。四时五脏之病，随五味所宜也。又肝苦急，急食甘以缓之欲散，急食辛以散之，用辛补之，酸泻之心苦缓，急食酸以收之欲软，急食咸以软之，用咸补之，甘泻之……此五味补泻宜忌之纲领也。夫百病之生也，不出乎表里、阴阳、寒热、虚实。虚者补之，实者泻之，寒者热之，热者寒之，坚者消之，客者除之，劳者温之，结者散之，留者攻之，燥者濡之，急者缓之，散者收之，损者益之，逸者行之，盛者折之，惊者平之，高者抑之，下者举之，微者逆之，甚者从之，上者下之，摩者浴之，薄者劫之，开之发之，适事为故，逆者正治，从者反治。此治病之纲领也。"这段文字大量集中了《内经》有关治疗大法的经文，贯穿一线，由博返约，以达到畅明经旨之义。

接下来就用《内经》的运气学说阐述药性，即从药物性味、生成、阴阳五行之属性、形色等入手，结合疾病产生的机理，予以阐述。《本草崇原·序》说"夫天地开辟，草木始生，农皇仰观天之六气，俯察地之五行。六气者，厥阴、少阴、太阴、少阳、阳明、太阳，三阴三阳是也。五行者，甲己运土，乙庚运金，丙辛运水，丁壬运木，戊癸运火，五运五行是也。本五运六气之理，辩草木、金石、虫鱼、禽兽之性，而合人之五脏六腑、十二经脉，有寒热、升降、补泻之治。天地万物，不外五行。其初产也，有东、南、西、北、中之五方；其生育也，有春、夏、秋、冬、长夏之五时；其形有青、黄、赤、白、黑之五色；其气有臊、焦、香、腥、腐之五臭；其质有酸、苦、甘、辛、咸之五味。"

具体而论，如石斛，"生于石上，得水长生，是禀水石之专精而补肾。味甘色黄，不假土力，是夺中土之气化而补脾。斛乃量名，主出主入，治伤中者，运行其中土也。除痹者，除皮脉肉筋骨五脏外合之痹证也。夫治伤中则下气，言中气调和，则邪气自下矣。除痹则补五脏虚劳羸瘦，言邪气散除，则正气强盛矣。脾为阴中之至阴，故曰强阴。肾主藏精，故曰益精。久服则土气运行，水精四布，故厚肠胃"（《本草崇原》"石斛"）。又如《本草崇原》论黄芪，曰："黄芪色黄，味甘，微温，享火土相生之气化，土主肌肉，火主经脉，故主治肌肉之痈，经脉之疽也。"从火、土二性阐述黄芪托里排脓的功能。论山药。"山药气味甘平，始出中岳，得中土之专精，乃补太阴脾土之药，故主治之功皆在中土。治伤中者，益中土也。补虚羸者，益肌肉也。除寒热邪气者，中土调和，肌肉充足，则寒热邪气自除矣。夫治伤中，则可以补中而益气力。补虚羸，则可以长肌肉而强阴，阴强则耳目聪明，气力益则身体轻健。土气有余，则不饥而延年……百合得太阴之天气，山药、地黄得太阴之地气也"。从山药得太阴土气，阐述其健脾固精的作用。对药性复杂、功能多样的药物，同样讨论。如论巴戟，"巴戟，生于巴蜀，气味辛甘，禀太阴金土之气化，其性微温，经冬不凋，又禀太阳、标阳之气化。主治大风邪气者，得太阴之金气，金能制风也。治阴痿不起，强筋骨者，得太阳之标阳，阳能益阳也。安五脏，补中者，得太阴之土气，土气盛则安五脏而补中。增志者，肾藏志而属水，太阳天气，下连于水也。益气者，肺主气而属金，太阴天气外合于肺也"。其功能注释，确较贴近本经原义。

4. 擅用药物

　　张志聪擅长药物的药理药性的分析，对有些药物的讨论确较精辟，大多贴近临床，为其经验之谈。张志聪论药，主要见于《侣山堂类辩》及《本草崇原》，其以五运六气探药性，以阴阳、五行的关系究药性，及治病之机理，析疑纠谬，足为后学之准绳。如论龟板、鹿茸二味，认为龟首常藏向腹，能通任脉，故取其甲（指腹甲，即龟板）以补心、补肾、补血，皆以养阴；鹿鼻常反向尾，能通督脉，故取其角以补命、补精、补气，皆以养阳。二药可用于疹毒治疗，一取其养阴而清热，一取其透顶以败毒。如半夏、天花粉二味。半夏能"启一阴之气，上与戊土相合，戊癸合而化火，故阳明为燥热之腑，能化水谷之精微"。天花粉"能启阴液，从脉络而上滋于秋金"。半夏起阴气于脉外，上与阴阳相合，而成火土之燥；天花粉"起阴液于脉中，天癸相合，而能滋润其燥金"。故《伤寒》《金匮》诸方用半夏以助阳明之气，渴者燥热太过，即去半夏，易花粉以滋之。如紫苏"叶朝挺暮垂，因悟草木之性，感天地阴阳之气而为开阖也"。"苏色紫赤，枝茎空通，其气朝出暮入，有如经脉之气，昼行于阳，夜行于阴，是以苏叶能发表汗者，血液之汗也。枝茎能通血脉，故易思兰先生常用苏茎通十二经之关窍，治噎膈饱闷，通大小便，止下利赤白。予亦常用香苏细茎，不切断，治反胃膈食，吐血下血，多奏奇功"。再如金银花"花开黄白，藤名忍冬，得水阴之气而蔓延。陶隐君谓能行荣卫阴阳，主治寒热腹胀，败毒消肿。盖荣卫行而寒热肿胀自消，得阴气而热毒自解，故又治热毒下痢、飞尸鬼疰、喉痹乳蛾"。张开之补充说，人但知金银花败毒消肿，不知有行卫血气之功，得冬令寒水之气。至于黄芪、白术、黄连、枳实，皆为小儿之要药，主小儿百病，其机理是"小儿五脏柔脆，中土之气未足，若过于饮食，则脾气伤而不能运化矣。脾弱则胃强矣，胃强则消谷善饥，脾弱则肌肉消瘦，胃热则津液不生，而热疳、食疳之病生焉。是以盖清其胃热，脾气运行，则无五疳、五痨之病矣；腠理固密，则无急、慢惊风之证矣"。此外，还有附子"乃助下焦之生气者也"，但有生、熟之分，生附子能"启下焦之生气"，熟附子能"补下焦之元气"。因元气发原于下，从中焦而达于四肢，故"生气欲绝于下者，用下焦之附子，必配中焦之甘草、干姜，或加人参、白术。若止伤中气，而下焦之生原不伤者，止用理中，而不必附子矣"。如果"不格物性中下之分，不体先圣立方之意"，以为"生附配干姜，补中有发"，或"附子得生姜则能发散之"，或"以附子无干姜不热"等说法，"疑惑后人，误事匪细。如生气欲绝于下，所当急温者，若不用附而以姜试之，则不救矣"。值得一提的是，张氏还探讨了一些药物的炮制方法，如菟丝子"秉纯阴之性，故得火暖而丝长，此物理阴阳之妙用也"。现代研究表明，菟丝子在水中加热至 70～100℃，外壳开裂，有丝从中吐出，可用于菟丝子真伪鉴别。

5. 结语

张志聪是"钱塘医派"的中坚人物与集大成者。他继承与发扬了老师张遂辰和卢之颐尊经崇古、维护旧论的治学特色，发展了卢之颐论医讲学的事业，以侣山堂为基地，培养了高世栻等一大批杰出的医学人才，壮大了"钱塘医派"队伍与阵容，并开创了集体编注医学经典的先河，为代表"钱塘医派"学术思想著作的问世打下了扎实的基础。

五、张锡驹

（一）生平事略

张锡驹，字令昭，浙江钱塘（今杭州市）人。生于明崇祯十七年（1644），卒年不详。据《清史稿》载："后有张锡驹，字令韶，亦钱塘人。著《伤寒论直解》《胃气论》，其学本于志聪"（卷五百零二"列传二百八十九"艺术一）。据他在《伤寒论直解·自序》说："先君子大章公，尝慨然有济世之意，集岐黄诸书，伏而读之，朱墨陆离，悉留手泽，昔尝谓锡驹曰：汝当善于继吾志。余遵先志，朝夕于斯已非一日。复就张卿子师而请业焉"。张锡驹早年与同乡张志聪均拜张遂辰为师，遂辰故后又师从志聪，故他秉承张遂辰、张志聪之学，一生致力于《伤寒论》研究。除鼎力协助张志聪编撰《伤寒论集注》之外，还著有《伤寒论直解》。主张维护《伤寒论》原有编次，同时还强调《伤寒论》为治百病的全书，并非仅仅为伤寒而设，提出能治伤寒即能治杂证的观点，故后世有"钱塘二张"之称。此外，锡驹为了发扬张志聪"养护胃气"论治伤寒的学术观点，还著述了《胃气论》一文，阐发胃气在各种疾病诊治中的重要性。张锡驹有弟子魏士俊（子干）、王元文（爕庵）、蒋弘道（宾候）、王元成（绎堂）、张翰（均卫）、徐钦月（昊若）等，儿子张汉倬（云为）、张汉位（誉皆），女婿王津（鹤田），均传其业。

（二）著述简介

1.《伤寒论直解》

《伤寒论直解》六卷。张锡驹对《伤寒论》研究颇深，师从张卿子、张志聪，并参加张志聪所编撰《伤寒论集注》一书，他于康熙二十年（1681）前后完成《伤寒论直解》，因恐自己学术不精而贻误后学，当时并未刊印，直至康熙五十一年（1712）春才召集弟子门人重新予以参订而刊刻。张氏在书中六经证治的章节安排上取诸二张，只删去王叔和本"伤寒例"，其余照录，其宗旨是维护旧论。注释方法亦取"汇节分章"法，融汇《内经》理论以阐注仲景《伤寒论》，对读者理解经义并联系临床实际有一定的帮助。由于该书文字通俗易懂，清代薛承基曾编写《伤寒直解辨证歌》。仲学辂评说："自隐庵撒讲，（高）士宗步《直解》《真传》诸作，用代面命。时有同邑张令韶（锡驹）从《内经》演出《伤寒直解》，一起一伏，悉遵仲景原文，阐发心源，与《集注》并臻绝顶……世有读《集注》而不能咀嚼者，还求之《直解》可矣"。

2.《胃气论》

《胃气论》一卷并附余"辨杂症"49篇，内容包括寒热虚实论及辨表寒、辨表热、辨表虚寒、辨表虚热、辨里寒等，另有仁者不为医说等医话三则。全书以阐发胃气理论为主，强调胃气疾病的发展及诊治中的重要意义。后附有四明受业门人魏士俊跋云："吾师令韶，哀今之病伤寒而饿死者纷纷，因痛而横夭之莫救，手著胃气一论，上以阐轩岐之旨，次以发仲贤之论，开世俗之矇瞽，济无穷之夭枉，厥功大矣"。

（三）学术思想

1. 推崇"以经解经"

张锡驹认为《伤寒论》"自汉至今千五百载，历代名贤多有发明，而宋成氏之注，世皆宗之，先师之书至今存者，成氏之功也。然而是书义理邃微，章句奥析，往往意在语言文字之外。成氏顺文加释，漫无统纪，徒得其迹而不能会其神，以致后学不究其旨，归疑为断简余编，且以为宜于冬时之伤寒，而不宜于三时之温暑，宜于外感而不宜于内伤"。"而医有正宗，有旁门。旁门者，诸家之方书也；正宗者，神农、黄帝、仲景之书也，亦犹儒书之有六经语孟，而复有诸子百家。读六经语孟，自可该诸子百家；读诸子百家，终不能窥圣人之门墙。夫诸家之书非不遵仲景，非不引《灵》《素》，然所遵所引者，不过得其糟粕而已，岂能得其神理哉"。故他在《伤寒论直解》一书中采用成无忌的"以经解经"方法，即他在"凡例"中所谓"解内亦以经解经，罔敢杜撰以贻天下后世之讥"。但"经旨浑融，解虽显著，然辞达即止，不敢于本文之外别有支离，恐蹈蛇足也"。应该说，"以经解经"的方式源自儒家，是构成了儒家经学的主要内容，"钱塘医派"以此来作为治学特征，这对于中医经典的理解及其诠释学意义的发掘，可能是极有帮助的。

2. 突出"六经气化"

人体气化是整个生命得以进行的基础，张锡驹继承其师张志聪"六经气化学说"来注解《伤寒论》。他认为"人与天地相参，与日月相应，故人之阴阳上应天之阴阳，而为寒为热也"。他依据《素问·天元纪大论》"寒暑燥湿风火，天之阴阳也，三阴三阳上奉之"，提出"厥阴之上风气主之，少阴之上热气主之，太阴之上湿气主之，少阳之上火气主之，阳明之上燥气主之，太阳之上寒气主之。天有此六气，人亦有此六气，与天同体者也"，故"一日太阳，二日阳明，六气以次相传，周而复始，一定不移，此气传而非病传"（《伤寒论直解·卷二·辨太阳病脉证篇》）。在正常情况下，人体六气运行次序是由阴到阳，由一至三，"无病之人，由阴而阳，由一而三，始于厥阴，终于太阳，周而复始，运行不息，莫知其然"，即由一厥阴、二少阴、三太阴、而后三阳，是为气传。有病之人六经的气传变次序是由阳到阴，"病则由阳而阴，由三而一，始于太阳，终于厥阴，一逆则病，再逆则甚，三逆则死"，即由太阳、阳明、少阳而后三阴，称为病传。气传日传一经，病传不拘时日。从而提出"传经乃伤寒之大关键，传经不明，虽熟读是书无益"。这种以《素问·天元纪大论》之气化理论为依据来阐释《伤寒论》六经，对后世研究和运用《伤寒论》提供了重要参考。

3. 伤寒能赅杂证

张锡驹指出《伤寒论》非专为外感病而设，他在《伤寒论直解》"凡例"中说："古人云：能医伤寒即能医杂症，信非诬也。"指出"此书之旨，非特论伤寒也，风寒暑湿燥火六淫之邪无不悉具，岂特六淫之邪而已"，"内而脏腑，外而形身，以及气血之生始，经俞之会通，神机之出入，阴阳之变易，六气之循环，五运之生制，上下之交合，水火之相济，实者泻之，虚者补之，寒者温之，热者清之，详悉明备"。强调《伤寒论》为治百病的全书，并非仅仅为伤寒而设。因此他提出以治伤寒之法以治杂病，具有较高的学术价值和临床实用价值。以后章太炎也秉承其说，认为"《伤寒论》本为广义伤寒，中风、温热悉在其中"，并从各方面论述了伤寒与温病之内在联系。提出"以为《伤寒论》只论伤寒，与温病无干，讵知《伤寒论》提纲中已说明"。这对于正确认识《伤寒论》有着重要指导作用。

4. 阐发胃气理论

胃气不但在中医理论占有重要地位，而且在疾病诊治中具有指导作用。张锡驹从"人以胃气为本"的观点出发，批判"伤寒饿而不死"之流俗，认为《伤寒论》一书始终贯穿着保胃气的思想。为此，他专门撰写了《胃气论》一文，以《素问》《灵枢》等有关胃气论述为依据，阐述了胃气的重要性，并提出了治疗伤寒要以胃气为本。他指出："一见外感，便令人饿，使新谷之气不得入，复用峻剂以消其食，甚则急通其大便，使旧谷之气不复存，势必胃气先绝，脏腑血气皆无由以生，绝其生生之源而欲其不毙者，鲜矣！"并云："是邪之伤人，自有层形次第，初起在于皮肤，未入肠胃，亦有止在皮肤经脉，而竟不涉肠胃者。倘先虚其肠胃，则风寒之邪，未有不乘虚内入，真所谓引贼入门者也。""断不可强绝其食，宜少少与以米饮，或与以稀粥，扶持胃气，使胃气充足，邪自不能入。"说明仲景十分重视脾胃在人体发病和辨证论治中的作用，只有保护胃气，才能使邪气不得侵入，可谓恰当精辟，对临床实践的指导有重要的指导意义。

5. 辨析疑似之证

张氏指出："无论外感六淫，内伤七情，皮毛、肌腠、经俞、营卫、膜原、脏腑，莫不有虚实寒热之分焉。"因此，他对于临床中紧要疑似之证，如呃逆、狂证、谵语等数十种症状，反复辨析，并附以病案，务使学者明了。如腹痛证"有寒有热，有食有虫，有气有虚，有瘀血，有受溽暑湿热之气，即俗所谓斑痧者。大凡虚者必寒，寒则必涉三阴：太阴痛在腹中，少阴略下，厥阴直在小腹；喜极热之饮，按之稍减，或痛甚不可按，或呕吐，或下利，腹中雷鸣，手足厥冷，或不厥冷，脉迟缓或虚大，此大虚寒也""热者其人素强，多食辛热之物，或痛久化热，或过服热药，变而为郁热"（《伤寒论直解·卷六·辨诸腹痛》）。又如头晕证"有风有痰，有火有虚，有虚中夹风、火与痰者，有风木之邪贼于中土者，更有无病之人夏秋之间忽受寒热不正之气，胃中不和，头旋眼黑，欲晕倒者。火与痰者，有风木之邪贼于中土者，更有无病之人，夏秋之间忽受寒热不正之气，胃中不和，头旋眼黑欲晕倒者，兀兀欲吐，若吐出饮食、酸水即愈"。

六、高世栻

（一）生平事略

高世栻，字士宗，钱塘人。关于其生卒年代，史志中未见记载。据其在《医学真传》"先生自述"中所说"甲辰岁，余年二十有八"句，甲辰岁为康熙三年（1664）据此推测，高世栻生于明崇祯九年（1636），卒年不详，但享年至少65岁以上。据《清史稿》载："高世栻，字士宗，与志聪同里。少家贫，读时医通俗诸书，年二十三即出疗病，颇有称。后自病，时医治之益剧，久之不药幸愈。翻然悔曰：我治人，殆亦如是，是草菅人命也。乃从志聪讲论轩、岐、仲景之学，历十年，悉窥精奥。遇病必究其本末，处方不同流俗。志聪著《本草崇原》未竟，世栻继成之。又注《伤寒论》，晚著《医学真传》，示门弟子。"（卷五百零二"列传二百八十九"艺术一）高氏少时家境贫寒，童年丧父，因科举不中，先在倪冲之门下学医。倪授以《药性全生集》《明医指掌》《伤寒五法》等书。23岁开始行医，25岁患痢疾，自治无效，请他医诊治也无效，最后不药而愈。于是发奋自学，穷究医理。因闻张志聪大名，投其门下，深入研究《素问》《灵枢》《本草》《伤寒》《金匮》，凡历10年之久，尽得真传。张志聪在《伤寒论集注》中称高世栻为"高子"。高氏曾参加张志聪所纂集的《黄帝内经素问集注》《伤寒论集注》《本草崇原》等，志聪过世后，世栻继续在"侣山堂"论医讲学，集思广益，著述传道，坚持至终，并编纂完成张志聪未尽的《伤寒论集注》，功不可没。同时他又进一步探究前贤未尽剖析的问题，撰《黄帝素问直解》。晚年，他仿效《侣山堂类辩》体例，由弟子将其在"侣山堂"论医讲学的内容，整理成《医学真传》一书，补充了《侣山堂类辩》之遗。高氏一生投身于中医药事业，追随张志聪进行医学经论的研习、撰著，全心协助张氏对医学经典著作的整理和编纂。高氏辨证精湛，为人治病立方奇巧，其临床辨治等医学观点在继承张志聪同时，也有个人独到的见解。

（二）著述简介

1.《黄帝素问直解》

《黄帝素问直解》共九卷，收集《素问》81篇，并补原遗阙《刺法》《本病》2篇，刊于康熙三十四年（1695）。高世栻曾参与张志聪所纂集的《黄帝内经素问集注》，深感《素问》一书注本虽多，但往往有"或割裂全文，或删改字句，剽窃诡道，实开罪于先圣"，"惟王太仆、马元台、张隐庵注释，俱属全文。然字句文义，有重复而不作衍文者，有倒置而未经改正者，有以讹传讹而弗加详察者"。即使"隐庵集注，义意艰深，其失也晦"。故他在《黄帝内经素问集注》成书二十五年后，又"殚注十载告竣，名曰《直解》，有是经宜有是解，有是解宜付剞劂。会于吾心，质之古人，吾事毕矣"（《黄帝素问直解·序》），编撰成《黄帝素问直解》，该书注释明白晓畅，要言不繁，常以寥寥数语，便能大畅经旨，使人一目了然。

2.《医学真传》

高世栻继承了张志聪在侣山堂的讲论医学，故他仿效《侣山堂类辩》体例，将其在"侣山堂"论医讲学的内容整理成《医学真传》，刊于康熙三十八年（1699）。全书共 43 篇，阐述阴阳气血、脏腑经络的生理、病理、诊断、治则方药、五运六气等基础理论及临床辨证诸多方面。姚远圣在《医学真传》序中评价谓："意宗前哲，而言其所未言；说本先民，而发其所未发。辨之于疑似，而无毫厘千里之差；晰之于微茫，而有一举百当之妙。"

（三）学术思想

1. 直解《素问》

高世栻认为："《素问》以阴阳之理，阐天人之道。天地阴阳俱于人身，人身阴阳同于天地。苟非其人，此道不明。今以轩岐论而问之儒，儒必不知，委诸医；复以轩岐所论问之医，医且茫然，无以对。呜呼！《素问》之传数千百年矣，数千百年之不明，何日明之？儒与医之不知，何人知之？且夫轩岐开医道之源，而轩岐经论不彰；方技为旁门之术，而方技伪书日盛。医安苟简，畏其所难。必以轩岐《内经》教医，天下其无医哉！"虽然在他之前《素问》的注释本甚多，但大多语言艰深，难于理解，其又嫌师张志聪《内经集注》义奥难懂，他在《黄帝素问直解·凡例》中说："轩岐《素问》谓之圣经，不容假借，无奈后人著作方书，偏剿袭其义，摘取其文，而经脉针刺之理，三才运气之道，茫乎若迷。呜呼！世如斯，医如斯，学道者又如斯，则经几晦于方技，将见《素问》《内经》徒寄空名于天壤耳。后之业是道者，当知篇章字句皆属珠玑，毋容稍为去取者也。"诚然《内经》是一部重要的经典著作，如果学医之人为走捷径而仅取片段经文，不仅有断章取义之弊，而且难以领悟经文的原旨。因此他秉承师训，阅览多家《素问》注本，去伪存真，以自己平素之所得，取师言外之意，彰前辈意中之言，益以自己的领悟，发皇经义，以简洁通畅的行文来注解《素问》，而作

《黄帝内经直解》。高氏在该书中用心注解至精至微之理，力求《素问直解》释文能更加接近经文原旨，因此本书对《素问》全文的传承起着重要作用。他往往仅用寥寥数语，便道明经旨，深入浅出，一目了然，既符合"直解"之意，又不乏颇有见地之注。如注《素问·生气通天论》"因于气为肿"，高氏云："气，犹风也。"于文理医理皆通，为后世所公认。又如对《素问·六节藏象论》"肝者，罢极之本"的"罢极"一词，高氏释为"如熊之任劳"，寓有刚勇多力之象，从肝的生理功能方面阐明了"罢极之本"的含义，亦有新见。此外，高士宗对《素问》每篇名目一一注释，并对各篇重新分节分卷，使各卷内容前后条分缕析，主旨明确。他说："后之注者，或割裂全文，或删改字句……然字句文义，有重复而不作衍文者，有倒置而未经改正者，有以讹传讹而弗加详察者。余细为考校，确参订正，庶几上补圣经，下裨后学。"可见其之注解力求完整、清晰，故钱塘胡珽在《医家心法》序云："士宗持身整饬，应事周慎，而其著述典而可则者。"高世栻不仅对《素问》进行了注解，对《灵枢》亦然。《黄帝素问直解·凡例》云："《黄帝素问直解》外，更有《黄帝灵枢直解》圣经贤论剞劂告竣。"可惜的是《黄帝灵枢直解》已亡佚。

2. 新解六淫

世人皆谓外感病乃天之六淫伤人所致，高世栻一反其说，他在《医学真传·六淫外感》中首先指出："六淫外感之说，世多不得其解，谓人外感天之六淫则为病，而孰知其非也。"他否定六淫外感致病系天气伤人之说，认为厥阴、少阴、太阴、少阳、阳明、太阳曰六气，风、热、湿、火、燥、寒曰六淫，天有之，人亦有之，其在人者"居其内以通脏腑者，六气也；居其外以通于天者，六淫也"。指出："外感之说，其义有二：一言六淫外通于天，一言六淫主外通于六气。义虽有二，总谓六淫在人而不在天。凡有所病，皆本人身之六淫，而非天之六淫也。"并举《伤寒论》太阳中风与伤寒为例，"发热，汗出，恶风，脉缓者，名为中风"以及"或已发热，或未发热，必恶寒、体痛、呕逆，脉阴阳俱紧者，名为伤寒"，说明中风、伤寒之名，皆"从人身而定也，非外至也"。说明人体是一个有机的整体，各部之间在生理上互相联系，在病理上则可互相影响。当致病因子作用于人体产生疾病，就会出现一系列的症状表现。可见高氏对六淫的解说突破了前人之规范，揭示了外感六淫之本质，颇有创见。

3. 注重舌脉

高世栻崇尚经典，遥承《内经》，十分重视舌诊和脉诊。他说："其他《脉诀》之言，多属不经，不可为信。欲求诊脉之法者，考于《灵枢》，详于《素问》，更合本论辨脉、平脉而会通之，则得其要矣。"他在《医学真传》中专立"诊脉大法"篇，详细论述诊脉之道："而医家诊脉，以左右两手分寸关尺三部，医以三指候之，以医之一呼一吸，候病者之脉。其脉应指而动，一动谓之一至，一呼一吸之间，其脉若四至以上，或五至以下，不数不迟，谓之平脉。若一呼一吸，其脉三至，或三至有余，则为迟脉；一呼一吸，其脉六至，或六至有余，则为数脉。"说明诊脉当首分迟数，是识病之法。关于舌脉，他在《医学真传》中专立"辨舌"篇，认为"舌者，心之窍。心，火也。舌红，火之正色也。上舍微胎，火之蕴蓄也。此为平人之舌色。若病则君火内虚，胃无谷神，舌色变而胎垢生"。对于时俗所谓"有食有胎"说，高氏说"非理也。若谓胎因食生，则平人一日数餐，何无胎？若谓平人食而即消，病则停滞胎生，何初病一二日舌上无胎，至三四日谷食不入，舌反有胎？则有食有胎之说，可知其讹谬矣"。应该说舌苔由胃气所生，正常舌有一层薄白苔，但在疾病过程中，舌苔从有到无，是胃气阴不足、正气渐衰的表现。因此，舌苔的有无可反映病变的进程。

4. 崇尚温补

高世栻重视人身之阳气，《医学真传》即是其力主崇阳温补的集中体现。他十分赞同《素问·生气通天论》所说的"阳气者，若天与日，失其所则折寿而不彰，故天运当以日光明"的观点，他说："人身阳气，如天如日。盖运行通体之阳气，若天旋转。经脉之阳气，若日也。通体之气、经脉之气，各有其所，若失其所，则运行者不周于通体，旋转者不循于经脉。"在人体生理、病机、辨证、诊断、治疗、用药等方面，他均强调人体阳气的重要性。在诊断上，他认为外感病苔色变化多属阳虚有寒，如治以寒凉则君火愈亏。在治法上，他认为吐血一证，当按经论治，若骤用清凉泻火以止血，不但血不能即止，必增咳嗽之病矣。再如便血证，指出不可偏于寒凉："其治法总宜温补，不宜凉泻。温暖则血循经脉，补益则气能统血。"如喘证中的虚喘，认为"寒凉之药，在所禁也，当用参、苓、芪、术以补肺，辛、味、桂、附以补肾"。高氏倡导温补体会，并非空泛之论，而是他丰富临床经验的结晶。

七、仲学辂

（一）生平事略

仲学辂，字养贞，号卯庭（昴庭），又号茆亭，钱塘瓶窑镇长命仲家村（今杭州余杭区瓶窑镇）人，生于道光十六年（1836）五月初十六日，据章太炎《仲氏世医记》文推算，仲学辂约卒于清光绪二十六年（1900）。卒后葬于仲家村故里，后迁葬瓶窑镇窑山。其初葬在长命乡大观山茅屋弄，墓地约一百平方米，有墓碑、石兽、石凳。1958年，大观山被辟为果园，墓迁到村中一小竹园内。开棺时发现官服尚未腐烂，族人将其尸骸移入古殖瓮中，葬入新墓。1973年清明，又迁葬至瓶窑镇窑山半山腰墓地。

其始祖仲显，字伯铭，号耕乐，于明嘉靖年间逢灾荒，从山东济南逃荒到钱塘瓶窑镇羊山村居住，生养十子，俗称十房，仲学辂属三房。后居地形成了仲家村，历经明清两代，以农商为业，一直延续到第九世仲麟，为国学生，开始业儒，到其子仲大魁，更打下了儒业基础，仲学辂属十三世。据《杭县志稿》记载，仲学辂学问渊博，咸丰十一年（1861）正科，同治元年（1862）浙江乡试恩科举人中式第145名，同治四年（1865）乙丑补行，光绪元年（1875）正月，选授淳安教谕。光绪六年（1880）七月十三日，应浙抚部谭文卿中丞钟麟之征，航海赴京，就疗清慈禧皇太后，历九十八日而归，恩荣备至。归来后当道开浙江医局于省垣（杭州），延请仲学辂主持。另据章太炎先生在民国九年（1920）所撰《仲氏世医记》谓："杭县仲右长（仲学辂之子），余中表弟（仲学辂之长女嫁给章濬的二儿子，即太炎次兄炳业（炳箴）为妻，故章太炎称仲学辂之子为二表弟）也。……先生独祖述仲景，旁治孙思邈、王焘之长，以近世喻（喻嘉言）、张（张志聪）、柯（柯韵伯）、陈（陈修园）四家语教人，然自有神悟。处方精微洁静，稀用峻药，而病应汤辄效，人以为神。上文宗源瀚知宁波府闻先生名，设局属主之，已而就征疗清慈禧太后。归又主浙江医局，所全活无虑数万人。先师德清俞君（俞樾），恨俗医不知古，下药辄增人病，发奋作废医论。有疾委身以待天命，后病笃，得先生方始肯服，服之病良，已乃知，道未绝也。先生殁凡二十年，而右长继其学。"（民国《杭县志稿》卷十八）。仲氏博学多识，于文、史、哲及天文、地理、水利等涉猎颇广，学术理论颇深，兴趣广泛，对宋代二程（程颐、程颢）理学颇有研究，实践与理论并重。其为人正直清廉，因见清廷腐败，不得志而晚年弃官学医，对医学经典钻研很深，本草之学功底犹厚。其临证灵活变通，善用古方，疗效卓著，名重于世，是当时一大儒医。仲学辂十分仰慕"钱塘医派"的治学精神，便遵前贤遗愿，不但行医治病，且承袭侣山堂遗风，集同道、弟子论经、讲学，同道诸君如李宝庭、程逊斋、施瑞春、章椿伯、林舒青等皆荟萃于一局，复有武林医薮之目，如此几近二十年，治愈患者数万人。仲学辂不但精医，对故乡水利事业也十分关心，他对农业、水利、蚕桑也颇有研究，建议当局指导农业蚕桑发展，兴修水利，造福乡里。仲学辂生有三子二女。长子以忠（省三），次子佚名，三子以敬（右长），长女名佚，嫁与余杭章炳业，即章太炎之次兄。三子仲以敬，继承其父医道。现后裔有《钱塘仲昂庭家族世系表》存世。

（二）著述简介

仲学辂留存于世的唯一一部医药著作是《本草崇原集说》，3卷，附录1卷，刊印于清宣统二年（1910）。仲氏在研经讲学中，考虑到本草学无善本可读，遂以张志聪《本草崇原》一书为底本，又集入叶天士

《本草经解》、陈修园《本草经读》、徐灵胎《本草百种录》等精辟注语，汲取《侣山堂类辩》和《医学传真》中的论药内容，集众家之长，增补辑校，并参附己说，撰成《本草崇原集说》。说明此书教导后人读书，探源衡今，类辨同异，析疑解谬，以药论性，因性论方，因方论治，因治论病，极为精细。仲学辂还翻印了"钱塘医派"的《黄帝素问直解》等医籍，当时此书罕有存者，大有失传之势，故他广为搜集，终获完本。后付浙江官医局重刊，流传至今，颇具功绩。此外，仲学辂还著有《钱邑苕溪险塘杂记》《南北湖开浚记》《广蚕桑说辑补》《金龙四大王祠墓录》等。仲氏所创作的诗文著作尚有很多，但都未刻行，据其子仲以忠称"辛亥冬，家被匪毁，大半散佚"。

（三）学术思想

1. 阴阳运气阐释药理

仲学辂的《本草崇原集说》是以张志聪《本草崇原》为纲，张氏以阴阳运气学说阐明药性，仲氏追寻张氏，也以此来论其药理。《本草崇原》另辟蹊径诠释药性，从阴阳运气理论的角度探索《神农本草经》药物性用之本。如细辛，《本草崇原集说》说："细辛气味辛温，一茎直上，其色赤黑。赤黑，禀少阴泉下之水阴，而上交于太阳之药也。少阴为水脏，太阳为水府，水气相通，行于皮毛，内合于肺。若循行失职，则病咳逆上气，而细辛能治之。太阳之脉，起于目内眦，从巅络脑，若循行失职，则病头痛脑动，而细辛亦能治之。太阳之气主皮毛，少阴之气主骨髓，少阴之气不合太阳，则百节拘挛。节，骨节也。百节拘挛，致有风湿相侵之痹痛。风湿相侵，伤其肌腠，故曰死肌，而细辛皆能治之。久服则水精之气，濡于空窍，故明目，利九窍。九窍利，则轻身而长年。"从细辛的性味、形态取类比象并结合阴阳运气理论，阐述其禀少阴、太阳之性，内合于肺，若循行失常，少阴、太阳所过部位则出现相应病证，如咳逆上气、头痛脑动、百节拘挛等症状。少阴为水脏，太阳为水府，久服细辛可使水精之气濡养人身之九窍，起到轻身延年益寿的作用。从性味的角度推论药物归经，以阴阳运气理论阐释药理，丰富了药物理论学说，值得后人借鉴。

2. 强调格物致知用药

"格物致知"是儒家的治学方法，也是中医学研究人体生理和病理的工具，体现在治病求本、四诊合参、审证求因、审因论治等各个方面。李时珍在《本草纲目·凡例》中说："虽曰医家药品，其考释性理，实吾儒格物之学。"《本草崇原集说》也指出："万物各有自然之性，凡病自有当然之理，即物以穷其性，即病以求其理，豁然贯通，则天地所生之万物，人生所患之百病，皆曰一致矣。"认为格物用药不仅是认识药物的方法，也是临床用药的基本原则和具体途径，只有探其原、知其性才能用其本。《本草崇原集说》一书将本草、自然界和人联系为一个整体，以万物自然之理、格物致知和取类比象的理论方法，穷诸本草之性味功效，强调了格物致知用药的重要意义。

此外，仲氏在收集了诸名医药学家在临床实践中的经验外，还补充了自己在数十年临床医疗实践中对药性功用的独特见解。如仲氏指出："葳蕤润泽滑腻，禀性阴柔。故《本经》主治中风暴热，古方主治风温灼热，所治皆主风热之病。近医谓葳蕤有人参之功，无分寒、热、燥、湿，一概投之，以为补剂，不知阴病内寒，此为大忌。"此论就提高了《本草崇原集说》的实用价值。

八、章太炎

（一）生平事略

章太炎，名学乘，后名炳麟，太炎乃其别号，浙江余杭县人，生于 1869 年 1 月，卒于 1936 年 6 月。是近代中国著名的革命家、思想家和国学大师，也是中国医学史上有影响的医学家。其祖父章鉴、父亲章濬、伯父章钱均医术精湛，谙熟医书，为人治病辄效，声名遐迩。身处这样的大家庭之中，章太炎耳濡目染，与中医药学结缘颇深。其次兄炳业娶清末名医仲学辂长女为妻，故章太炎曾与其兄炳森均师从仲学辂学医，传承"钱塘医派"之衣钵。后随汉学大师俞樾治经期间，又广泛涉猎医典。1898年戊戌政变失败后，避难东渡日本，其间又大量搜求医书、古代验方，详考得失。章太炎与中医界名流如章次公、陈存仁、恽铁樵、秦伯未等多有往来，互相切磋岐黄之术。章太炎不仅潜心研究理论，还积极进行中医临床实践，经常为朋友如邹容、孙中山等人开方治病。此外，他认为"中医之成绩，医案最著"，并积极倡导汇集当世医案，还曾经发起召开全国中医学教材编辑会议。1925年左右，中西医之争更加激烈，后又导致了"废止中医案"的发生，中医学的发展到了最艰难时期，同时章太炎先生身患黄疸几死，但得中医治愈，更让他深感医学之重要。又因其政治抱负屡受挫折，于是渐淡出政坛，将全部精力放于治学之上，尤其潜心致力于中医学的研究，一直到1936年谢世。章太炎支持中医学发展、重视中医学研究、倾心中医学教育，对中医发展起了不可估量的作用，在近代中医史上占有非常重要的地位。

（二）著述简介

章太炎自1910年发表第一篇医学研究论文《医术平议》后，屡有著述，相继撰写医学论文134篇，如《仲氏世医记》《拟重刻古医书目序》《劝中医审霍乱之治》等，共计26万字，涵盖中医基础理论研究、医籍考、医著论述、《伤寒论》研究、《金匮》研究、温病研究、方药研究、中西医汇通研究等领域。其论道精辟，丰富了中医学研究方法，为时所重，曾结集出版《猝病新论》。他在日本时期，大量搜求医书、古代验方，详考得失，并编著《古方选注》，选方约350首，涉及内外妇儿诸病70余种。章太炎的这些中医研究论文，凭借其宏富的传统文化底蕴，在中国医史文献、训诂方面的考证，影响和带动了当时医界的一大批名人，成绩斐然。他特别对东汉张仲景的《伤寒杂病论》，深思精研，一贯强调《伤寒论》的重要性。他说："中医之胜于西医者，大抵伤寒为独甚。"陈存仁评价章太炎先生："发为文章，精警确鉴，一时无两。"恽铁樵也说："太炎先生为当代国医大师，稍知治学者，无不仰之如泰山北斗。"

（三）学术思想

"钱塘医派"是以尊经厚古、精研古籍著称，章太炎也不例外。其作为"钱塘医派"传人，秉承开坛讲学、尊经厚古的学术特色，运用近代考据学方法，不仅对中医经典著作尤其是《伤寒论》进行了细致的考证与研究，分别作《论素问灵枢》《论伤寒论原本及注家优劣》《金匮玉函经校录》《论本草不始子仪》等，极大地丰富了中医学研究的方式方法，还对中医学理论进行了深入的探讨，为中医学发展拓宽了道路。其学术思想有如下几个特点。

1. 训诂考证中医

章太炎是近代考据学大家，考证训诂独具慧眼，在其医论中不乏对医史、医家、文献考证、训诂的论述，开辟了中医学研究的新思路。

（1）《内经》考证

章太炎十分重视《内经》的考证，他曾作"论《素问》《灵枢》"等文，深入探讨了《内经》的撰著年代、医学起源、阴阳五行、病因、脉法、脏腑形态、十二经脉走向等，并批评五运六气等。首先关于《内经》的成书年代向有争议，今依然是众说纷纭。其中最主要的三种说法为：黄帝时书、成书于战国及秦汉、汇编成书于西汉。章太炎考证了《素问》《灵枢》的成书年代及先后。对《素问》成书年代的考证主要依据"宝命全形论"中"黔首共余食"一语。他指出："始皇更名民曰黔首，或有所承，要必晚周常语，《礼记·祭义》：明命鬼神以为黔首，则亦七国人书也。"由此可见，"《素问》作于周末，在始皇并天下前矣"。而《灵枢经》他则认为，虽为宋世晚出医经，但"必非作伪"。其证据有三：①《灵枢经》始于南宋，但之前的《太素》《甲乙》二经已引用过其文；②林亿等校《甲乙经》集序，亦取《素问》《灵枢》校对，其中校《素问》所引的《九灵》《九墟》，文多与《灵枢经》相同，说明北宋馆阁本有此书。并认为今本（绍兴中史崧所进）即林亿校《素问》"所见残帙，而以高丽所献补完尔"。对二书成书先后，章太炎肯定了清代学者黄以周所谓的"《素问》且有出于九卷之后者矣"的观点，进一步指出其"文义皆非淳古,《灵枢》前乎《素问》亦不远也"。在对待《内经》的态度上,章太炎的老师俞樾通过考据认为《内经》为占卜之书,非医书也,而章太炎研究《内经》并不以考据其内容为始,而是看其理论能否有效指导临床。《内经》虽"言多精义",但"犹时有附会灾祥者",如五脏附五行之说,就为"非诊治之术",故主张当"舍瑕取瑾,在医师自择耳"。

(2)《神农本草经》考证

针对《神农本草经》的成书年代,章太炎认为"《汉志》未录",而"子仪始定本草"之说是错误的,提出"本草不始子仪"。他依据《说苑》所云"子仪为扁鹊弟子,扁鹊与赵鞅同时",而《周书·王会篇》《诗经》《春秋传》《论语》等典籍中记载各识药知医人物中,"唯许止、季康子与赵鞅同时,许穆夫人、卫人妇、申叔展、医缓、武仲"皆在子仪之前,"《周书》王会乃更远",因此,"识药效、知处方者,必不始于子仪。若谓讬始子仪,则疾医先不得言五药矣"。他援引殷商时即有以药治病的记载,故提出:"经方本草之论,必不自扁鹊、子仪始也。神农无文字,其始作本草者,当在商周间,代有增益,至汉遂以所出郡县附之耳。"章太炎根据《神农本草经》"于草药首列菖蒲",进一步肯定了该书成于周初。其依据是《吕览·遇合篇》"文王嗜菖蒲菹,孔子闻而服之",而根据《千金翼》服菖蒲方和孔子枕中散推测,文王、孔子服菖蒲确有其事。因此,《神农本草经》"取菖蒲以冠百草之首,其为周初医师之书可知也"。章太炎特别考证了《神农本草经》成书后在汉晋时期内容的改变。他认为:"《神农本草》旧以上中下三品分卷,其序录多杂神仙之言,是固汉人所增也。"

(3)《伤寒论》考证

章太炎在研究《伤寒论》过程中,列举历代书籍所载张仲景事状,对其进行考证。他参考的文献包括《甲乙经》《释劝论》《抱朴子》《太平御览·七百二十二》《后汉书》《魏志》《史通·人物篇》等,几种书通过分析与张仲景有关人物的史料记录,考证了仲景的事状,章太炎认为仲景事状不虚。其认为:①仲景与曹操、荀彧"殆行辈相若者也";

②仲景在建安七年后为长沙太守；③仲景中年作《伤寒论》；④仲景与华佗相差三四十年，并得仓公之传。总之，虽然《三国志》《晋书》未记载张仲景，但是仲景事何颙，依刘表，交王粲，与交往者皆名士，其言行可称颂者多，不仅仅以医术著名。章太炎还考证了《伤寒论》版本的流传，基本明晰了宋本《伤寒论》《千金翼方》所收录的《伤寒论》《金匮玉函经》的流传经过。并对宋本、成注本、《千金》本、《金匮玉函经》的体例进行了比较，以明《伤寒论》版本的优劣。

（4）《金匮要略》的考证

章太炎认为，《金匮要略》中妇人妊娠、产后、杂病脉证并治三篇，是记载治疗妇人疾病最古之文，他指出古虽有"重胎教之道"，而不及于方药，古之名医，"扁鹊之为带下医""华佗能为李将军妻下针去死胎"，但前者未尝有书，后者之书亦不传，故《金匮》是为最古治疗妇人疾书，为有关妇产科著作做了考证。对《金匮玉函经》，章太炎依据《宋史·艺文志》载有张仲景《伤寒论》十卷，《金匮要略方》三卷，《金匮玉函》八卷，"悉如林亿所录，分列不误"。明成化中叶《盛录竹堂书目》有《玉函经》一册，《伤寒论》二册，《金匮方论》一册，"亦不混"。清初钱谦益《绛云楼书目》有汉张仲景撰《玉函经》八卷，提出："其不以《金匮要略》借称可知。然则元明以来，医师虽不见是书，而藏书家往往获焉。今所见者，清康熙末何焯以宋抄本授上海陈世杰雕版，而日本延享三年清水敬长所重摹也。"经与《伤寒论》《千金翼方》二书中所引的原文比较，他认为"其书果出叔和撰次与否，今无以断。按其条目文句，与《伤寒论》时有异，叔和一人不应自为舛误，疑江南范汪以下诸师别得旧本，而采叔和校语及可、不可诸篇以附之也。……篇中引张仲景则非仲景自述甚明，亦恐尚在王叔和后。盖其言地、水、火、风合成人，一气不调，百一病生，四神动作，四百四病同时俱起，此乃释典之说，王叔和生魏晋间，佛法未盛，不容言此，以此知为江南诸师所述，《千金方》又敷畅之耳。"

（5）《中藏经》考证

章太炎考证了《中藏经》之真伪，他在"论《中藏经》出于宋人"一文中提出《中藏经》"必是宋人妄造，盖持论凡近，而用药又多同宋时俗方"。其依据是：《隋书·经籍志》有吴普撰《华佗方》十卷、梁《华佗内事》五卷，其中并无《中藏经》名目。《千金》载名"华佗方"有杂疗伤寒赤散、治疟常山桂心丸、灸霍乱法、疗胃反真珠丸、五嗽丸、绿帙五疰丸、治下利黄连乱发丸、疗发背肠痈木占斯散等八方，《肘后》载名"华佗方"有狸骨散、龙牙散、羊脂丸等三首，《魏志》"华佗传"载有葶苈犬血散等二首，但《中藏经》并不见此数方，而《中藏经》诸方中所列的药物，如"何首乌用始唐末，鹅梨名起宋时……元化，汉人，何以用此药举此名，其伪可想也"。并进一步对该书所载方剂进行考证，且所列都是"庸俗方剂"。又因"《三因方》已称之，作伪者盖在《局方》之后"。因此，章太炎断定《中藏经》是宋人妄造。

（6）医家考证

太炎先生在多篇著作中考证了张仲景、王叔和的籍贯、年代、名字、字号、官职等。其始见于《医故》眉批中，后有《张仲景事状考》《王叔和考》专著。他通过《隋志》《御览·何永别传》《张仲景方序》、高湛《养生论》等引证，指出仲景确系南阳人，得仓公之传，于建安七八年间，始作《伤寒》。而王叔和之名，在林亿所引《名医录》中无有，后由《太平御览·七百二十》引高湛《养生论》知乃高平人，故《千金方·二十六食治篇》曰："高平王熙，即高平王叔和也，叔和名熙，乃赖此一见耳。"

（7）五行考证

章太炎对中医经典著作的推重并非盲目，"以为黄帝、雷公之言，多有精义，犹时有附会灾祥者"。他在《论素问灵枢》一文中指出"《素问》《灵枢》《八十一难》所说脏腑部位、经脉流注，多与实验不相应，其以五行比附者，尤多虚言"。认为中医五行是造成中医迂腐、良医甚少的主要原因，"近世多信远西医术，以汉医为诬，如其效，则汉医反胜，然而寻责病因，辞穷即以五行为解，斯诚诬说，仲景所不道也"。"盖精医者甚少，如彼五行六气之论，徒令人厌笑耳。中医今日未必无良医，但所谓良医者，亦但富于经验，而理论则蹶焉"。并多次指明仲景不用五行之说，"若乃不袭脏腑血脉之讹，不拘五行生克之论者，盖独仲景一人耳"，而"金元诸家喜以五行笼罩，正与仲景相反，要之六气可凭，五行、五运不可据也"。他曾作"论五脏附五行无定说"一文，指出《内经》中五行附会五脏与《尚书》存在异义，原无固定说法。他说："自《素问》《八十一难》等以五脏附五行，其始盖以物类譬况，久之遂若实见其然者。然五行之说，以肝为木、心为火、脾为土、肺为金、肾为水。及附六气，肝为厥阴风木、心为少阴君火、脾为太阴湿土，犹无异也。肺亦太阴湿土，肾亦少阴君火，则与为金、为水者殊，已自相乖角矣。"他又考证古《尚书》说："脾，木也；肺，火也；心，土也；肝，金也；肾，水也。谨按《月令》：春祭脾，夏祭肺，季夏祭心，秋祭肝，冬祭肾，与古《尚书》说同。郑氏驳曰：今医病之法，以肝为木，心为火，脾为土，肺为金，肾为水，则有瘳也。若反其术，不死为剧。然据《周官·疾医》以五气、五声、五色脉其死生。郑注云：五气，五脏所出气也，肺气热，心气次之，肝气凉，脾气温，肾气寒。释曰：此据《月令·牲南首》而言，肺在上，当夏，故云肺气热；心在肺下，心位当土，心气亦热，故言次之；肝在心下，近右，其位当秋，故云肝气凉；脾于藏值春，故云温；肾位在下，于藏值冬，故言寒。愚尝推求郑义，盖肺为火，故热；心为土，故次热，肝为金，故凉；脾为木，故温；肾为水，故寒。此与古《尚书》说仍无大异，然则分配五行，本非诊治之术，故随其类似，悉可比附。"由此可知古代对五行配五脏的说法非止一种，并未统一。此外，古代对六气的认识也不一致，如庄周谓六气为"阴、阳、风、雨、晦、明"，而《吕氏·尽数篇》为"阴、阳、寒、暑、燥、湿"。因此，他提出作为中医临床家，其理论不能毫无批判地依附《内经》《难经》："人人可以为国工，安取黄帝、扁鹊之戈戈者乎？"

2. 着重研究《伤寒》

章太炎通过博览分析历代医书之得失，认为中医之所以可以成为一门医学，就在于《伤寒论》之"参合脉证以求病情，然后处方"。因此，他自称"余于方书，独信《伤寒论》"，致力于阐明和发展《伤寒论》精义，并颇多见解，发前人所未发。章太炎先生对《伤寒论》的研究，并不以矜夸奇巧为目的，而是为了提高临床实际治疗效果。章太炎经常演讲《伤寒论》，把张仲景奉为中国医学之圣人，章太炎曾说："医之圣者，莫如仲景。"由于受当时中西医汇通的影响，他研究《伤寒论》与"钱塘医派"中"三张"不同，主张将实效作为研究《伤寒论》的目的，因此更具有临床指导意义。

（1）研究注重活法

章太炎认为研究仲景《伤寒论》，方法上应注重活法，他说："《伤寒论》全是活法，无死法。"故反对研究《伤寒论》"随句敷衍，强为解释"，主张得其法，灵活地运用于临床，以做到名实两得，而不主张死守仲景成法，即"徒知经方，不知医经"，"惟欲按病检方，而不察起病之本"，认为这样只会"执守古方，无敢增损"，"不可以应变"，导致"以热益热，以寒益寒"。故他提出《伤寒论》研究的具体方法为"二步二端"法。第一步："先问二大端"。一为明确伤寒、中风、温病诸名。此为论其证，非论其因；二为明确太阳、阳明等六部之名。第二步：研究"科条文句"。"大义既了，次当谙诵论文，反复不厌，久之旁皇周浃，渐于胸次，每遇一病，不烦穷思而用之自合。"如肠澼病通过分析其主症，其病位在肠，并通过《伤寒论》六经开阖理论指出病机当责厥阴、少阳，主张治以之小柴胡汤、白头翁汤等，具有鲜明的实效性。

（2）阐发六经内涵

有关《伤寒论》六经实质的研究历来有较大的争议，也一直是历代《伤寒论》注家的重点目标。章太炎认为，《伤寒论》六经非指十二经脉，全文所谓"经"有三义：一是指六部，"太阳等六篇，并不加经字，犹曰太阳部、阳明部耳"。二是指期，即六至七日，"若其云过经不解，使经不传，欲作再经者，此以六日、七日为一经，犹女子月事以一月为经，乃自其期候言"。三是指经界，如太阳诸篇所谓太阳等"不烦改作经界义也"。在以往《伤寒论》注家对"六经"的注解中，他作为"钱塘医派"的传人，没有沿袭其"六经气化"学说，而是比较赞同柯韵伯的"六经分部"学说。他说："柯氏《伤寒论翼》疏发大义，杰然出诸家上。其作《论注》点串又甚于诸家。柯氏之于《伤寒论》，犹近代段氏之于《说文解字》也。"他赞柯氏"曾谓仲景各有提纲"，认为"柯氏《论翼》谓经为径界，然仲景本未直用经字，太阳等六篇并不加经字，犹曰太阳部、阳明部耳"，并提出了自己的见解："仲景据积验，故六部各自为病。"即《伤寒论》六经是个独特完整的辨证体系，也就是说六经是径界、部位、病位的概念，不是脏腑、经络的概念。因此，章太炎对每一经病重新做了简明扼要的分类，从而起到提纲挈领的作用。如将太阳病篇分为三章二病，三章即以桂枝、麻黄、栀豉、白虎、调胃承气证为一章；小柴胡、泻心汤、抵当汤、桃核承气证为一章；其余又为一章。二病即太阳病的前驱症和正病两种病证。前驱症如病初起之麻黄汤、桂枝汤，太阳正病包括水蓄膀胱五苓散证和热结膀胱桃核承气汤证。并详细地阐述了其间的关联，重新解释了太阳病的病理转变。再如阳明病，一般多以经病、腑病区分，章太炎却以胃肠区分来代替经、腑。他认为阳明病只有及肠和未及肠之分，这是区分栀豉、白虎、承气治疗的关键。因此，他把阳明病分为正病、变病。正病病机为胃家之实暴者，当与白虎汤、承气汤；变病病机为内有蓄热，外受风寒，其治法先与桂枝汤、麻黄汤，再与白虎加人参汤或调胃承气汤。

（3）纠正传经谬误

《伤寒论》中的六经传变是病证传变的一种形式，许多注家对此均解为次第相传，章太炎认为，日传一经太过拘泥，与仲景之义不符合。因此，他说"六经传递之说，余以为不能成立"，而仲景"传经之文虽若与《素问》相会，要其取义绝异"，故提出"六经递传之说，余以为不能成立"。其依据是"仲景并无是言"，且以阳明篇有云"阳明居中，土也，无所复传，可见阳明无再传三阴之理。更观太阳篇中有云二三日者，有云八九日者，甚至有云过经七余日不解者"为据，指出"何尝日传一经耶"。其理确然，首先，阴病不必自阳病传，阳明病可不传三阴。其次，传遍日期不定。第三，三阴病可转为阳明病。第四，伤寒六七日，不药可自愈。而造成的根本原因在于后世沿袭王叔和引《素问》日传一经之说。他说："叔和之失，独在以《内经》一日一经之说强相附会，遂失仲景大义。"此外，对当时所谓的"伤寒传足不传手，温病传手不传足"的观点进行了批驳，他指出，在仲景书中并未明言手经、足经之分别，因此，以传经形式强分寒温的做法是不对的。

（4）评判《伤寒》注家

章太炎对王叔和、成无己、赵清常、林亿、宋文宪、柯韵伯、张隐庵、黄元御、陈修园诸家之注释均一一予以考证、评注，指出其优劣长短。首先他肯定王叔和选论编次《伤寒论》，认为"叔和于真本有所改易者，唯是方名"，"有所改编者，唯痉湿暍一篇"，即王叔和误将太阳病痉、湿、暍移至杂病中。因此章太炎认为，"《伤寒论》自王叔和编次，逮及两宋，未有异言。"王叔和编次《伤寒论》未"改窜仲景真本，以徇己意"，其搜集、编次《伤寒论》原文还是非常矜慎的，这与历代大多数医家，如方有执、喻昌等观点不同。后又指出王叔和的主要错误，为强引《内经》释《伤寒》，"遂失仲景大义"。他通过比较《伤寒论》林亿校本和成无己注本，而对于林亿校定《伤寒论》，章太炎以"精绝"二字做了概括，认为《伤寒论》以林亿校本为佳，稽古之士，应该得善本而读之。至于历代《伤寒论》注家，章太炎进行了优劣评议，对一些文辞简陋、或观点偏颇的注家如陶华、舒诏、黄元御注本，认为其说不能为人所认可。对一些依据古经，或颠倒旧编，或过多谈及运气的注家，如成无己、方有执、喻嘉言、张志聪、陈修园等，认为各有缺陷，予以否认。对柯琴、尤在泾等注家，认为其注义精，能创通大义。而对日本注家却甚为推崇，认为日本学者研究《伤寒论》训诂详细、临证灵活，如汤本求真《皇汉医学》，即"所谓融会中西，更迭新医者，唯此公足以当之"。对近代医家恽铁樵、陆渊雷，能参考日本对《伤寒论》研究的成就和西方医学新的思想，自成一家，因此章太炎给予极高的评价。

（5）分析注释方法

对《伤寒论》注家的注释方法，章太炎认为，历代注家诠次《伤寒论》方法，以类方、类法这两种形式颇佳。一是以治法编次，如朱肱

《活人书》类证而列方，后尤在泾分正治法、权变法等与此相近。二是以方剂编次，以《千金翼方》开其端，其后柯琴、徐大椿据方为次，即以此为例。他还对专以仲景为法而《千金》《外台》诸方，置之不谈的观点提出了批评，他说"有仲景未道者，则当取唐宋方剂"，自叔和、孙思邈、王焘"方剂则皆取于积验"，宋时《和剂》《圣济》及许叔微、陈无择"因证处方，亦多有可取"。这些医家之方剂，"但令不失仲景型模，亦无屏之不录之理"，即全都符合张仲景组方之规律，均可以作为《伤寒论》的补充。

（6）统一伤寒温病

伤寒与温病为论治外感病两大流派，二者的关系是中医界长期以来争论不休的问题之一。当时就有"伤寒论不涉温病"之说，章太炎通过考证予以驳斥，先后撰写《杂论温病》《温病自口鼻入论》《治温退热论》等文章，论述伤寒与温病之异同和演变。《伤寒论》之伤寒素有广义和狭义之不同认识，但他认为《伤寒论》所论是广义的伤寒，《伤寒论》中已论及温病，是将寒温合论于一书。首先，《伤寒论》已经明确提出温病病名，"以为《伤寒论》只论伤寒，与温病无干，讵知《伤寒论》提纲中已说明"。其次，六经病包括温病，特别是阳明，"全为热病而设，所谓正阳阳明，即热病是也"。"病至发热不恶寒，口渴心烦者，即可以称为阳明病，亦可以称为温病，不必强为划分也"。第三，所谓"伤寒由皮毛而入，温疫由口鼻而入"，章太炎认为"其实两者亦皆互有，而总以从毛窍入者为多"。其以"毛窍肌肤，无时不与空气接触也，口鼻呼吸，无时不与空气迎送也"。如春温"是始之寒由皮毛肌肤而入，终之热由皮毛肌肤而出"，指出"伤寒初中亦未有不兼口鼻者"，温病"更自皮毛肌肤侵入无疑"。且以"若果尽从口鼻而入，何以治法中有汗法乎？"反驳温病单从口鼻入论。最后，《伤寒论》有温病治法，如白虎汤、白虎加人参汤、调胃承气汤、黄连阿胶汤，皆为温病立法。"吴鞠通、王孟英疗治温病，仍采栀豉、白虎、承气诸汤"，正因为如此，故他指出，伤寒与温病前人混淆太甚，后人分别太繁，叶、吴将温病"分别许多名目，实已越出《难经》伤寒有五之范围"。鉴于临床往往寒温并见，所谓"伤寒为其皮，温病为其骨"，故他提出"伤寒与温病无异"而"不能截然分别"，"《伤寒论》所说本为伤寒广义，中风、温热悉在其中，故不通《伤寒论》，即不能治温"。说明《伤寒论》实际上是统寒温论治外感热病的专书，"治外感症法，悉自《伤寒论》出，可无疑义"。因此他主张以《伤寒论》法治疗温热、湿温，并提出温热病十八法十三方，认为治温、治热之术略具在此。

（7）考证《伤寒》经文

太炎先生通过大量文献，并通过个人卓识，对《伤寒论》的经文予以考证校正，他说："林亿等校定《伤寒论》，据开宝中节度史高继冲所进上者，以其文理舛错，施以校雠，而校语亦为成注本所删，如太阳篇有云：寒实结胸无热证者，与三物小陷胸汤，白散亦可服。柯氏以为黄连、巴豆寒热天渊，改定其文，作与三白小陷胸汤，即桔梗、贝母、巴豆三物者，是不悟。单论本林校有云：一云与三物小白散，此仲景所著，叔和所编者，其文本然。《千金翼方》第九卷云：寒实结胸，无热证者，与三物白散，其下即疏桔梗、巴豆、贝母方，是其证也。写者于三物小下误入陷胸汤三字，因于白散下臆增亦可服三字，方治相反，揉在一证。成注本唯据此本，而不出一本异文，遂启柯氏之疑，柯氏改订，于义近之矣。"说明《伤寒论》称白散，《金匮》引《外台》称桔梗白散，其实是三物白散，应予纠正。

3. 倡导中医自立

民国初期正处于中西医交汇发展时期，也是两种不同体系的学科发生争论的时期。当时的国民政府曾推出"废止中医案"，使中医出现了存亡的危急。章太炎作为知名社会活动人士和国学大师，对于中西医之争有着自己的立场，他肯定中医有着悠久的历史和丰富的经验，指出"中医之胜于西医者，大抵伤寒为独甚"，在治疗急性病、传染病、慢性病、疑难杂病方面都具有丰富经验，"诚有缺陷，遽以为可废，则非也"，明确指出中医虽有缺陷但不当废除。因此，他在研究时既致力于中医理论的解构，又倡导中西理论的汇通，并努力以此为据试图重建中医学术体系，实现维护和发展中医。他说："谓中医为哲学医，又以五行为可行，前者近于辞遁，后者直令人笑耳。""医者之妙喻如行师，运用操舍，以一心察微而得之，此非所谓哲学医，谓其变化无方之至耳。"首先，他尖锐地批驳了轻视中医理论的思想，他说："习西医者，见其起病有验，辄谓中土医术不足道，其效在药。夫药由人用，方由人合，用之失，虽黄精、人参亦杀人。"1927年上海霍乱流行，来势汹涌，死者极夥，市民恐慌，医无良策，章太炎运用《伤寒论》的经验，发表了多篇论治霍乱的文章，提出西医用樟脑针、盐水针救之，中医可用四逆汤、通脉四逆汤救之。对于肠道伤寒、肺炎的论治，其也提出了独到的见解，受到了医界赞许。他曾说："中国医药，来自实验（践），信而有征，皆合乎科学，中间历受劫难，一为阴阳家言，掺入五行之说，是为一劫；次为道教，掺入仙方丹药，又一劫；又受佛教及积年神鬼迷信影响，又受理学家玄空推论，深文周内，离疾病愈远，学说愈空，皆中国医学之劫难。"明确指出中医也不是玄医、神医，也有不足之处，并对中医理论存在的一些问题行进了批驳，如"五行学说"，认为中医不应把五行用作理论来指导中医临床，他曾作《论五脏附五行无定说》一文，指出："五行之说，昔人或以为符号，久之妄言生克，遂若人五脏，无不相孳乳，亦无不相贼害者。晚世庸医藉为口诀，则实验可以尽废，此必当改革者也。"因此，章太炎还十分注意从西学中汲取营养，融会新知，他说："西医理论周密，方法先进，脏腑痼病，则西医愈于中医，以其察识明白，非若中医之悬揣也。"他曾撰写《菌说》《原人》《原变》等文章，指出："今日之中医，务求自立，不在斤斤持论与西医抗辩"，而应努力实现"凡病有西医所不能治而此能治者"，这才是中医的出路。这种重实验、反虚妄的学术观点，为近代中医学的发展起到了积极的推动作用，即使在今天也有其学习和借鉴的价值。

第四章　学术研究成就

一、《内经》研究的学术成就

《内经》自问世以来，《内经》之注，已臻大备，且蔚为壮观。"钱塘医派"首倡集体注经，发皇前贤，阐扬独见，著成《黄帝内经素问集注》《黄帝内经灵枢集注》（以下简称《集注》）及《素问直解》《灵枢直解》（以下简称《直解》），犹如空谷足音，旷野震雷，确然崛起《内经》注释的又一高峰。"钱塘医派"注释《内经》由张志聪领衔，高世栻继之。张氏之作曰《集注》，高氏继以《直解》。应该说，这两种注释《内经》的专著都各具特色，其编排方式虽同，但所注内容则有区别，为此，我们分别予以论述。

（一）张志聪注释《内经》的特色与贡献

1.体例合理，层次分明

张志聪的治学态度是非常严谨的，这从他注释《内经》的编排体例中亦可略见一斑。不管是《素问集注》，抑或是《灵枢集注》，其卷数编次都一仍《黄帝内经》王冰注本之旧。然后按篇分段，条分缕析。

（1）篇首提示，篇末小结

张志聪的《集注》非常注重每章头尾的提示和小结，这对全篇内容起到提纲挈领、执简驭繁的作用。然而与前人不同的是他所采用的体例，我们把它称之为"藏头露尾"式。所谓"藏头"，是指他将绝大多数的篇首提示置于第一段经文之后，而不是通常的标题之下。所谓"露尾"，是指他将篇尾小结一概置于全篇之末。《集注》的《素问》部分有 29 篇提示是置于标题之下的。如《四气调神大论》标题下的提示为："神藏于五脏，故宜四气调之，脾不主时旺于四季月"。其余基本上都是"藏头"式的。如《阳明脉解篇》的标题下并无提示，而是在第一段经文"黄帝问曰：足阳明之脉病，恶人与火，闻木音则惕然而惊，钟鼓不为动，闻木音而惊，何也？愿闻其故"后，其提示曰："此篇论阳明乃阳热之经，病则热盛而为狂也"。至于"露尾"式的篇尾小结几乎每篇都有。如《四气调神大论》的篇尾小结为："按此篇以天地之阴阳四时，顺养吾身中之阴阳五脏，盖五脏以应五行四时之气者也"。

《集注》的《灵枢》部分有 12 篇是属于"藏头露尾"式的，分别是《五邪》《寒热病》《热病》《厥论》《病本》《口问》《逆顺肥瘦》《血络论》《阴阳清浊》《外揣》《禁服》《卫气失常》。其余几乎都是只有"藏头"式的提示，没有"露尾"式的篇尾小结。

（2）系联上下，及时归纳

张志聪的《集注》还十分重视阐明上下文的关系，使其每一段注释都能通贯上下，承前启后，使原来互相分割的篇章节段形成了浑然一体的有机联系。如《生气通天论》中"天气清净光明者也"一句，张志聪注曰："上节论顺四时之气，而调养其神。然四时顺序，先由天气之和，如天地不和，则四时之气亦不正矣，故以下复论天地之气焉。"又如《本神篇》中"是故怵惕思虑者则伤神，神伤则恐惧流淫而不止。因悲哀动中者，竭绝而失生。喜乐者，神惮散而不藏。愁忧者，气闭塞而不行。盛怒者，迷惑而不治。恐惧者，神荡惮而不收"一段，张志聪注曰："此承上文而言思虑志意，皆心之所生，是以思虑喜怒悲忧恐惧，皆伤其心脏之神气。"

他还注意及时归纳段落大意，使人随时能够把握经文的思想实质，而不至于重犯"以注乱经"的章句之弊。如《生气通天论》中"故阳气者，一日而主外，平旦人气生，日中而阳气隆，日西而阳气已虚，气门乃闭。是故暮而收拒，无扰筋骨，无见雾露，反此三时，形乃困薄"一段，张志聪注曰："总结上文而言阳气之有开有阖，然又重其卫外而为固也。"

又如《终始》中"三脉动于足大指之间，必审其实虚。虚而泻之，是谓重虚，重虚病益甚。凡刺此者，以指按之，脉动而实且疾者，疾泻之，虚而徐者则补之，反此者病益甚。其动也，阳明在上，厥阴在中，少阴在下"一段，张志聪注曰："以上数节，论三阴三阳之气，候于人迎气口，谓本于阳明水谷之所生，从五脏之经隧，出于皮肤而见于尺寸，此复论五行之气，本于先天之肾脏，下出于胫气之冲，散于皮肤，复从下而上。"

（3）集体研经，博采众长

张志聪构侣山堂，招同道讨论医学，开集体创作之先河。大家集思广益，张志聪则择善而从。由此看来，《集注》凝聚着众人的心血，体现了集体的智慧。在集体研经方面，张志聪无疑为后世作出了榜样。他在《集注》中经常博采众长地引用大家的意见，一方面体现了实事求是的严谨作风，另一方面，又展现了他宽广无私的胸襟。他经常采用的方式，一是兼收并蓄。即在自己的注释之后，佐之以他人的见解。如《宝命全形论》中"夫盐之味咸者，其气令器津泄；弦绝者，其音嘶败；木敷者，其叶发；病深者，其声哕。人有此三者，是谓坏府，毒药无治，短针无取，此皆绝皮伤肉，血气争黑"一段，张志聪注曰："此言脏腑经络，皆由胃气之所资生，如胃气已败，虽毒药无所用其功，针石无所施其力，欲宝命全形者，当先养其胃气焉。夫盐之味咸者，性本润下，如置之器中，其气上升，令津泄泽于器之上；如弦欲绝者，其音必先嘶败；如木气敷散，其叶蚤发生。此三者，以喻有诸内而形诸外，以比哕之府坏，而后发于音声。夫哕有三因，如因肺气逆而欲复出于胃者，橘皮竹茹汤主之，此哕之逆证也；如哕而腹满，当视其前后，知何部不利，利之而愈者，此哕之实证也；如有此三者之比，而其声哕者，哕之败证也。此因病深而胃腑已坏，虽毒药无可治其内，短针无可取其外。此皆皮毛焦绝，肌肉损伤，而气血争为腐败矣。黑者，腐之色也。"接着他又引用同学及其子的看法："朱永年曰：《金匮要略》云六腑气绝于外者，手足寒，上气，脚缩，五脏气绝于内者，利不禁，手足不仁。此哕之坏证也。所谓坏府者，言病深而五脏六腑，血气皮肉，俱已败坏。眉批：张兆璜曰：气阳味阴，味下气升，气本于味，病本于根。《五变论》曰：木之蚤花先生叶者，过春霜烈风则花落而叶坠。"

有时他直接采用他人的见解而不掺己意。如《九针十二原》中"今夫五脏之有疾也，譬犹刺也，犹污也，犹结也，犹闭也。刺虽久犹可拔也，污虽久犹可雪也，结虽久犹可解也，闭虽久犹可决也。或言久疾之不可取者，非其说也。夫善用针者，取其疾也，犹拔刺也，犹雪污也，犹解结也，犹决闭也。疾虽久犹可毕也。言不可治者，未得其术也"一段，他直接引张开之曰："百病之始生也，皆生于风雨寒暑，阴阳喜怒，饮食居处，大惊卒恐，则血气分离，阴阳破散，经络厥绝，脉道不通。夫风雨寒暑，大惊卒恐，犹刺犹污，病从外入者也。阴阳喜怒，饮食居处，犹结犹闭，病由内生者也。千般疢难不出外内二因，是以拔之雪之，仍从外解；解之决之，从内解也。知斯二者，病虽久犹可毕也。言不可治者，不得其因也。"张玉师曰："污在皮毛，刺在肤肉，结在血脉，闭在筋骨。"

其次是师生问答，即通过师生问难的方式来营造集思广益的氛围。如在论述《热论》时，他将讨论直接引为注："诸生复问曰：是伤寒之邪，止病在足经而不病手经耶？曰：六脏六腑，配合十二经脉，十二经脉以应三阴三阳之气。然阴阳之气，皆从下而生，自内而外，故《灵枢经》云：六腑皆出于足之三阳，上合于手者也。是以本经以三阴三阳之气，始应足之六经，足之六经，复上与手经相合。"

（4）旁征博引，多方论证

张志聪的《集注》注释经文，阐述观点的方式是多种多样的，这充分体现出他在研究《黄帝内经》方面具有着丰富的经验和高超的能力。张志聪在《集注》中旁征博引，充分反映了他的饱学博识。《集注》共引书177次，引书目23种。《集注》大量地引用旧注，既继承了前人的研究成果，又为自己的观点提供了有力的佐证。如《疟论篇》中"阳并于阴，则阴实而阳虚，阳明虚，则寒栗鼓颔也；巨阳虚，则腰背头项痛"一段。首先，张志聪阐述了他对本段经文的认识，其曰："邪与卫气内薄，则三阳之气同并于阴矣。并于阴，则阴实于内而阳虚于外，阳明之气主肌肉，而经脉交于额下，是以寒栗鼓颔。太阳之气主表，而上升于头，其经脉上会于脑，出于项，下循背膂，故腰背头项俱痛。"然后他又引马莳的注释"阳气陷则阴气胜"来加以佐证。

张志聪在《集注》中不仅借旧注以自资，而且还经常直言不讳地指出前注之未妥，以此来匡谬正误，发皇学术。如《阴阳别论篇》原文："凡持真脉之脏脉者，肝至悬绝急，十八日死；心至悬绝，九日死；肺至悬绝，十二日死；肾至悬绝，七日死；脾至悬绝，四日死"，张志聪注曰："此审别真脏胃脘之阴阳也。悬绝者，真脏脉悬而绝，无胃气之阳和也。急者，肝死脉，来急益劲，如张弓弦也。"

《集注》反映了当时和前人许多的研究成果，张志聪不失时机地加以利用，在这一点上，真可谓名副其实。典型的例子如《疟论篇》曰："帝曰：时有间二日或至数日发，或渴或不渴，其故何也？岐伯曰：其间日者，邪气与卫气客于六腑，而有时相失，不能相得，故休数日乃作也。"首先，张志聪认为间二日和间数日的疟疾的产生是由于六腑之募原与卫气相距较远的缘故。其曰："六腑者，谓六腑之募原也，六腑之募原者，连于肠胃之脂膜也。相失者，不与卫气相遇也。盖六腑之募原，其道更远，气有所不到，故有时相失，不能相得其邪，故或间二日或数乃作也。"然后他又引同学倪冲之及张介宾的观点来加以补充。倪冲之曰："藏之募原而间日发者，乃胸中之膈膜，其道近六腑之募原，更下而远，故有间二日或至于数日也。"张介宾曰："按本经言疟之间二日及数日发者，以邪气深客于六腑之间，时与卫气相失，其理甚明。"接着张志聪又批判了朱丹溪的观点，其曰："丹溪以作于子午卯酉日者为少阴疟，作于寅申巳亥日者为厥阴疟，作于辰戌丑未日者为太阴疟。此不过以六气司天之义为言，然子午虽曰少阴，而卯酉则阳明矣；巳亥虽曰厥阴，而寅申则少阳矣；丑未虽曰太阴，而辰戌则太阳矣。如三日作者，犹可借此为言，若四五日者，又将何以辨之？殊属牵强。倘按此施治，未必无误，学者不可执以为训。"最后又引马元台（莳）之论相足："本经言间日数日发者，邪与卫气不相值，何丹溪乃以为三日一发者，受病一年半；间日一发者，受病半年；一日一发者，受病一年，不知何据为？"一段经文经过如此反复地、集注式地论证，确实可谓说理透彻，印象深刻。

而眉批是张志聪注释经文的又一大特色。其功用正如他在《金匮要略注·凡例》中说："格外标题（指眉批）乃本文未罄余意，或与注内微有不同，姑两存之，以备参考。"前者如《汤液醪醴论》，在进行了一番注释之后，他又在眉批中说："上节言病自外而内者，其在外治以针石，其在内治以汤药。此言病从内而外者，以针缪刺其大经，通里之血气而外出于形身，以汤药开外之鬼门而泄里之腐秽，其于外内之法，皆尽之矣。王子芳曰：当知上古之法又非止于针石治外、汤药治内而已。"一方面他将《汤液醪醴论》分成两个部分，分别以精辟的文字加以概括；另一方面，他又借王子芳之口，指出水肿病的治疗方法是多种多样的，提醒人们以更复杂的眼光来对待水肿病。

2. 以经解经，以哲释医

以经注经，是《黄帝内经》成书过程中已然存在的现象，也可以说，注文以正文的形式出现，是医经注释的早期形式。如《灵枢·小针解》中有一段文字就是用来注释《灵枢·九针十二原》相关内容的。《素问·离合真邪论》和《素问·针解》也有注释《灵枢·九针十二原》的内容。张志聪继承了这种传统，在其《集注》中大量地采用了引经入注的方法，事实上，利用《黄帝内经》的经文来为注释服务，本身就是用求内证的方法来提供佐证，从而提高了注释的说服力。张志聪使用这种方法的特点为：有时他全用经文，不加己见。如《宝命全形论》中"天有阴阳，人有十二节"一句，张志聪注曰："《邪客篇》曰：岁有十二月，人有十二节。《生气通天论》曰：夫自古通天者，生之本，本于阴阳，天地之间，六合之内，其气九州，九窍，五脏，十二节，皆通乎天气。"然而，更多的情况下，他既引用经文，又阐述自己的观点。如《异法方宜论》中"故东方之域，天地之所始生也，鱼盐之地，海滨傍水，其民食鱼而嗜咸，皆安其处，美其食。鱼者使人热中，盐者胜血，故其民皆黑色疏理，其病皆为痈疡"一段，张志聪首先对经文进行

· 081 ·

串讲，然后引《内经》来解释为何东方之民"皆黑色疏理"及"皆为痈疡"。其注曰："地不满东南，故多傍水，海滨之地，利于鱼盐。傍水，故民多食鱼；近海，故嗜咸，得鱼盐之利，故居安食美也。鱼性属火，故使人热中；心主血脉，故咸胜血也。嗜咸，故色黑血弱，致肉理空疏也。五脏生成篇曰：多食咸则脉凝泣而色变。《灵枢经》曰：饮食不节，阴气不足，阳气有余，荣气不行，乃发为痈。"

中医学的理论内核，是以直觉的意象及其整体性运动为内容的哲学思辩。因此，整个医学体系无不体现出自然哲学的神采。而《黄帝内经》与中国古代哲学的结合几乎是水乳交融，密不可分。所以，运用古代哲学来为注释服务，理所当然地成为《集注》的又一大亮点。如《阴阳应象大论》原文"寒极生热，热极生寒"，张注："阴寒阳热乃阴阳之正气，寒极生热，阴变为阳也；热极生寒，阳变为阴也。邵子曰：动之始则阳生，动之极则阴生；静之始则柔生，静之极则刚生。此《周易》老变而少不变之义。故阴阳之理，极则变生，人之病亦然。如热甚则发寒，寒甚则反热。治病之道亦然，如久服苦寒之味则反化火矣。"张志聪所引邵雍之言系出自《皇极经世·观物内篇》，总体上用动静来概括事物运动的两种基本形式，并分别赋予阴阳刚柔四种特性，着重是要指出：当事物运动达到一定程度的时候，矛盾的对立双方都会向着自己的对立方向转化。这就是《周易》"老变而少不变"的哲学理念。

3. 拾漏补缺，阐扬经旨

《黄帝内经》一书文字古奥，言语简洁，词义幽深，经历代贤者殚精竭虑，附意阐发，已是巨细通融，歧贰毕彻，日臻完备。但是，见智见仁，莫衷一是之处仍然比比皆是。张志聪倾其全力，精心校注。正如他在《黄帝内经素问集注·序》中所说："以昼夜之悟思，印黄岐之精义。前人咳唾，概所勿袭；古论糟粕，悉所勿存。惟与同学高良，共深参究之秘，及门诸弟，时任校正之严，剖劂告成，颜曰《集注》。盖以集共事参校者，什之二三；先辈议论相符者，什之一二。非有弃置也，亦曰前所已言者，何烦余言，唯未言者，亟言之以俟后学耳。"由此可见，《集注》之中，异于前贤的创意独见竟然居其大半。究其大概，似有如下几个方面。

（1）前注未妥，暗加驳正

每当遇到不敢苟同的前贤之注，《集注》往往采取春秋笔法，悄然加以分析改正。如《玉版论要篇》中"神转不回，回则不转，乃失其机"一句，王冰注曰："夫木衰则火王，火衰则土王，土衰则金王，金衰则水王，水衰则木王，终而复始循环，此之谓神转不回也。若木衰水王，水衰金王，金衰土王，土衰火王，火衰木王，此之谓回而不转也。然反天常轨，生之何有耶！"王注以母病及子释"神转不回"，又以子病犯母释"回则不转"。将此句置于病理状态下加以诠释。然而，"神转不回"很明显应该是指正常的生理机制，而"回则不转"才是病理状态。张志聪认识到这一点，故注曰："此篇论脉因度数出入五脏之气，相生而传，一以贯通，外内环转，如逆回则为病矣。"他又说："神者，五脏血脉之神气也。盖脾为孤脏，中央土，以灌四旁，五脏受气转而不回者也。如逆传其所胜，是回则不转，乃失其相生旋转之机矣。故曰五脏相通，移皆有次；五脏有病，则各传其所胜。"显然，他认为所谓"神转不回"，是指生理状态下五脏之间按照相生的次序依次相助；所谓"回则不转"，是指病理状态下五脏之间按照相乘的规律依次相害。与此同时，他还强调了脾胃正常的生理功能是维持五脏之间"神转不回"的可靠保证。

（2）注有未备，补而足之

对于前人注释不太完备的地方，张志聪往往是在前人的基础上加以补正。如《脏气法时论》中"肺病者，喘咳逆气，肩背痛，汗出，尻阴股膝髀腨胻足皆痛。虚则少气不能报息，耳聋嗌干"这段经文，马莳与介宾皆从王冰"肺受实邪，母病及子"之说来理解。王注曰："肺藏气而主喘息，在变动为咳，故病则喘咳逆气也。背为胸中之府，肩接近之，故肩背痛也。肺养皮毛，邪盛则心液外泄，故汗出也。肾少阴之脉，从足下上循腨内出腘内廉，上股内后廉，贯脊属肾络膀胱。今肺病则肾脉受邪，故尻阴股膝髀腨胻足皆痛。"而张志聪认为这样的解释是不全面的，并且与"虚则少气不能报息，耳聋嗌干"的肺肾气虚相龃龋，故一开始就责之于肺肾两脏。其曰："此言肺肾之经气相通也。夫肺主气而发原于肾，肾为本，肺为末，母子之经气相通。是以足少阴之脉，其直者，从肾上贯膈，入肺中，循喉咙，挟舌本，病则气逆，故喘咳也。肺俞气在肩背，气逆于上则肩背痛而汗出，逆于下则尻阴胻膝皆痛也。肾为生气之原，肺主周身之气以司呼吸，生气衰于下，不能报息于上耳。肾气衰则耳聋，金水之气不足则嗌干也。"

（3）具体详细，落到实处

在《内经》历代注家的注文中，有许多内容往往失之笼统，而《集注》却能够做到具体详细地加以阐述。如《玉版论要篇》中"脉孤为消气，虚泄为夺血。孤为逆，虚为从"一句，对此句的解释，王冰求之以表里，张介宾、马莳证之以阴阳，皆寥寥数语，难求其详。唯张氏深入细致，引经据典地详加注释。其曰："此言神转不回者，五脏之神气也。盖血随气行，神气虚消，则脉不能至于手太阴而脉孤弱矣。此太阴阳明之生气渐消，乃危殆之逆证也。如经虚下泄，此为夺血，非生气消灭，故为从。《辨脉篇》曰：趺阳脉浮而涩。故知脾气不足，胃气虚也。又曰：趺阳脉不出，脾不上下。身冷肤硬。此脾胃之气虚消，而脉不能循经外转，致有身冷肤硬之危，所谓逆者此也。又曰：少阴脉反滑而涩者，故知当屎脓也。阳明脉微沉，少阴脉微滑，此为阴实，其人必股内汗出，阴下湿也。《金匮要略》曰：少阴脉滑而数者，阴中即生疮，狼牙汤洗之。又曰：胃气下泄，阴吹而正喧，膏发煎导之。此皆虚陷之证，治之即愈，所谓顺者此也。"从注文不难看出，所谓"脉孤为逆"，是指脾胃之生气渐消，故为危险的逆证；所谓"虚泄为从"，是指脾胃气虚，下泄失血，只需补气摄血，即可告安，故为顺证。

（4）紧扣文意，把握要领

与前代注家相仿，张志聪也是将《内经》的每一篇进行分段注释的。但尤为可贵的是，他往往能够从纷繁复杂的文义中，紧紧抓住段落的中心，进行深入浅出的分析，使得注文既贴切文义，又突出重点。如《玉机真脏论》中"帝曰：夫子言脾为孤脏，中央土以灌四旁，其太过与不及，其病皆何如？岐伯曰：太过则令人四肢不举；其不及，则令人九窍不通，名曰重强"一段中的"重强"一词，王冰无注。马莳则不明文义而强为之注曰："夫脾不和平，固为强矣，而九窍不通，则病邪方盛，名曰重强。"张介宾仅就字面敷衍，其曰："重强，不柔和貌，沉重拘强也。"唯张志聪深刻地认识到理解"重强"的关键是"脾气不足"，故紧紧围绕"胃强脾弱"进行注释，浅显易懂，令人一目了然。其曰："经曰：四肢皆禀气于胃，而不得至经，必因于脾，乃得禀也。脾为湿土主气，湿行太过，故令人四肢不举。经曰：五脏不和则九窍不通。脾气不足，则五脏之气，皆不和矣。夫胃为阳土而气强，脾为阴土而气弱，脾弱而不得禀水谷之气，则胃气益强，故名曰重强。盖言脾气虚而不能为胃行其津液者，胃强脾弱，脏腑之刚柔不和也。"

（5）铺陈直叙，详略得体

张氏所注的医学著作围绕着经文平铺直叙，无华丽之辞藻，而多质朴之文句。因而内容恰当，通俗易懂便成为他注释的一大风格。他往往根据内容的需要，有时一段注文俨然一篇论文，有时却寥寥数语，画龙点睛。如《八正神明论》中"故曰：天忌不可不知也"一句仅九字，然而他却运用九宫八风的理论详细地加以阐释。其曰："天忌者，谓太一徙居中宫，乃天道所当避忌之日。太一，北极也，斗杓所指之辰，谓之月建，即气令所主之方。如冬至四十六日，月建在北，太一居叶蛰之宫，叶蛰，坎宫也；立春四十六日居天留，天留，艮宫也；春分四十六日居仓门，仓门，震宫也；立夏四十五日居阴洛，阴洛，巽宫也；夏至四十六日居天宫，天宫，离宫也；立秋四十六日居玄委，玄委，坤宫也；秋分四十六日居仓果，仓果，兑宫也；立冬四十五日居新洛，新洛，乾宫也；明日复居叶蛰之宫日冬至矣，此太一一岁所居之宫也。又太一日游，以冬至之日居叶蛰之宫，数所在日，从一处至九，日复反于一，常如是无已，终而复始。太一移日，天必应之以风雨，以其日风雨则吉，岁美民安少病矣。移日者，始移宫之第一日也。如太一徙立于中宫，乃朝八风以占吉凶，其日大禁者也；徙入中宫日者，乃九日中之第五日也，其日风从南方来，名曰大弱风，其伤人也，内舍于心，外在于脉气主热；风从西南方来，名曰谋风，其伤人也，内舍于脾，外在

第四章　学术研究成就

于肌，其气主为弱；风从西方来，名曰刚风，其伤人也，内舍于肺，外在于皮肤，其气主为燥；风从西北方来，名曰折风，其伤人也，内舍于小肠，外在于手太阳脉，脉绝则溢，脉闭则结不通，善暴死；风从北方来，名曰大刚风，其伤人也，内舍于肾，外在于骨与肩背之膂筋，其气主为寒也；风从东北方来，名曰凶风，其伤人也，内舍于大肠，外在于两胁腋骨，下及肢节；风从东方来，名曰婴儿风，其伤人也，内舍于肝，外在于筋纽，其气主为身湿；风从东南方来，名曰弱风，其伤人也，内舍于胃，外在肌肉，其气主体重。此八风皆从其虚之乡来，乃能病人，三虚相抟，则为暴病卒死，两实一虚，病则为淋露寒热，犯其雨湿之地则为痿，故曰大禁。太一所在之日，是为天忌，言太一所在中宫之日，大宜避忌，此天时之不可不知也。又身形之应九野，左足应立春，其日戊寅己丑；左胁应春分，其日乙卯；左手应立夏，其日戊辰己巳；膺喉头首应夏至，其日丙午；右手应立秋，其日戊申己未；右胁应秋分，其日辛酉；右足应立冬，其日戊己亥；腰尻下窍应冬至，其日壬子；六腑膈下三脏应中州，其大禁。大禁太一所在日及诸戊己，是谓天忌，宜避针刺，此医者之不可不知也。"又如《逆调论》中"帝曰：人有逆气，不得卧而息有音者；有不得卧而息无音者；有起居如故而息有音者；有得卧，行而喘者；有不得卧，不能行而喘者；有不得卧，卧而喘者，皆何脏使然？愿闻其故"一段，张氏注为："此论经气上下之不调也。经气生于脏腑，故曰何脏使然。"

4. 钩玄探幽，多有创意

张志聪注释《内经》善于在前人的基础上独出心裁，力辟蹊径。这一方面表现在前已述及的医理阐释上，另一方面还表现在他对某些词语的独到的见解上。具体举例如下。

（1）释"萎易"

《素问·阴阳别论》："三阳三阴发病，为偏枯萎易，四肢不举。"王冰注："易为变易常用，而萎弱无力也。"张介宾注："萎易者，萎弱不支，左右相掉易也。"张志聪注："萎易者，萎弃而不能如常之动作也。"以上三家之注当以张志聪为妥。当然，王冰之注是不错的，但是后人误读，故使注文费解。如将"易为变易常用"句，"常用"二字属下则文从字顺了。因《周易》中"易"有三种意思。《易纬·乾凿度》曰："易一名而含三义，所谓易也，变易也，不易也"。郑玄《易赞》中说："易一名而三义，易简一也，变易二也，不易三也"。故王冰于注经之时认为"偏枯痿易"中"易"字是易之三义中的"变易"的意思。病人如何体现呢？那就是四肢需要经常活动，但病人感到软弱无力，这就是"常用而痿弱无力"的具体含义。实际上，王冰对《素问·大奇论》"跛易偏枯"的注释正好是说明他是将"易"字理解为"变易"之意的。他说"若血气变易，为偏枯也"。由于后人曲解其意，故有"易为变易常用"之误读，故正确的句读应当是"易为变易，常用而痿弱无力也"。张志聪对王注心领神会，在注文中突出了两层含义，即病人想动，但无能为力，较之张介宾注更能说明问题。

（2）释"气立"

《素问·生气通天论》："是以圣人陈阴阳，筋脉和同，骨髓坚固，气血皆从。如是则内外调和，邪不能害，耳目聪明，气立如故。"王冰注："真气独立而如常。"张介宾注："人受天地之气以立命，故曰气立。"张志聪注："陈，敷布也。阳气者养筋，阴气者注脉，少阳主骨，少阴主髓，气为阳，血为阴，圣人能敷陈其阴阳和平，而筋脉骨髓气血皆和顺坚固矣。内为阴，外为阳，如是则外内之阴阳调和，而邪勿能害，精气注于耳，血气注于目，邪不外淫，则阴气内固，是能耳目聪明，气立如故也。本经曰：根于中者，命曰神机，根于外者，命曰气立。又曰：出入废则神机化灭；升降息则气立孤危。惟圣人敷陈其阴阳，使升降出入，外内调和，是以气立如故也。"王及介宾之注皆有望文生义之弊。唯张志聪能以阴阳之气的功能特点上进行详细的分析，并分别引用《六微旨大论》和《五常政大论》的内证来加以佐证，同时得出"气立"即"气机升发于外的阳气"的较为妥切的结论。

（3）释"菀槁"

《素问·四气调神大论》："云雾不精，则上应白露不下；交通不表，万物命故不施。不施则名木多死，恶气不发，风雨不节，白露不下，则菀槁不荣。"王冰注："菀谓蕴积也，槁谓枯槁也。言害气伏藏而不散发，风雨无度，折伤复多，槁木蕴积，春不荣也。"杨上善注："菀槁当为宛槁。宛，痿死。槁，枯也。陈根旧枝，死不荣茂。"张介宾注："则草木之类，皆当抑菀枯槁而不荣矣。"张志聪注："菀，茂木也。槁，禾杆也。上节言天地之气不施，则名木多死。此复言四时之气不应，则草木不荣。"王冰、杨上善和张介宾的注释明确地将"菀"字或作"蕴积"，或作"痿死"加以理解。而张志聪则训为繁茂的树木。考查两者的优劣，似乎张志聪的注释更能服人。其理由有二：一是从前后呼应的角度来看，张志聪指出了前面既然提到了"名木多死"，那么，这里就应该理解为"草木不荣"。二是从前人书证的情况来看，也有着比较充分的论据。如《诗经·菀柳》："有菀者柳，不尚息焉。"毛传："菀，茂木也。"《诗经·正月》："瞻彼阪田，有菀其特。"《经籍籑诂》："菀，茂也。"《诗经·桑柔》："菀彼桑柔，其下侯旬"。毛传："菀，茂貌。"《诗经·小弁》："菀彼柳斯，鸣蜩嘒嘒。"郑笺："柳木茂盛则多蝉。"从以上的例证可见，"菀"字往往用来形容桑柳之态。桑柳之类当然有别于"名木"。然而将"槁"字释为"禾杆"，似乎难以服人，恐怕还是"枯槁"之意为允。因而"菀槁不荣"当理解为"繁茂的树木枯槁而死"。

（4）释"草兹"

《素问·五脏生成》："五脏之气，故色见青如草兹者死，黄如枳实者死，黑如炲者死，赤如衃血者死，白如枯骨者死，此五色之见死也"一段。王冰注："兹，滋也，言如草初生之青色也。"杨上善注："兹，青之恶色也。"张介宾注："兹，滋同，如草滋者，纯于青而色深也。"张志聪注："兹，蓐席也；兹草者，死草之色，青而带白也。"王冰、杨上善和张介宾的注释明显的不妥是将"兹"误认为"兹"。"兹"属草部，郝懿行《尔雅义疏》中说："兹者，草也。《素问·五脏生成篇》色见青如草兹者死，盖以兹为草席也。"而"兹"乃指示代词，它可以同"滋"，但与死草之色义不相涉。

（5）释"形脏四"

《素问·六节藏象论》："故形脏四，神脏五，合为九脏以应之也。"

王冰注："形脏四者：一头角，二耳目，三口齿，四胸中也。形分为脏，故以名焉。"张介宾注亦同王冰。张志聪注："形脏者，藏有形之物也。神脏者，藏五脏之神也。藏有形之物者，胃与大肠、小肠、膀胱也"。张志聪与王冰等人的注释是截然不同的。王冰之注的依据是《素问·三部九候论》，其曰："故下部之天以候肝，地以候肾，人以候脾胃之气。帝曰：中部之候奈何？岐伯曰：亦有天，亦有地，亦有人。天以候肺，地以候胸中之气，人以候心。帝曰：上部以何候之？岐伯曰：亦有天，亦有地，亦有人。天以候头角之气，地以候口齿之气，人以候耳目之气。"然而，将头角、耳目、口齿、胸中作为形脏，一方面割裂了原文的完整性，另一方面从形态和功能上看，四者完全不具备脏器的特征。因而张志聪认为："天以候头角之气者，候足太阳膀胱之气也；地以候口齿之气者，候足阳明胃腑之气也；小肠之脉至目锐眦，却入耳中，人以候耳目之气者，候手太阳小肠之气也"。故张志聪的注释是较为妥帖的。

（二）高世栻注释《内经》的特色与贡献

张氏著《素问集注》和《灵枢集注》，高氏继以《素问直解》和《灵枢直解》。仲学辂在《侣山堂素问直解》中说："《素问》《灵枢》两册，总名《内经》，开《伤寒》《金匮》之治法者也。钱塘张隐庵接其传，特设侣山讲堂以待学者。高士宗听讲十余年，自悔前此辜负医名，于是极深研几而有《素灵直解》《金匮直解》《医学真传》诸作。若《侣山堂类辩》《本草崇原》《针灸秘传》《素灵集注》《伤寒印宗》《伤寒金匮集注》等书，又皆隐庵所著，士宗所述，当隐庵旨《素》《灵》也。及门方盛，师若弟融，会《内经》全部精蕴，逐层发挥，荒经之家率嫌其晦，士宗因作直解，专取隐庵言外之意，以名先圣意中之言，如锥画沙，如印印泥，视《集注》殆无多让焉。……世有读《集注》而不能咀嚼者，还求之《直解》可矣。"高氏曾参加过《素问集注》的参订工作，得益匪浅，故他在注释《内经》时，能吸取张氏的优点，而对其不足之处加以改正，从该书的质量上来看，实较张氏更胜一筹。

1. 注解力求完整

高氏注释《内经》和马莳、张志聪一样，都是全注本，但因《灵枢直解》已佚，故列入单注《素问》的医家之中。从其《素问直解》来看，力求全面完整。正如他在"凡例"中说："《素问内经》，乃轩岐明道之书，开物成务，医道始昌。虽秦火煽毒，而医书独全。后之注者，或割裂全文，或删改字句，剽窃诡道，实开罪于先圣。如《灵素合刻》，纂集《类经》而已。惟王太仆、马元台、张隐庵注释，俱属全文。然字句文义有重复而不作衍文者，有倒置而未经改正者，有以讹传讹而弗加详察者。余细为考较，确参订正，庶几上补圣经，下裨后学。"

对于《内经》中末卷七篇，因文字似有脱简，历来就有不同看法，如姚止庵《素问经注节解》说："自此以后七篇，详文义与前颇不相类，疑是另一手笔也。"针对有些人认为是后人添加而予以删削的做法，高氏在《解精微论篇》中说："愚观上论七篇，词古义深，难于诠解，然久久玩索，得其精微，则奥旨自显。曩岁偶于友人斋头，见新刊《素问》一部，纸板甚精洁，名人为之序，其中篇什倒置，删削全文，末卷七篇置之不录，谓词义不经，似属后人添赘，而非黄帝之文。噫！如是之人，妄论圣经，贻误后昆，良足悲已。"高氏认为"《素问》八十一篇，原遗阙二篇"，故他搜补亦加以注释。另外每篇的名目，马、张氏只是部分注解，高氏却"俱当诠解"，如《素问·阴阳类论》题解，马莳作"首节有阴阳之类，故名篇"，似乎过简。高氏对本篇命题注释得较好，概括为"阴阳类者，阴阳聚类而交合也"。能把全文主旨给予画龙点睛。"盖以词论冗繁，略分节旨，使观者易于领会"（《素问直解·凡例》）。其分节也往往较马、张二氏更为合理。

2. 阐述简捷明了

高氏注释《内经》的目的是"隐庵《集注》，义意艰深，其失也晦"。所以他在注释时，力求直接明白，可合正文诵读，而取名为"直解"。如《素问·五脏别论》中的"奇恒之腑"一语，张志聪注为"地主闭藏而上升，天主化施而下降"，言人之脏腑形骸，应象天地阴阳之气。此六者，与传化之腑不同，故曰"奇恒之腑"。泛论之词，对为何称"奇恒之腑"并未明晰指出。高氏说："此六者，藏精藏血，胎息孕育，犹之地气之所生也，六者皆藏于阴，而象于地，故藏而不泻，此脑、髓、骨、脉、胆、女子胞六者所以名脏也，或以为腑，亦不如六腑之传化，是名曰奇恒之腑。奇，异也；恒，常也。言异于常腑也。"

《素问·玉版论要》"神转不回，回则不转"的问题，王冰注："血气者，神气也。《八正神明论》曰：血气者，人之神，不可不谨养。夫血气应顺四时，递迁囚王，循环五气，无相夺伦，是则神转不回也。回，谓却行也。然血气随王，不合却行，却行则反常，反常则回而不转也。回而不转，乃失生气之机矣。"吴崑注："神，天真元神也。转，旋转如斡也；回，逆而反也；机，枢机也。言天真元神旋转如斡，无有反逆，则生生之机无所止息。如木、火、土、金、水次第而周，周而复始，是转而不回也。上文所谓道在于一者，此也。若五者之中，一有反逆，则谓之回。回则不得旋转，五行倒置，而生理灭矣，是失天真运化之枢机也"。张介宾注："神即生化之理，不息之机也。五气循环，不衍其序，是谓神回不转；若却而回反，则逆其常候而不能运转，乃失生气之机矣。"张志聪说："神者，五脏血脉之神气也。盖脾为孤脏，中央土以灌四旁。五脏受气，转而不回者也。如逆传其所胜，是回则不转，乃失其相生旋转之机矣。"诸家解释"一"为"神"无异议，但对为什么是"神"却泛泛而论，不得要领。高氏对此注释为："一者，神也，色脉本神气以运用，左旋右转而不回，若回则不能旋转，乃失其运行之机。"较之上述注家的注释，高氏的注文就显得不仅文字短少，而且意思明白易晓，可谓简练得多了。

《素问·脉解》"所谓浮为聋者，皆在气也"一句，很难理解含义，高氏颇精明地点出"是逆气上浮而为聋"，这样注释，使全文很容易了解。

3. 解释时创新见

高氏注释《内经》思路较广，不囿于旧说，故其见识往往超越于诸家之上。如《素问·六节藏象论》云肝为"罢极之本"，马元台、张志聪皆释为"疲乏劳累"，但在五脏中，心为生之本，肺为气之本，肾为藏之本，脾为仓廪之本，都是指生理功能，何独谓肝却是病理。高氏不满其师的解释，另辟蹊径，注谓"如熊罴之任劳"，使其意更近于经文原意。

《素问·生气通天论》"因于气，为肿，四维相代，阳气乃竭"，一般注家都以气虚解释，高氏引《阴阳应象大论》中"阳之气，以天地之疾风名之"为征，直言"气，犹风也。故不言风而言气，因于气为肿者，风淫末疾，四肢肿也"，将本句与上三句综合起来看，说明因于寒、暑、湿、风四种病邪交替更代，先后作用于人体，最后使阳气告竭。这种上下联系地注释经文的方式是他思路广的一个侧面反映。另外，《素问·血气形志》提出的"六经气血多少"的问题，诸家多未做解释，即有注者也是含糊其辞。唯高氏认为是由阴阳消长的自然规律所形成，确有一定道理，值得进一步加以研究。

《素问·移精变气论》"治之极于一"，历来注家对此有不同看法。张介宾谓："一之为道大矣，万事万物之源也……人能得一，则宇宙在乎手。人能知一，则万物归乎心。一者，本也。因者，所因也。得其所因，又何所而不得哉。"（《类经·论治类》）解为事物的根本。张志聪认为是指"神"而言，他说："一者，神也，得其神，则色脉精气皆得矣。"（《素问集注》）而高氏却注为"治之大要，研求其极，只有色脉一端，故治之极于一"。依据上下文意，应以高注为明确。

《生气通天论》中"阴者，藏精而起亟也；阳者，卫外而为固也"一句，张介宾注"谓人有阴阳，阳虽主外而为卫，所以固气也；阴则主内而藏精，所以起亟也。阴内阳外，气欲和平，不和则病如下文矣"（《类经·疾病类》）。高氏则注谓："阴者藏精而起亟也，精藏于阴而起亟，阴中有阳矣；阳者卫外而为固也，阳卫外为阴中之固，阳中有阴矣。"说明人体的阴精与阳气相互资生，相互为用，故其注于义更切。

《素问·阴阳类论》有"阴阳之类，经脉之道，五中所主，何脏最贵"之问，尽管雷公对曰"春甲乙，青，中主肝。治七十二日，是脉之主时，臣以其脏最贵"，但后世注家都有异议，如马莳说："六经为人身之表里，而其意似以太阳、太阴为贵也。"认为最贵之脏为膀胱、脾。

张隐庵认为："何脏最贵者，意谓肺主气，肾主水，以二脏合天道之最贵也。"主张肺、肾二脏为最贵。而高氏则说："欲知脏之贵下，在于三阴，不在三阳，故曰三阳为表，言太阳秉膀胱寒水之气，而主周身之表阳也；二阴为里，言少阴秉心肾水火之气，而主神志之内藏也。一阴至绝作朔晦，言厥阴为阴之尽，厥而后生，犹月晦而朔，故一阴至绝可作朔之晦也。由此推之，则心神肾志之内藏者至贵，而厥阴肝藏之至绝者最下也。贵下之理，具合不爽，故曰却具合以正其理。"强调心肾为贵，阐明水火二气具有的"本根原理"，也就为下文所谓的"阴阳交合""阴阳之短期"做了最好的注解。相比之下，高氏的解释最符合中医理论的本意。

对《刺腰痛篇》中"刺其郄中，太阳正经出血"的"郄中"，马莳注："太阳正经出血，乃昆仑为经穴也。"高氏则注为："委中者，太阳正经之脉也。"根据《灵枢·经别》篇云"足太阳之正，别入于腘中"之意，则高氏的注释是正确的。此外，对篇中"刺直阳之脉上三痏，在跷上郄下五寸横居，视其盛者出血"的穴位，诸家看法不同，有指承筋穴，有谓承山穴，高氏则提出"但刺横居之血络，不必拘于穴"，在临床上很有参考价值。

《风论篇》中"胃风之状，颈多汗，恶风，食饮不下，鬲塞不通，腹善满，失衣则䐜胀，食寒则泄，诊形瘦而腹大"一段，其中"鬲塞不通"，张介宾作为"饮食不下"的同义语解，诸家多从此说，而高氏则认为是指"大便不通"，言之有理。

《五脏生成》中："夫脉之大小、滑涩、浮沉，可以指别。五脏之象，可以类推。"王冰注："言五脏虽隐而不见，然其气象、性用，犹可以物类推之。何者？肝象木而曲直，心象火而炎上，脾象土而安静，肺象金而刚决，肾象水而润下。夫如是大举宗兆，其中随事变化，象法傍通者，可以同类而推之耳。"从生理来解释。吴崑云："五脏发病，其证象合于五行。如心主惊骇，象火也；肝主挛急，象木也；脾主肿满，象土也；肺主声咳，象金也；肾主收引，象水也。凡若此者，可以类推。"（《素问吴注》）从病理来解释。高氏则谓："脉之阴阳，内合五脏，五脏阴阳之脉象，亦可以大小、滑涩、浮沉而类推之。如浮大为心肺，沉涩为肝肾，滑为脾脉者是也。"从脉象来解释，于义为胜。

《汤液醪醴论》中"形不可与衣相保"一语，注家看法不同。杨上善注为"皮肤不仁，不与衣相近，脾伤竭也"。马莳注："是孤精在内，而阳气耗散于外，形体软弱，不可与衣相保。"（《素问吴注》）高氏则认为"形不可与衣相保者，形体浮肿，不可与衣相为保和也"。根据该篇论述水肿，高氏之注较符合文义。

4. 校勘审慎精细

张氏注释《内经》的不足之处是校勘用力少，高氏下了不少苦功夫来弥补张氏的缺陷。其校勘之精细，远较马、张二氏为优。如《素问·四气调神大论篇》，高氏认为本题"大论"二字系旧本误传，因改为"四气调神篇"，并注云："四气调神者，随春、夏、秋、冬四时之气，调肝、心、脾、肺、肾五脏之神志也。君臣问答，互相发明则曰论，无君臣之问答曰篇"。而《六节藏象论篇》因论述运气学说，故高氏在篇名上加一"大"字，称为"大论"，并注云"大论二字，旧本误传四气调神下，今改正"。这无疑是正确的。再如《素问·风论》说肾风"诊在肌上"，颇费解。高氏说："䐃，旧本讹肌，今改"。将"肌"改为"䐃"（［按］考《说文》"䐃，颊肉也"）。并谓："䐃上，颧也，肾所主也"。意义顿明。又如心风"诊在口"，高氏改"口"为"舌"，亦是从临床实践出发来加以改正的，可见高氏校堪之精。

《素问·六节藏象论》中"脾、胃、大肠、小肠、三焦、膀胱者，仓廪之本，荣之居也，名曰器，能化糟粕，转味而入出者也。其华在唇四白，其充在肌，其味甘，其色黄，此至阴之类，通于土气"一段原文，高氏经过反复推敲，认为系"旧本混入下段"。改订为；"脾者，仓廪之本，荣之居也，其华在唇四白，其充在肌，其味甘，其色黄，以至阴之类，通于土气。胃、大肠、小肠、三焦、膀胱，名曰器，能化糟粕，转味而入出者也"。高氏以前的诸家把脾作为器，而能传化糟粕，转味出入，是错误的。脾是五脏之一，藏而不泻，这样经文似乎上下矛盾，难以使人理解。高氏的改订，不仅能和上文"心者，生之本，神之变也，其华在面，其充在血脉，为阳中之太阳，通于夏气……"四条原文前后相呼应，而且能使文中经义明畅。

高氏的注文，质朴易懂，不尚浮华，其言多中肯启人。虽步复张志聪，但青出于蓝而胜于蓝，其注释的质量之高，使清代名医陈修园为之赞许，堪称可贵而难得的研究《内经》的重要文献。但高氏在注释时也有错误之处，如《阴阳应象大论》中"阳胜则身热，腠理闭，喘粗为之俯仰，汗不出而热，齿干以烦冤，腹满，死，能冬不能夏"一句，高氏注"冤"为屈仰，非是。"冤"义同"闷"，烦冤即烦闷的意思。"风论篇"中"风气与太阳俱入，循诸脉俞，散于分肉之间，与卫气相干，其道不利，故使肌肉愤膜而有疡，卫气有所凝而不行，故其肉有不仁也"。高氏注云："疡，疠疡也。此即肌肉有疡，因脉外之卫气有所凝而不行，故其肌肉疠疡而亦有不仁也"。根据上文发问无"疠疡"，下文又有"疠疡"专论，似与此处"疡"和"不仁"不相连，故高氏的注释欠妥。

二、仲景学说研究的学术成就

钱塘医派对仲景学说的研究可谓是呕心沥血，从最早的张卿子、卢之颐，到后来的张志聪、张令韶，数十年间，前赴后继，代代相传，从未间断，倾注了全部的精力，取得了较大的成就，也最能反映出钱塘医派的学术思想。

钱塘医派研究仲景学说的态度较为严谨。其中的"三张"都姓张，尤其是张志聪将仲景奉为祖宗，他研究《伤寒论》前后历时二十余年，著作曾三易其稿，初集为《伤寒论宗印》，二集为《伤寒论纲目》，三集为影响最大的《伤寒论集注》，《伤寒论集注》可以说是他一生研究《伤寒论》的结晶，也是钱塘医派对仲景学说研究的代表作。

在研究仲景学说中，钱塘医派充分发挥集体的智慧，同时还发扬民主作风，不以师长自居压人。如张令韶是张志聪的学生，但他在《伤寒论直解》中对其老师的一些错误的观点也加以订正。如太阳病篇第89条"病人有汗，复发汗，胃中冷，必吐蛔"。张志聪认为这是病人中焦气虚，他在《伤寒论集注》中说："夫阴阳气血，皆生于胃府水谷，病人有寒，胃气虚矣，若复发汗，更虚其中焦之气，则胃中冷必吐蛔。夫蛔乃阴类，不得阳热之气，则顷刻殒生而外出矣。"张令韶却认为是阳气虚，若发其汗，可使阳气耗散，胃家虚寒，因致呕吐，较之张志聪更为确切。正因为如此，使得钱塘医派在研究仲景学说中取得了令人瞩目的学术成就。

（一）注释《伤寒论》的特色和贡献

1. 维护原书旧貌

金代的成无己所著的《注解伤寒论》十卷，是系统注解《伤寒论》的第一部书。成氏治学态度谨慎，忠实原文，有可疑之处也不妄为删改。钱塘医派无疑是支持成氏的。从钱塘医派之前遗留下来的研究《伤寒论》文献来看，钱塘医派所著的几本专著编排方法基本上与成无己的《注解伤寒论》相同，即忠实于原著编次，保留辨脉法、平脉法、伤寒例等，以解释伤寒的理、法、方、药，如张卿子的《张卿子伤寒论》、张志聪的《伤寒论宗印》和张令韶的《伤寒论直解》，只是张志聪在晚年所著的《伤寒论集注》中删去了"伤寒例"。

张卿子认为："仲景之书，精入无论，非善读未免滞于语下。诸家论述，各有发明，而聊摄成氏引经析义，尤称详洽。如抵牾附会，间或时有，然诸家莫能胜之，初学不能舍此索途也。悉依旧本，不敢专取。"他以成氏《注解伤寒论》为蓝本，根据临床的切身体会，并参合朱肱等诸家说，撰成《张卿子伤寒论》。

张志聪研究《伤寒论》完全继承张卿子"维护旧本"的观点，他说："本论六篇，计三百八十一证，霍乱、易复、痉、湿、暍、汗、吐、下，计九十三证，共四百七十四证，一百一十三方。成氏而后，注释本论，悉皆散述平铺，失其纲领旨趣，至今不得其门，视为断简残篇，辄敢条裂节割。然就原本而汇节分章，理明义尽，至当不移，非神游仲祖之堂，不易得也。今注中或合数节为一章，或合十余节为一章，拈其总纲，明其大旨，所以分章也。章义既明，然后节解句释，阐幽发微，并无晦滞不明之弊。"他在早期著《伤寒论宗印》时认为"本经章句向循条则，自为节目。细玩章法，联贯井然，实有次第，信非断简残篇，叔和之所编次也。……《伤寒论》旧本首辨脉篇，次平脉篇，次伤寒例，次痉湿暍，次六经，次霍乱，次阴阳易、差后劳复，次补论汗吐下之可否，世传王叔和之所序。夫辨脉审证，而后立方救治及先提痉湿暍，与伤寒相类，故别明之。而始论六经之证，次序条理深属精明。但伤寒例，叔和所撰，不应僭次六经之首。今次序悉依旧本，止以叔和之例改附于篇末，尊经云尔"。但他在晚年所著的《伤寒论集注》中删去了伤寒例，其理由是"夫叔和序例自称热病证候，即非条例，又非大纲，与本论且相矛盾，混列其中殊为不合"，故"叔和序例理应删去，以泯叔和立言之非，以息后人辩驳之衅"。

张令韶的《伤寒论直解》基本上是"依隐庵《集注》之分章节"，但按照《张卿子伤寒论》的编排方式，保留了《伤寒例》。

应该说，辨脉法、平脉法、伤寒例是《伤寒论》的附录资料。宋以前一般不否认是《伤寒论》全书中内容的一部分。至林亿等校订《伤寒论》时于序中提出"三百九十七法""一百一十三方"之数的问题，所计之法并不包括辨脉法、平脉法、伤寒例等篇在内。元代王履所著的《医经溯洄集》，其中"伤寒三百九十七法辨"一问，亦不包括辨脉法、平脉法等，但仍保留伤寒例。明代黄仲理所著的《伤寒类证》说："仲景之书，六经至劳复而已……辨脉法、平脉法、伤寒例三篇，叔和采摭群书，附以己意，虽间有仲景说，实三百九十七法外者也……其非仲景说者，悉去之。"这种说法较之王履更进一步。据此，方有执、喻嘉言等人就开始臆测哪里是仲景之文，哪里是叔和之语，以己意删改重编。至舒驰远、柯韵伯等人注《伤寒论》时就完全删去了辨脉法、平脉法、伤寒例，迨至近代几乎无人问津了，已成定论。其实这种编排方法是很不严肃的。相比之下，钱塘医派的编排方法就显得比较科学，值得肯定。

根据目前的研究结果表明，《伤寒论》中的辨脉法、平脉法两篇不是王叔和伪撰的。在王叔和所著的《脉经》中引用辨脉法、平脉法时明确列出"张仲景论脉"的标题，其引用的原文意思与《脉经》中王叔和所述的观点也不同，有时甚至存在矛盾，而王叔和是第一个撰次《伤寒论》的人，其记载应该是可靠的。从辨脉法、平脉法的内容来看，其诊脉方法也是与《伤寒论》《金匮要略》相同，是以寸口为主，兼用趺阳，必要参考阳明、少阴，而王叔和在《脉经》中所提倡的是独取寸口法。应该说辨脉法、平脉法确是《伤寒论》原书的两个组成部分，不能删去。但"伤寒例"不是仲景原文似已得到较普遍的支持。从文献校勘角度来说，它确是掺入的东西，在历史上造成对研究仲景学说的干扰，可以删去。但从医学研究角度来看，不管它是否王叔和所著，但却是唐代以前的医家研究伤寒的成果，对以后的温病学说发展起了很大的作用，有一定的学术价值，应该保留下来进一步研究。

此外，重集汗、吐、下、可、不可诸篇，亦是《伤寒论》的附录资料，《伤寒论》的主要传本如宋代国子监本、成无己本，以及主要别本如《金匮玉函经》《千金翼方》等都将其保留下来。但自明代方有执、喻嘉言等人为纯化《伤寒论》而重编以来，将其从《伤寒论》中删去，而后注家亦多附和，这种做法同样也是轻率的。钱塘医派却将其保留。目前的研究也表明，晋代皇甫谧在《甲乙经》所说的"近代太医王叔和撰次仲景"，指的就是撰次汗、吐、下、可、不可等这些内容，而不是世传的《伤寒论》，因为这些内容在《脉经》中最为完整。更为重要的是：在《伤寒论》中汗、吐、下、可、不可诸篇和《脉经》第七卷末（也就是所载这些内容）明确标明"晋王叔和集仲景评脉要论"。这说明汗、吐、下、可、不可诸篇也是《伤寒论》原文的一个组成部分，不能删去。据此，钱塘医派的编排方法还是应该肯定的。

2. 反对三纲鼎立

"三纲鼎立"，即风伤卫、寒伤营、风寒两伤营卫，是历代研究《伤寒论》的学术观点之一。张志聪在《伤寒论集注》"凡例"中说："须知风寒皆为外邪，先客皮毛，后入肌腠，留而不去则入于经，留而不去则入于府，非必风伤卫而寒伤荣也。成氏倡之，诸家和之，固执不解，是举一而废百也，不亦诬乎。……所以致背谬者，只因原本未清，其始有风伤卫、寒伤荣，伤寒脉紧无汗宜麻黄汤，中风脉缓有汗宜桂枝汤之说。因遂有风寒两感、荣卫俱伤宜大青龙汤之说矣。所谓始差毫厘，终失千里，使仲祖本论蒙蔽不明，直至今日，良可悲已。"说明钱塘医派是明确反对"三纲鼎立"的，但把账算在成氏头上却是错误的。其实"三纲鼎立"是明代方有执、喻嘉言所倡，但也非这两人的发明，早在唐代孙思邈就提到伤寒的主要证候是麻黄汤、桂枝汤和大青龙汤。他在《千金翼方》中说："夫寻方之大意不过三种，一则桂枝，二则麻黄，三则青龙。此三方，凡疗伤寒不出之也。其柴胡等诸方，皆是吐、下、发汗后不解之事，非是正对之法。术数未深而天下名贤止而不学，诚可悲夫！"以后宋代的朱肱在《类证活人书》中也提出："大抵感外风者为伤风，感寒冷者为伤寒……桂枝主伤卫，麻黄主伤营，大青龙主营卫俱伤故也。"继而许叔微在《伤寒百证歌》中将其编为歌诀："一则桂枝二麻黄，三则青龙如鼎立。"明代方有执所著的《伤寒论条辨》更是据此三者重新划分太阳病，以卫中于风而病者为上篇，营伤于寒而病者为中篇，营卫俱伤风寒而病者为下篇。及至清初喻嘉言，在方氏立论的基础上，更进一步宣扬"三纲鼎立"的优点，提出"夫足太阳膀胱病主表也，而表有营卫之不同，病有风寒之各异。风则伤卫，寒则伤营，风寒兼受则营卫两伤，三者之病，各分疆界。仲景立桂枝汤、麻黄汤、大青龙汤，鼎足大纲三法，分治三证。风伤卫则用桂枝汤，寒伤营则用麻黄汤，风寒两伤则用大青龙汤。用之得当，风寒立时解散，不劳余力矣"。确实，当时从方中行起，有很多人认为《伤寒论》原著经王叔和撰次后次序已乱，不是仲景的原貌了。他们将全文予以重编，对辨脉法、平脉法、伤寒例及可、不可等诸篇或删或改。表面上说是为了恢复仲景原貌，实际上是为自己推出"三纲鼎立"鸣锣开道。

由于方、喻两氏名气很大，为给自己重编造舆论，不惜大肆诋毁王叔和、成无己等。这种做法尊奉者固多，但反对者亦大有人在，并从不同角度对"三纲鼎立"学说进行剖析、批判。其中，钱塘医派就是最坚决的反对派。如张志聪在《伤寒论集注》"凡例"指出："成无己注解本论，谓风则伤卫，寒则伤荣，凡遇风寒俱执是解。不知此二语乃《辨脉篇》中论神机出入，二节寸口，二节趺阳，另有旨义，非别风与寒也。如谓风必伤卫，寒必伤荣，何以《素问·玉机篇》云：风寒客于人，使人毫毛毕直，皮肤闭而为热。《灵枢·五变》篇云：百疾之始期也，必生于风雨寒暑，循毫毛而入腠理。《素问·皮部篇》云：百病之始生也，必先于皮毛。《灵枢·刺节》篇云：虚邪之中人也，洒淅动形，起毫毛而发腠理，须知风寒皆为外邪，先客皮毛，后入肌腠，留而不去则入于经，留而不去则入于腑，非必风伤卫而寒伤荣也。成氏倡之，诸家和之，固执不解，是举一而废百也，不亦诬乎"！正如钱塘医派所分析，太阳统营卫，病则俱病。由于营行脉中，卫行脉外，邪自外袭，间可卫病而营未病，决不会营病而卫未病，营卫两者相较，不管桂枝证的卫强营弱，还是麻黄证的卫闭营郁，而病理的矛盾主要方面是卫而不是营。所以，不仅把大青龙证说成是营卫两伤是不确切的，说麻黄证是寒伤营也是错误的。因此，从桂枝、麻黄、大青龙三方主治的病情来看，三证均属于风寒表证，一为风寒表虚证，故用桂枝汤；一为风寒表实证，故用麻黄汤；一为风寒表实兼郁热证，故用大青龙汤。方、喻两氏所畅立的"三纲鼎立"学说显然是错误的。以后也有许多注家表示赞同钱塘医派的观点。如柯韵伯说："不知仲景治表只在麻、桂二法，麻黄治表实，桂枝治表虚，方治在虚实上分，不在风寒上分也。盖风寒二证，俱有虚实，俱有浅深，俱有营卫，大法又在虚实上分深浅，并不在风寒上分营卫也"（《伤寒附翼》）。尤在泾说："桂枝主风伤卫则是，麻黄主寒伤营则非。盖有卫病而营不病者矣，未有营病而卫不病者也。至于大青龙证，其辨不在营卫两病，而在烦躁一证，其立方之旨，亦不在并用麻、桂，而在独加石膏。……须知中风而或表实亦用麻黄，伤寒而或表虚亦用桂枝，其表不得泄而闭热于中者则用石膏，其无热者但用麻、桂，此仲景之心法也。"（《医学读书记》"风寒营卫之辨"）

　　方、喻两氏以后，对《伤寒论》的改编已经成为风气，后来的一些注家虽然在观点上并不赞成"三纲鼎立"，但也多根据自己的心得体会，重新编排《伤寒论》，说是仲景的原书样子，并誉为"圣人复出"，未免是自作聪明。对此，我们认为钱塘医派研究态度是十分严谨的，他们并没有搞一套自己的"编制"，这一点应该值得肯定。

3. 提倡气化学说

在钱塘医派之前，对六经本质的探讨所做的工作不多，主要是缘于《伤寒论》六经是否源于《内经》。如宋代朱肱提出以经络来解六经，他在《类证活人书》中说："治伤寒先须识经络，不识经络，触途冥行，不知邪之所在。往往病在太阳，反攻少阳，证在厥阴，乃和少阳，寒邪未除，真气受毙。"可见他非常强调经络，认为伤寒之辨证首重六经，而六经就是手足三阴三阳的经络。经络内属脏腑，外络支节，伤寒为外邪，外邪之伤首在经络，不同的经络受邪，即出现不同的证候。分经辨证，方法简要，施治极易。但是，他将《素问·热论》的观点，强加给了仲景，这就出现"伤于寒则病热"，《伤寒论》应无寒证，而文中却有大量的寒证存在的问题，两者相互矛盾，也无法自圆其说。既然发现用经络解释六经行不通，那么如何解释六经就成了一个新问题摆在众多注家面前。成无己以太阳为表、阳明为里、少阳为半表半里、太阴为阳邪传里、少阴为邪气传里深、厥阴为热已深为解。方有执以太阳为皮肤、阳明为肌肉、少阳为躯壳之内而脏腑之外，用三阴配各脏来释，认为"六经之经，与经络之经不同，犹儒家六经之经，犹言部也"（《伤寒论条辨·图说》）。这些都没有真正涉及到六经的实质，摆在钱塘医派面前的仍然是个十分棘手的问题。张志聪深谙《内经》运气学说，他根据卢之颐的说法，提出《伤寒论》六经是指"经气"，经气就是六经之气。他在《伤寒论集注》"伤寒论本义"中说："仲祖著伤寒原名《卒病论》，本于五运六气、阴阳大论，故释人之阴阳应天地之五运六气。"认为天之六气分为三阴三阳，与人身三阴三阳六经之气相互感应，外感之病即六淫之气与人身六经之气"气类相感"而发病，这种用"五运六气""本标中见"解释内容的方法，是钱塘医派研究《伤寒论》六经实质的主要论点。

张志聪在《伤寒论集注》"伤寒论本义"中说："天之六气为本而在上，人身之三阴三阳为标而上奉之，所谓天有此六气，人亦有此六气。"又说："夫人与天地相参，与日月相应，故撰用'阴阳大论'……学者当于大论中之五运六气求之，伤寒大义，思过半矣。"张令韶在《伤寒论直解》中也说："三阴三阳，上奉天之六气，下应地之五行，中合人之脏腑，合而为一，分而为三，所赅者广。"由此可知，钱塘医派对气化学说备极推崇的依据是"天人相应"。

在《内经》中应该说已明确提到人与自然界有密切的关系，并将自然界的六气与人身上的六经相关联。如《素问·六微旨大论》以六气分主六经，区分六经的性质，据此提出六经之间互为中见的特定关系，即所谓"六气本标中见"的变化规律是："少阳之上，火气治之，中见厥阴；阳明之上，燥气治之，中见太阴；太阳之上，寒气治之，中见少阴；厥阴之上，风气治之，中见少阳；少阴之上，热气治之，中见太阳；太阴之上，湿气治之，中见阳明。所谓本也，本之下，中之见也；见之下，气之标也。本标不同，气应异象。"六气在三阴三阳之上，故为本，而三阴三阳为标。"治"是主管之意，六气主管三阴三阳，实际上是指六经的性质。如少阳的性质为火，阳明的性质为燥，太阳的性质为寒，厥阴的性质为风，少阴的性质为热，太阴的性质为湿。就三阴三阳之间的关系来说，少阳相火与厥阴风木，阳明燥金与太阴湿土，太阳寒水与少阴君火（热），是脏与腑，阴与阳，表与里的关系，既相互对立，又相互转化，因而互为中见。《素问·至真要大论》在"六气本标中见"的基础上，进一步论证六经变化各有自身的特点，有的从本，有的从标，有的从中。如"少阳、太阴从本，少阴、太阳从本、从标，阳明、厥阴不从标本，从乎中也。故从本者，化生于本；从标本者，有标本之化；从中者，以中气为化也"。所谓从本，指病理变化以本气为主，所以说化生于本。如少阳的性质为火，太阴的性质为湿，标本性质相同，故从本化。少阴本热而标阴，太阳本寒而标阳，本标异气，既可以从阳化热，又可以从阴化寒，所以说有标本之化。阳明中见为太阴湿土，燥从湿化；厥阴中见为少阳相火，木从火化，所以从中化。

钱塘医派运用"六经气化"学说来研究《伤寒论》，除阐述六经病证提纲外，在具体条文注释上也一以贯之，以此来阐发《伤寒论》之旨，有时甚至能揭示出仲景的原意。如太阳病篇第7条"病有发热恶寒者，发于阳也；无热恶寒者，发于阴也"。许多注家包括现代教材都认为这是《伤寒论》总纲，文中的阴阳是一切外感疾病的辨证核心。张志聪却不这样看，他的"六经气化"学说认为，文中的阴阳是指太阳和少阴。他在《伤寒论集注·辨太阳病脉证篇》中指出："此言太阳少阴之标阳、标阴为病也。以寒邪而病太阳之标阳，故发热恶寒而发于太阳也；以寒邪而病少阴之标阴，故无热恶寒而发于少阴也"。这种说法可能更接近于仲景的原意，因为该条文在太阳病篇，后世注家所谓的"总纲"，是将自己的见解强加于仲景头上而已。在解释太阳病恶寒发热的病机时，张令韶说："太阳以寒为本，恶本气之寒也"。又说："已发热者，得太阳标阳之热化也；未发热者，未得标阳之热化也。太阳以寒为本，故无论已发热，未发热，而必皆恶寒也"。因此，钱塘医派运用"六经气化"论，对说明《伤寒论》三阴三阳的病理机转，推断三阴三阳的病变趋向，有着一定帮助。

运用"六经气化"学说解释条文，有时未免太过于牵强而出错。如太阳病篇第 23 条"太阳病得之八九日，如疟状，发热恶寒，热多寒少，其人不呕，清便欲自可，一日二三度发"。是说太阳病虽日久，但未传里，病仍在表，可以表解。而张志聪用"六经气化"学说来注解，话很多而不得要领，竟以病八九日数而臆测为三阳合病，近于荒谬。再如阳明病篇第 269 条"伤寒六七日，无大热，其人躁烦者，此为阳去入阴故也"。张志聪以太阳少阴标本相合，雌雄相应为据，谓太阳之邪入少阴，为阳去入阴，这种解释虽不为无据，但终不如成无己"表为阳，里为阴，表邪传里，故曰阳去入阴"的解释来得明晰。

此后，黄元御《伤寒悬解》也主张以六气解六经，他说："立六经以治伤寒，从六气也。"陈修园的《伤寒论浅注》、唐容川的《伤寒论浅注补正》都是主张"六经气化"学说的。如陈修园在《伤寒论浅注》中提出"六气本、标、中气不明，不可以读《伤寒论》"。唐容川在《伤寒论浅注补正》中也说："盖伤寒以六气立论，而此序则以五行开宗。五行为体，六气为用，人禀五行而有五脏，然后有六腑，有五脏六腑，遂有经络腧穴，而成为三阴三阳，总皆禀天之阴阳，以为人身之阴阳，其间脏腑经输贯通会合，必先洞悉，而后可见病知源。病之用药，亦因药在万类中，同秉五行之运，故借以治人之病，要皆天地万物，阴阳一体之义也。"

我们认为，六经纯按经络解释固然不宜，其弊在于泥于经络之位置路线。以六气解六经，其弊在于"虚"，因为运气学说本来就是玄学。因此，钱塘医派运用"六经气化"学说来研究《伤寒论》，存在着许多问题。首先，按钱塘医派的说法，自然界先有六气的变化，才使人体感受产生六经，并以此来阐述《伤寒论》的六经病证，从而将一部充满辨证论治的临床医学经典著作，强加上"五运六气"的色彩，弄得玄奥莫测，这是错误的。其次，仲景虽在《伤寒论》序中有"撰用《素问》九卷，阴阳大论"言，但从其六经的实质内容来看，显然与《内经》所言的六经概念不同，完全是毫不相干的二个体系，如果像钱塘医派那样硬要将两者牵拉在一起，说《伤寒论》六经是源于《内经》中的"五运六气"理论，就会弄巧成拙，脱离实际，变成了一种教条式的研究。

4. 六经统治百病

《伤寒论》一书因较多地讨论外感疾病，故许多注家仅从其外感疾病而论。但就原书内容来看，虽然书名"伤寒"，实际不是专论伤寒，而是伤寒与杂病合论。钱塘医派是最早提出《伤寒论》中的六经辨证体系适用于临床各科疾病的注家之一。如张志聪在《伤寒论集注》凡例中说："夫本论（指《伤寒论》）虽论伤寒，而经脉脏腑、阴阳交会之理，凡病皆然。故内科、外科、儿科、女科，本论皆当读也。不明四书者，不可以为儒；不明本论者，不可以为医。"应该说他的观点是正确的。首先，《伤寒论》中虽无杂病名称，但是许多误治变证，实际上属于杂病范畴。因为外感与杂病的最大区别在于有无表证，当表证已罢，邪已传里，则外感与杂病就无多大差别，既可发生于外感病程中，也可出现于杂病中。其次，论中的许多方证，如苓桂术甘汤证、茯苓甘草汤证、五苓散证、小青龙汤证、黄连汤证、五泻心汤证、吴茱萸汤证、真武汤证、当归四逆汤证、白头翁汤证等，都是杂病中常见的证候，而这些方剂也是治疗杂病的常用方。最后，值得一提的是六经辨证体系是中

钱塘医派

· 104 ·

医最早创立的临床辨证体系，其实质已包含八纲辨证、脏腑辨证等多个中医共性辨证体系，对包括外感、杂病在内的所有疾病均具有普遍指导意义，即使后世出现的卫气营血辨证、三焦辨证等，也都是在此基础上发展而来的。因此，钱塘医派的这一观点极有道理，以后柯韵伯更进一步说："原夫仲景之六经，为百病立法，不专为伤寒一科，伤寒杂病治无二理，咸归六经之节制，六经各有伤寒，非伤寒中独有六经也。治伤寒者，但拘伤寒，不究其中有杂病之理；治杂病者，以《伤寒论》为无关于杂病而置之不问，将参赞化育之书，悉归狐疑之域，愚甚为斯道忧之。"从目前的情况来看，仍有许多人把伤寒论与温病学、内科学对立起来，这显然是不恰当的。

5. 伤寒传经新解

伤寒传经日数，如一日太阳、二日阳明等，自古以来就是研究《伤寒论》中的一个难题，一直未明。有些注家依据《内经》热论篇"伤寒一日，巨阳受之……二日，阳明受之……六日，厥阴受之"的论说，认为《伤寒论》中六经伤寒传经规律是日传一经，依次相传，错误地把它变成了"伤寒一日太阳，二日阳明，三日少阳，四日太阴，五日少阴，六日厥阴"死框框。而实际上《伤寒论》中的有些条文看似与之相同，有些却根本不能用此来说明。如《伤寒论》第4条："伤寒一日，太阳受之。脉若静者为不传；颇欲吐，若烦躁，脉数急者，为传也。"《伤寒论》第5条："伤寒二三日，阳明、少阳证不见者，为不传也。"《伤寒论》第270条："伤寒三日，三阳为尽，三阴当受邪，其人反能食而不呕，此为三阴不受邪也。"说明《伤寒论》中有些地方虽沿用《内经》热论篇"日传一经"之说，但更多方面却又不能用此说明。如何解决这个问题，钱塘医派没有机械地照搬"日传一经"之说，而是巧妙地引用《内经》来分析。如张志聪依据阴阳理论，并根据《素问·至真要大论》中的"六气司天在泉，皆始于厥阴而终于太阳"的说法，认为正常无病之人"从阴而阳，由一而三。厥阴为一阴，少阴为二阴，太阴为三阴；少阳为一阳，阳明为二阳，太阳为三阳"（《伤寒论集注·凡例》）。而患伤寒者则"从阳而阴，由三而一"（同上）。意思是说《内经》热论篇中的"日传一经"是指人体正气在体内的往复，而《伤寒论》中的传经是病邪之气的传变。据此他提出《伤寒论》中"记日者，言正气也；传经者，言病气也。正气之行，每日相移；邪病之传，一传便止"（同上）。这样一来，有关《伤寒论》中上述有矛盾的条文就迎刃而解。即"本论有脉静为不传者，有不见阳明、少阳证为不传者，有作再经者，有过经十余日不解者。夫病解，则其行复旧，仍从一而三；不解，则从三而一"（同上）。这就是《伤寒论》中六经伤寒传经规律。

针对有些注家提出的伤寒传经、直中之说，张志聪斥之为"妄言"。对于所谓的越经传、误下传，更是直指为"皆系杜撰"。他在《侣山堂类辩》中专门设立"伤寒传经辩"专篇予以讨论："夫邪之中人，必先始于皮毛，故凡伤于寒则为病热，是天之寒邪，病太阳之阳气，得阳气而寒反化热也。太阳寒水之经脉，上循于头项，故见头项强痛之证，此病气而及于经，非经气之兼病也。如邪留于经，则为桃核承气之下证，不复再传阳明矣。……如邪留于阳明，则见白虎汤之渴证、承气汤之燥证，不复再传少阳矣；如邪留于少阳，则见往来寒热之柴胡汤证，不复再传太阴矣；如邪留于太阴，则见脾家实、腹满时痛之腹证，不复再传少阴矣；如邪留于少阴，则见自利而渴之经证，不复再传厥阴矣；如邪留于厥阴，则见下利脓血之热证，不来复于太阳矣。……如见少阳证则为邪留少阳，见少阴证则为邪留少阴，非病在少阳而再传太阴，病在少阴而再传厥阴之理也。"造成《伤寒论》中伤寒传经规律这方面混乱的原因，正如钱塘医派所指，"皆缘不明阴阳经气之道，不识仲景之书，而妄为臆说如此"。钱塘医派的这种观点得到了后世不少注家的赞同，如沈金鳌在《伤寒论纲目》中引闵芝庆的说法，已经接近于钱塘医派的这种观点。现代著名学者李克绍教授也持相同观点，认为旧注家脱离实际，凭空臆想，挖空心思，牵强附会，把《伤寒论》中疾病变化规律说成是"传经"，还造出什么"循经传""越经传""首尾传""表里传""传足不传手"等谬论，是完全错误的。

6. 重视顾护胃气

胃气，通常指胃肠为主的消化功能。钱塘医派根据《内经》"五脏六腑皆禀气于胃"及"有胃气则生，无胃气则死"之说，认为仲景在《伤寒论》中是非常重视胃气在外感疾病中的重要作用。张志聪在《伤寒例集注》凡例中就指出："本论大旨，谓人以胃气为本，治伤寒者，毋损其胃气，虽有汗下诸方，其中并无消食之法，并无绝谷之说，故桂枝汤且啜糜粥、十枣汤糜粥自养。即汗下诸方亦各叮咛诫慎，不可妄投，至吐尤其诫慎"！故他提出："治伤寒者，当以胃气为本。"（《伤寒论集注·伤寒六气会通论略》）

至于张令韶在《伤寒论直解·辨霍乱病脉证》中说："夫人以胃气为本，经曰：得谷者昌，失谷者亡。霍乱吐利，胃气先伤，尤当顾其胃气，故结此一条，以终霍乱之义。吐利发汗者，言病在内而先从外以解之，恐伤胃气也。脉平者，外解而内亦和，外内之相通也。小烦者，食气入胃，浊气归心，一时不能淫精于脉也，所以然者，以食气入胃，五脏六腑皆以受气，吐利后脏腑新虚，不能胜受胃中之谷气，故小烦也。谷气足，经脉充，胃气复，烦自止矣。今之治伤寒者，略与之食，微觉不安，遂禁其食，不复再与，以致绝谷气而死者，盍三复斯言乎。"由于胃气与正气息息相关，所以正确地施治，有利于正气和胃气的恢复，反之则病邪不去徒伤其正。在外感疾病中导致脾胃及正气受损的原因很多，其中误治和妄施克伐也是一个主要原因。可见张氏对《伤寒论》病后调理恢复有较深刻的体会，确能深悟仲景之旨，阐明了"保胃气，存津液"的意义。为此，他还特意写了"胃气论"一篇，附在《伤寒论直解》书后。证之《伤寒论》确然，其调治顾护脾胃的学术思想，始终贯穿其中。正如明代徐春甫在《古今医统》中所说："汉张仲景著《伤寒论》，专以外伤为法，其中顾护脾胃元气之秘，世医鲜有知之者。"由于胃气在人体有特殊的重要性，所以后世医家在诊治疾病时，都十分重视胃气，将"保胃气"作为重要的治疗原则。

7. 注重以经解经

钱塘医派是医家中的复古派代表，因此在研究《伤寒论》时注重"以经解经"是他们的一大学术特色。张志聪在著《伤寒论宗印》时就采用"以经解经"的方法，他在该书凡例中说："注释参讨本经文义，杂引《灵》《素》诸经，只期理旨详明，不贵文辞藻艳。"在晚年其"以经解经"的态度更笃，正如他在《伤寒论集注》凡例中所说："注解本论，必明仲祖撰论之原，方为有本。其序有撰用《素问》《九卷》《八十一难》《阴阳大论》《胎胪药录》之说。……由是而才识之士，须知仲祖撰论，本《灵》《素》而补其未尽，必于《伤寒》原序玩索有得，后观本论集注，始无间然。"张令韶在《伤寒论直解》中也说："仲景序云，撰用《素问》《九卷》《阴阳大论》，是以本文中无非阐发五运六气、阴阳交会之理，故解内亦以经解经，罔敢杜撰，以贻天下后世之讥。"

如太阳病篇第 14 条"太阳病，项背强几几，反汗出恶风者，桂枝加葛根汤主之"。一般注家皆以为属邪入阳明之经，加葛根为解阳明之邪，如周扬俊说："几几者，颈不舒也。颈属阳明，于太阳风伤卫中才见阳明一证，即于桂枝汤加葛根一味，则两经之邪尽解。"张令韶根据《内经》"邪入于输，腰脊乃强"之旨，认为项背强为邪入太阳经输而经气不舒，加葛根意在宣通经络之气，注释较为平允，也为现在教材所采纳。

阳明病篇第 252 条"伤寒六七日，目中不了了，睛不和，无表里证，大便难，身微热者，此为实也，急下之，宜大承气汤"。张令韶引《灵枢·动输》，以"阳明悍热之气上走空窍"，而释"目中不了了"与"睛不和"，别开生面，而情理俱切。

阳明病篇第 334 条"伤寒，先厥后发热，下利必自止，而反汗出，咽中痛者，其喉为痹"。张令韶引《内经》"一阴一阳结，谓之喉痹"，认为是厥阴病热化太过，上灼咽喉所致。诚然，证之临床，喉痹的成因确与肝胆之火上炎有关。

厥阴病篇第 381 条"伤寒，哕而腹满，视其前后，知何部不利，利之则愈"。张令韶引《素问·玉机真脏论》中有关"五实"的论述指出，伤寒致哕，非中土败绝，即胃中寒冷，然亦有里实不通，气不得下泄，反上逆而为哕者。并以此引申说："夫以至虚至寒之哕证，而亦有实者存焉，则凡系实热之证，而亦有虚者在矣。医者能审其寒热虚实，而为之温凉补泻于其间，则人无夭札之患矣。"这种说法深符一分为二的辩证法思想，是《伤寒论》理论的精髓所在，具有普遍性的指导意义。以后陈修园也赞同张氏意见，强调"然即一哕，而凡病之虚实皆可类推矣"，无疑是正确的。

平脉篇第69条"寸口脉微而涩，微者卫气衰，涩者荣气不足。卫气衰，面色黄；荣气不足，面色青。荣为根，卫为叶，荣卫俱微，则根叶枯槁，而寒栗咳逆，唾腥吐涎沫也"。张令韶引《内经》"肺者气之本，其华在毛，其充在皮"，以营卫外合于肺而充于皮毛来解释本文，抓住了问题的根本，而为诸家注释之长。

辨可发汗篇第33条"大法，春夏宜发汗"。张志聪本《内经》之旨，以一日之四时为说，引申了原意，"天有一岁之四时，人有一岁之四时；天有一日之四时，人有一日之四时。春夏宜发汗者，朝则为春，日中为夏，于寅卯之后，午未之前，人气生长之时而发汗，亦顺天时之大法也"，可供参考。

辨可发汗篇第34条"凡发汗，欲令手足俱周，时出似漐漐然，一时间许，亦佳。不可令如水流离。若病不解，当重发汗。汗多者，必亡阳。阳虚，不得重发汗也"。张令韶本诸《内经》有关上焦的功能而推衍其理说："汗乃津液，汗多则亡津液，何以又谓亡阳也？经云：上焦开发腠理，熏肤充身泽毛，若雾露之溉。盖汗虽津液，必借阳气之熏蒸宣发而后出。故汗多亡津液，而阳亦随之俱亡也。"以此阐发阳气与津液的关系，甚有道理。

以经解经虽是钱塘医派所长，但机械套用，有时难免会闹出笑话。如太阳病篇第17条"若酒客病，不可与桂枝汤，得之则呕，以酒客不喜甘故也"。原文意义很明，即嗜酒之人湿热内蕴，而甘能助湿，故不喜辛甘之剂桂枝汤。而张志聪却根据《内经》有关皮毛、腠理之说，谓"饮酒者，随卫气先于皮毛，先充络脉，若酒客病者，盖假酒客比喻在皮毛络脉也，在皮毛则涉肌腠之外，在络脉则涉肌腠之内，故不可与桂枝汤"为注，与原意大相乖背，实不可取。再如太阳病篇第142条"太阳与少阳并病，头项强痛，或眩冒，时如结胸，心下痞硬者，当刺期门"。张志聪仍沿袭《内经》一日传一经之说，并将刺期门的作用，说成是为了预防邪传厥阴，这是不妥当的。

8.学术推崇成氏

自金代成无己开始注疏《伤寒论》全文以来，有关《伤寒论》的注解著作大量涌现，不但使得经义渐明，也促进了中医学在理论上、临床上的提高和发展。钱塘医派对《伤寒论》的研究，除在《伤寒论》的编次上基本是沿袭成氏之外，在条文的注解上也继承发扬成氏的学术思想，在某些条文注解上虽然文字不同，但基本观点却是一致的。如《伤寒论》第153条"太阳病，医发汗，遂发热恶寒。因复下之，心下痞，表里俱虚，阴阳气并竭，无阳则阴独。复加烧针，因胸烦，面色青黄，肤𥆧者，难治；今色微黄，手足温者，易愈"，成氏对本条的注解较为全面而平允。张志聪在赞同的基础上，认为胸烦、面色青黄、肤𥆧是误用烧针而导致火毒内攻，伤其血脉之气，但基本意思相同。其中"阴阳气并竭，无阳则阴独"句，成氏与张志聪皆认为"阴阳"代表"表里"，成氏说"表证罢为无阳，里有痞为阴独"；张志聪则说"无太阳之表阳，有阴邪之独陷"，两人说法不一，但意思完全相同，较之其他注家的解释，比较符合仲景原意。

钱塘医派在注释中对成氏不当之处也给予订正。如平脉篇第59条"趺阳脉滑而紧"，成氏以"脾胃实邪，脏腑自伤"而言；张卿子则跳出成注的范围，而以脾胃并非真实真强而为辩。认为医家不谙于此，而误以真实真强进行攻削，则不免自取其咎，较之成注更为全面，且立意也较新颖。如太阳病篇第84条："淋家不可发汗，汗出必便血。"成氏认为淋家系膀胱里热，是本有实邪，发汗耗伤津液，增益客热，膀胱虚燥，必小便血。而张志聪却认为淋家属"膀胱津液已虚"，强调本已虚，是阴虚有热，发汗则伤阴增热，引起尿血，故当禁。这种看法比较符合临床实际意义。

平脉篇第45条中"脉有相乘"，成氏注为"乘其所胜"与"乘所不胜"，虽合文义而不失大家风范，但毕竟缺乏创义。而张志聪则概括为"相乘而当"与"相乘不当"，颇有新意和发挥。

平脉篇56条"紧脉"，成氏注为"寒"过简，张令韶亦注解为

"寒"，其义同成注，但又从肺寒、胃寒不同角度说明紧脉的由来，发挥了注家的作用，使人读之有味。

平脉篇第 60 条"关格之病"，成氏以"邪气合闭与格拒"为注，张志聪则以"阴阳不相交接"来解，洵为上智，亦为现代教材所采纳。

平脉篇第 63 条"辨营卫虚寒"，成氏以"营卫自身虚寒"作解，张令韶则由营卫而联系到中土脾胃，远远胜于成注。

平脉篇第 66 条"肠鸣而转"，成氏认为是膈中之气下泄，至于膈中之气如何下泄，解释不够明白。张令韶则补充说明道："肠鸣而转，转则动其膈气，又从膈下陷于少阴"。说得比较具体，令人信服。

钱塘医派对成氏的注解订正，有时也难免矫枉过正。如平脉篇第 39 条"师持脉，病人欠者，无病也。脉之呻者，病也。言迟者，风也。摇头言者，里痛也。行迟者，表强也。坐而伏者，短气也。坐而下一脚者，腰痛也。里实护腹，如怀卵物者，心痛也"。成氏对该文的注释朴素不华而结合实践，令人读之可信，而张志聪注释则脱离实际，有华而不实之感。举上例而言，成氏解"呻"为"身有所苦则然"，解"下一脚"为"以缓腹中痛"，于事于理明白畅晓。张注则不然，对"呻"则解为"气道不利，故太息以呻出之"；解"下一脚"为"腰痛则脚不能俱伸"。不但于事实不符，且有悖于文义和医理。再如平脉篇第 53 条中的"阴绝""阳绝"，成氏以"尺寸阴阳相离"为训，而张志聪则以"阴阳之气根于中焦"为注，与成注相去甚远，于原文以成注为得。辨可汗病脉证并治篇第 40 条"夫病脉浮大，问病者，言但便硬耳。设利者，为大逆。硬为实，汗出而解。何以故？脉浮，当以汗解"。成氏释"利"为"行利药"，而张令韶则解释为"下利"，并认为系"津液下泄"所致，与成注有异。参考仲景原意，以成注为得。

9. 见解独特全面

钱塘医派对《伤寒论》的注解在许多方面颇有独特的见解。如张志聪将太阳病篇第 24、125、126 和 127 条联系起来，论述蓄血与停水不同。停水在中焦或下焦，可从小便利和不利来鉴别；蓄血证因与水无关，故与小便利和不利无关。再如伤寒头痛一证，张志聪认为须从症状鉴别出发，不可直指为太阳表证，因为头痛可见于表证，也可见于里证。他说："头痛，表证也。然亦有在里者。如伤寒不大便五六日，头痛有热者，与承气汤；与此节之汗出不恶寒而头痛，为表解里有饮用十枣汤。则凡遇风寒头痛之证可审别矣。"

栀子豉汤，是治疗阳明病胃中无形之热、胸膈郁热致心烦懊侬的汤剂。由于《伤寒论》原文在方后有"得吐者，止后服"的医嘱，因而注家大多把该方作为吐剂。如成无己说："酸苦涌泄为阴，苦以涌吐，寒以胜热，栀子豉汤相合，吐剂宜矣。"方有执说："所以用栀子豉，高者因而越之之法也。"柯韵伯说："热在上焦，用栀子豉汤吐之。"王晋三也说："栀豉汤，吐剂之祖方也。"还有人认为栀子生用则吐，炒黑则不吐，这也是属于臆测。钱塘医派根据自己的实践对此进行批驳。如张志聪说："后人妄言栀子生用则吐，炒黑则不吐，且以栀子豉汤为吐剂。愚每用生栀子及栀子豉汤并未曾吐。夫不参经旨，而以讹传讹者，不独栀子为然矣。"(《本草崇原》"栀子")征之临床，使用栀子豉汤的确很少发生涌吐，可见涌吐之说不符合实际。实际上因为热郁胸膈，病位偏上，服栀子豉汤后，胸膈热郁得开，可能会发生涌吐，故《伤寒论》原文在方后有"得吐者，止后服"的医嘱。这种吐是胸膈热郁得开的反映，决非指栀子豉汤就是吐剂。

辨可吐病脉证并治篇第123条"病手足逆冷，脉乍结，以客气在胸中，心下满而烦，欲食不能食者，病在胸中，当吐之"。病属痰食有形实邪阻塞胸中所致，诸家均分析无误，但对于其中的吐法，许多人认为伤寒是以汗、吐、下三法并重的。张志聪却认为这是错的，他说："凡此皆当吐之，客邪去而阳气外达，正气上行矣。按太阳篇中吐证四条，皆为医过，而瓜蒂散一证，又曰虚家不可与之，是伤寒虽有吐法，非与汗下并施。后人混称伤寒有汗、吐、下三法，习焉。不察，使治伤寒而仅用三法，鲜不遭其毒害。更有以栀子豉汤为吐剂者，尤可笑也。"申述吐法不可与汗、下两法相等看待，并论栀子豉汤为吐剂之非，极有见地。

阳明病篇第207条"阳明病，不吐不下，心烦者，可与调胃承气

钱塘医派

汤"。张志聪认为，"调胃承气汤主调少阴火热之气于胃中也"，将本方主治心烦之理，说得极为透彻。

厥阴病篇第388条"吐利汗出，发热恶寒，四肢拘急，手足厥冷者，四逆汤主之"。本条注释，诸家看法不同。方有执解为里阴虚而表阳亦衰，故用四逆汤表里合救。《医宗金鉴》认为是阴寒实证，故用四逆汤助阳以胜阴，皆未得要领。张令韶从"阳生阴长"的角度出发，认为"四逆汤能滋阴液"。他说："夫中焦之津液，内灌溉于脏腑，外濡养于筋脉。吐则津液亡于上矣，利则津液亡于下矣，汗出则津液亡于外矣。亡于外则表虚，而发热恶寒；亡于上下，则无以荣筋，而四肢拘急；无以顺接，而手足厥冷也。宜四逆汤助阳以生阴液。盖无阳则阴无以生也。"洵为至理。但须注意：只有阳微不能化液的情况下，才适用于四逆汤，否则后患无穷。

厥阴病篇第398条"病人脉已解，而日暮微烦，以病新差，人强与谷，脾胃气尚弱，不能消谷，故令微烦，损谷则愈"。张令韶认为这是说明病后以胃气为本的重要意义。他说："此又结谷气一条，以明病后尤当以胃气为本，而胃气又以谷气为主也。"对于文中的"日暮微烦"，大多注家避而不谈，而有的注家以日暮为阳明之旺，将差后之证，与六经之阳明病相混。张令韶指出"朝则人气生，暮则人气衰"。较为贴切。

太阳病篇第20条"太阳病，发汗，遂漏不止，其人恶风，小便难，四肢微急，难以屈伸者，桂枝加附子汤主之"。张令韶根据《内经》"阳气者，柔则养筋"之旨，认为："此言太阳汗后亡阳之证也。夫汗有阳明水谷之汗，有太阳津液之汗。太阳病，发汗，遂漏不止者，太阳之阳气外虚，津液漏泄而不固也。表虚则恶风，津液不藏，不能施化，故小便难。阳气者，柔则养筋；液脱者，骨肉屈伸不利。四肢为诸阳之本，今阳亡液脱，故四肢微急而不能屈伸也。宜桂枝汤加熟附，以固补其外脱之阳。"解释其病机为阳虚液脱并存，较之其他注家从风解或从液脱、水结来解释，更为全面，也为现在教材所采纳。

10. 文字训诂校勘

《伤寒论》是汉代的著作，其中必然地保存着比汉代更早的资料。

写成后不久即有散佚，又曾经不止一人、一个时代的撰次和整理、抄写和重刊等，因而出现了不同的传本与版本，内容时有出入，有些文字古奥难读。虽然有人认为《伤寒论》与《内经》不同，直接论述理论之文不多，也很少涉及医学以外的内容，其文字训诂较少。但实际上并非如此，也需要进行文字的训诂等工作。从现存的《伤寒论》宋本来看，该书在宋以前就有许多附注、夹注等文字存在。因此，研究《伤寒论》就不可避免地要进行版本的校勘、文字的训诂等工作。

在钱塘医派之前，研究《伤寒论》的注家大都不通朴学，于小学训诂考据证实之学未谙，因而多师心自用、穿凿附会之谈，甚至改字解经，任意编撰，这就更增加了解读《伤寒论》的困难，可以说在《伤寒论》训诂考证方面几乎是空白。钱塘医派比较重视这项工作，如张志聪在《伤寒论集注》凡例中指出："其新旧刊本，正文中有增一字者，有减一字者，有文法虚字各别者，有句语读法不同者，有一节分为二三节者，有重出不作衍文者，今悉详确校正，当以兹刻为定本。夫垂世之书，理宜画一，犹四书五经，不容稍殊一字也"。由于他们大都身为儒医，能比较熟练地掌握这方面技术，因此开展工作也较顺利。

如太阳病篇第194条"阳明病，不能食，攻其热必哕，所以然者，胃中虚冷故也。以其人本虚，攻其热必哕"。对于文中的"哕"字，诸家均未注释，不知"哕"为何症。高世栻根据《诗经》"鸾声哕哕"，谓"哕"乃呃之发声有序，如车鸾之声有节奏，而释"哕"作"呃"解，甚是。

平脉篇第57条"寸口卫气盛，名曰高；荣气盛，名曰章；高章相搏，名曰纲"。张令韶训"纲"为"刚"，谓气血刚强之意，其义可取。

平脉篇第130条"诸外实者，不可下。下之则发微热，亡脉厥者，当齐握热"。文中"当齐握热"，"齐"通"脐"，诸家并无异议，但对"握"字大都未作解释。张志聪谓："握，掌握也。热聚于脐，大如掌握之义"。《金鉴》解为"当脐握热始暖"，终不如张氏之说较为合理。

辨脉篇第10条，有关"革脉"的"革"字，成氏解释为"改革"，将革脉说成是气血不循常度所致，这就不符合革脉之义了。张志聪解释为"革者，外劲内空，如按鼓革"，对于革脉的形象甚为明白畅晓。

辨脉篇第8条"阳脉浮大而濡，阴脉浮大而濡，阴脉与阳脉同等者，名曰缓也"。其中"缓"字，张志聪注为"缓者，和缓舒徐，不数不动，不结不促，非不及四至之谓也"。将缓脉解释得甚为清楚。

钱塘医派对《伤寒论》的校勘也做了一些工作。如厥阴篇第355条"病人手足厥冷，脉乍紧者，邪结在胸中，心下满而烦，饥不能食者，病在胸中，当须吐之，宜瓜蒂散"。张志聪指出此非厥阴病，以手足厥冷故刊于厥阴篇中，所见极是。

11. 通俗善解难点

钱塘医派对《伤寒论》的原文注释，在文句上力求通俗易懂，正如张志聪在《伤寒论宗印》凡例中说："经语奥深，句字藏隐，示人静悟始解得之。是以注中惟求条晰明畅，不无先后重叠之语。然义取疏达，理期典显，舍是别诠，则千里毫厘遂多舛误。"这方面张令韶尤其做得较好，其书名《伤寒论直解》，即意为通俗易懂。如太阳病篇第53条"病常自汗出者，此为荣气和，荣气和者外不谐，以卫气不共荣气谐和故尔。以荣行脉中，卫行脉外，复发其汗，荣卫和则愈，宜桂枝汤"。张令韶注为："卫气者，所以肥腠理，司开阖，卫外而为固也。今不能卫外，故常自汗出，此为荣气和而卫不和也。卫为阳，荣为阴，阴阳贵乎和合，今荣气和而卫气不与之和谐，故荣自行于脉中，卫自行于脉外，两不相合，如夫妇之不调也，宜桂枝汤发其汗，调和营卫之气则愈。"如此简单明了地阐述了病常自汗出者营卫之间的生理病理关系，文字通俗易懂，对正确理解原文，大有益处。

再如阳明病篇第230条"阳明病，胁下硬满，不大便而呕，舌上白胎者，可与小柴胡汤。上焦得通，津液得下，胃气因和，身濈然汗出而解"。张令韶注为："不大便者，下焦不通，津液不得下也。呕者，中焦不治，胃气不和也。舌上白胎者，上焦不通，火郁于上也。可与小柴胡汤，调和三焦之气。上焦得通而白胎去，津液得下而大便利，胃气因和而呕止。三焦通畅，气机旋转，身濈然汗出而解也。"

平脉篇第75条"少阴脉不至，肾气微，少精血，奔气促迫，上入胸膈，宗气反聚，血结心下，阳气退下，热归阴股，与阴相动，令身不仁，此为尸厥，当刺期门、巨阙"。张令韶注："此言少阴上主阳气，下主精血，由下而上，由上而下者也。"可谓简明扼要。

厥阴病篇第394条"伤寒差以后，更发热，小柴胡汤主之。脉浮者，以汗解之；脉沉实者，以下解之"。张令韶说："此下五节论伤寒差后余邪未尽，有虚实，有寒热，有水气，有在表者，有在里者，有在表里之间者，皆宜随证而施治之也。"总结了伤寒差后余邪未尽的不同表现，既恰如其分，又条理分明，有一目了然之快。

对《伤寒论》某些难解原文，钱塘医派的注解工作也做得比较好，应该说是善解难点。如平脉篇第37条"病人苦发热，身体疼，病人自卧，师到诊其脉，沉而迟者，知其差也。何以知之？若表有病者，脉当浮大，今脉反沉迟，故知愈也。假令病人云腹中卒痛，病人自坐，师到脉之，浮而大者，知其差也"。文中所说的病人发热身疼，脉反沉迟，是阳病而见阴脉，为什么会说可愈呢？诸家皆随文释义，未解其旨。张令韶提出"是必望其有恬然嗜卧之状，问其有热除身轻之意，而后合脉以断其愈也"，使人对原文之疑顿解。

钱塘医派都是儒医，由于他们所掌握的知识有限以及方法也不恰当，有时注释《伤寒论》难免有望文生义、主观臆测之事发生。如太阳病篇第42条"太阳病，外证未解，脉浮弱者，当以汗解，宜桂枝汤"。张志聪认为文中的"脉浮弱"是血气两虚，他说"浮为气虚，弱为血弱，脉浮弱者，充肤热肉之血气两虚"，未免断章取义。因为"脉浮弱"是相对"脉浮紧"而言，是太阳中风与太阳伤寒的脉证鉴别要点。再如太阳病篇第39条"伤寒脉浮缓，身不疼，但重，乍有轻时，无少阴证者，大青龙汤发之"。系太阳伤寒兼里热的变通治法，而张志聪以"脉缓"臆断为邪入太阴，妄论大青龙汤发之，应予否定。太阳病篇第72条"发汗已，脉浮数，烦渴者，五苓散主之"。文中的烦渴系膀胱气化不利所致，而张志聪却认为烦是脾气微虚，口渴是津竭于胃，毫不涉及膀胱气化功能，这是不妥的。

12. 注意病症鉴别

对《伤寒论》中某些在临证时容易混淆的病症，钱塘医派也做了详细的鉴别分析。张志聪在《伤寒论集注》凡例中专门进行了叙述。

胃按之痛：一般医家都认为是胃中有食积。张志聪认为："胃为水谷之海，又为仓廪之官。胃果有食，按必不痛，试将饱食之人，按之痛否？惟邪气内结，正气不能从膈出入，按之则痛；又胃无谷神，脏气虚而外浮，按之亦痛。若不审邪正虚实，概谓有食，伤人必多。又按者轻虚平按，若按不得法，加以手力，未有不痛者。"此从临床实践中获得。

小便不利：诸家都依据《内经》"膀胱者，州都之官，津液藏焉，气化则能出焉"，解释为属膀胱。张志聪认为："夫气化则出者，言膀胱津液得太阳阳热之气，化膀胱之寒水，而后能出于皮毛，非津液下出之谓也。盖外出者，津液也；下出者，水道也。经云：三焦者，决渎之官，水道出焉。是小便注于膀胱而主于三焦。本论热结膀胱，则以小便通闭而验血证，其余小便通闭俱属三焦。"

身重：张志聪认为，"太阴脾主肌肉，土气不和，不能外通肌肉，故身重"，都属太阴脾土为病。但如身重不能转侧，又属少阳为病。

潮热：张志聪依据无病之人日有潮而不觉，有病之人则随潮而发热，这是太阴受邪，湿热外注的表现，故皆为太阴湿土为病。但若日晡所发潮热，则又属阳明病。

谵语：许多注家定为属阳明，谓当用下法。张志聪认为这是错误的。他说："凡谵语乃心主神气内虚，言主于心，非关于胃。胃燥谵语而用承气汤者，乃胃络不能上通于心，胃气清而脉络通之义。"

烦躁：张志聪认为俱属少阴，但仍需分别，因为"病少阴君火之气则烦，病少阴阴寒之气则躁，所谓阳烦出于心，阴躁出于肾"。

热结旁流：一般注家都当作是肠胃燥实的表现而用大小承气汤。张志聪认为并无旁流之说，"若大便旁流，便为肠胃空虚，急宜温补。倘病人初硬后溏，旁流粪水，犹谓内有燥屎而攻下之，必致殒躯"。证之临床亦然。

下利脓血：一般注家都谓是伤寒转属痢疾。张志聪却认为这是错误的，应属厥阴心包之证，因为"包络内虚，不能循经脉外行，则气机下陷而便脓血。……若下瘀血，又属太阳循经下入之经"。

（二）注释《金匮要略》的特色和贡献

《金匮要略》全书共二十五篇，包括四十多种疾病，载有二百六十多个方剂，是仲景久经考验的临床实践的经验积累，直到现在仍有宝贵的临床价值。对于这样一部中医临床基础经典，钱塘医派自然也将其纳入自己的研究范畴，并取得了一定的学术成就。

1. 就难而上注《金匮》

《金匮要略》原书早已散佚，到了宋代，才由翰林学士王洙在馆阁蠹简中发现出来，虽经林亿等校订，其中残缺错误之处仍多，较《伤寒论》尤为难读。所以历来注《伤寒论》者不下百数家，而注《金匮要略》的仅数十家，尤其在清以前，仅只有明赵以德一人而已。对于这一点，钱塘医派中的代表人物张志聪是有深刻认识的。他在完成《伤寒论宗印》后，回答学生要求他再注《金匮要略》时说："夫仲祖纂《金匮玉函》二百二十二卷，更钩提简要，辑《金匮要略》四卷，乃《玉函》散失，所存仅《伤寒》《要略》二书。《伤寒论》有宋成无己一注，而《要略》自数千年曾有人道只字否？"（《金匮要略注》自序）为此，他"殚思竭虑，节序几忘，会神聚精，食寝俱废"（同上），历经"菊英含露，桂子遣风，梅影在窗，寒威入户"（同上）之磨难，终于完成了《金匮要略注》一书十余万字。书成后，有学生问起"《金匮》较《伤寒》易否"的话题时，张志聪深有体会地说："《伤寒》固难，《金匮》更不易。"他认为《金匮》一书，"其间阐《素问》之未尽，述《灵枢》之已言，通旨义之粹微，体章句之奥险，立方奇妙，靡不精美，用法渊深"。正因为张志聪的这种锲而不舍的精神，才使他在注释《金匮要略》时取得较好的成就。正如其门生莫瑕评说："张氏仲景以医圣称，著书立论为世龟鉴，而《金匮》一书尤其切要者也。然义理玄奥，不易窥测。自汉迄今千有余载，人各揣摩，几同射覆，苦未有发明之者。今夫子以南阳之裔，传医学之灯，会通百家，阐明要略，字注节解，论辨精深，使人开帙了然，无复疑义，而千载之秘启于一朝。语云：苟非其人，道不虚行，斯道显晦，固有时哉。"(《金匮要略注·跋》)

2. 杂病辨治用"经气"

张志聪在注释《伤寒论》"六经"时用"经气"学说，而在注释《金匮要略》时也运用"经气"学说来辨治杂病。他在《金匮要略注》凡例中说："千般疢难，不外气血阴阳，而本经之序编汇纂，悉归本于此理，是以注中多有经气之论，皆条晰先圣微言，非敢蛇足遗诮。"张志聪提出经气学说的依据是《金匮要略》首篇中所谓的"千般疢难，不越三条：一者经络受邪，入脏腑，为内所因；二者四肢九窍，血脉相传，壅塞不通，为外皮肤所中也；三者房室金刃、虫兽所伤，以此详之，病由都尽"。张氏注释道："经脉内络脏腑，邪入于经则沉以内薄，入脏腑为内所困也。皮肤者，阳气之外舍，而为卫者也。经言：苍天之气清净，则志意顺，顺之则阳气固，失之则内闭九窍，外壅肌肉，卫气散解。又四肢为诸阳之本，二者邪中于皮肤肌腠气分之阳，而壅塞于血脉，为外所困。三者房室、金刃、虫兽所伤，为不内外因也。盖不因邪中于阳而中于阴也。以此详而论之，病之因由，不越此三条矣。"(《金匮要略注·脏腑经络先后病脉证第一》)从中领悟到发病的原因虽多，但其病机都可归于"经气"所致。应该说，经络是沟通表里、联系脏腑、运行气血的通道，也是疾病发生和传变的途径。气在人体内活动概括起来主要是上下阴阳交会，并集中体现在肺、脾胃、肾的脏腑功能上，如某一脏出现病变，就必然影响气的运动而致病症。如《金匮要略·肺痿肺痈咳嗽上气病脉证第七》中说："上气喘而躁者，属肺胀，欲作风水，发汗则愈。"张志聪注道："此论肺病于上而根气不能上通也。上气而喘无息肩之证者，是肺病而不能外泄也。躁者，肾病也。上气不疏，则下气遏密，气不通达，躁而不安也，此属肺胀而不能调其气，欲作风水矣。"(《金匮要略注·肺痿肺痈咳嗽上气病脉证第七》)《金匮要略·妇人妊娠病脉证第二十》中说："妇人有漏下者；有半产后，因续下血，都不绝者；有妊娠下血者，假令妊娠腹中痛，为胞阻，胶艾汤主之。"张志聪指出："此论漏下半产下血诸眚，皆缘心肾之气不交也。夫血生于肾而主于心，阴阳水火，上下循环，则血随气转，而无下漏之患。"(《金匮要略注·妇人妊娠病脉证第二十》)再如《金匮要略》中的柔痉、刚痉，一般注家都从太阳病有汗、无汗来辨，如徐忠可说："刚柔之辨最为吃紧，故特首揭无汗反恶寒为刚，有汗而不恶寒者为柔。"(《金匮玉函要略辑义》)但张志聪却认为："柔痉为病在气，刚痉为病在经。"(《金匮要略注·痉湿暍病脉证第二》)除有汗、无汗外，刚痉病在经，故项强而反张；而柔痉病在气，而不涉经，故止项强而无反张也。其他如《金匮要略》中的痰饮，张志聪认为痰饮为经气交互之道，故"饮在经而病于气也，痰在气而病于经也"(《金匮要略注·痰饮咳嗽病脉证第十二》)。这种将气与经络结合起来的辨证方法，可以表达疾病部位的深浅层次。一般来说，气病在表在外，病位较浅，病情也较轻；经病在里，病位较深，病情较重。这种辨证方法所表达的涵义并非看似只是辨病位而已，而是与寒热虚实"八纲"以及脏腑等有机地联系起来。

3. 引经注经特色明

张志聪注释医经明显的特色之一就是以经注经，在注释《金匮要略》时也不例外。首先是援引《内经》来解释。张志聪认为《金匮》是"阐《素问》之未尽，述《灵枢》之已言"(《金匮要略注·自序》)。他在《金匮要略注·疟病脉证第四》中说："以上五章，于《灵》《素》疟论少有异同，盖仲景纂述《金匮玉涵》以补《内经》之遗，而并立救治之法也。"如《金匮要略·血痹虚劳病脉证第六》云："劳之为病，其脉大，手足烦，春夏剧，秋冬瘥，阴寒精自出，酸削不能行。"他引《素问·生气通天论》"阳气者，烦劳则张，精绝，辟积于夏，使人煎厥"之经文，注释道："盖春夏之气从内而外，更烦劳而张泄之，故春夏剧也。秋冬之气从外收藏于内，故秋冬瘥也。"又引经文"阴阳之要，阳密乃固，阴平阳秘，精神乃治，阴阳离决，精气乃绝"，认为"阳气张泄于外，则阴寒精自出矣"(《金匮要略注·血痹虚劳病脉证治第六》)，如此注释较为贴近仲景原意。对《金匮要略·五脏风寒积聚病脉证第十一》中的"肺死脏，浮之虚，按之弱如葱叶，下无根者，死"句，张志聪认为，"五脏死，独肺脏曰下无根。盖肺主周身之气，而气发原于肾，故曰肾为本，肺为末。下无根者，根气绝于下也"（《金匮要略注·五脏风寒积聚病脉证第十一》），以《内经》中提出的强调肺肾之间的关系为解，颇令人醒豁，足资参考。

其次是《难经》。张志聪认为，《金匮》一书是仲景补《内经》等不足而著，他说："盖仲祖著《金匮玉函》，以补诸经之未尽也。"这中间当然也包括了《难经》。如《金匮要略·腹满寒疝宿食病脉证第十》中大建中汤证"腹中寒，上冲皮起，出见有头足"，诸家注释不清，有谓寒盛，有谓是虫物动，张氏引《难经》"肝之积如覆杯，有头足"句注释，认为是阴寒积聚所致。在"以经解经"中，张志聪还特别注意鉴别。如《金匮要略·五脏风寒积聚病脉证第十一》中"阴气衰者为癫，阳气衰者为狂"句，与《难经》所谓的"重阴为癫，重阳为狂"的涵义显然不同。张志聪认为，本节的阴衰、阳衰是意味着阴虚的邪先乘阴而为癫，阳虚的邪先乘阳而为狂，故"本经论虚，《难经》论实也"（《金匮要略注·五脏风寒积聚病脉证第十一》），说明癫狂亦各有虚实之分。同时，他还特别强调与《伤寒论》的相互印证。《伤寒论》与《金匮要略》原为一书，再加上张志聪认为《伤寒》六经可统治百病，所以他在注释《金匮》时经常引用《伤寒》条文来相互印证。如"《金匮要略·腹满寒疝宿食病脉证第十》：夫瘦人绕脐痛，必有风冷，谷气不行而反下之，其气必冲，不冲者，心下则痞也。"张志聪引《伤寒论》第158条："伤寒中风，医反下之，其人下利，日数十行，谷不化，腹中雷鸣，心下痞硬而满，干呕心烦不得安。医见心下痞，谓病不尽，复下之，其痞益甚。此非热结，但以胃中虚，客气上逆，故使硬也。"提出该条是"论肌肉薄而邪中于里也"（《金匮要略注·腹满寒疝宿食病脉证第十》）。

4. 注释依据重临证

更为难能可贵的是张志聪在注释时能依据临床实际，对某些条文的解释能突破诸家之说，使之更切合临床。如《金匮要略·脏腑经络先后病脉证第一》中"见肝之病，知肝传脾，当先实脾"句，仲景自注为

"此治肝补脾之要妙也，肝虚则用此法，实则不在用之"。一般注家都将此解为治肝法而只可用于肝虚证，决不可用于肝实证。张志聪却认为应是"脾虚用此法，实则不在用之"。说明脾虚是肝病传变的基础，将"肝"字易为"脾"字，比较符合临床实际，千百年未有一人点明，张氏之功甚大。因为从内脏病势传变的规律来看，是实则传，虚则不传。若肝虚就不会传脾，故不必要治脾，直接可以治肝。只有在肝脾都虚的情况下，才能补脾。证之临床，肝病治脾法只有在以下二种情况下才可使用：一是肝脾俱虚，肝虚出现头目眩晕、失眠多梦、目糊等，又出现饮食减少、倦怠无力、便溏等脾虚症状，治疗应该以补肝为主，辅以调脾；另一种情况是肝实脾虚，病初起有胁痛、头昏、胸闷、脉弦等肝实症状，继而又出现饮食减少、腹满乏力、便溏等脾虚症状，治疗应抑肝扶脾，如逍遥散等。从中可以看出，两者肝可虚可实，但共同点都是"脾虚"，从这一点看，张志聪的观点无疑是正确的。

《金匮要略·脏腑经络先后病脉证第一》中"师曰：鼻头色青，腹中痛"一句，对鼻所主脏，一般都认为是脾，如《灵枢》以鼻为面王，属于脾之外候。《金匮心典》说："鼻头，脾之部。"徐忠可认为"鼻准属脾。"《医宗金鉴》则干脆避而不谈，称"鼻者，明堂也"。张志聪注曰："肺主鼻，鼻者，肺之外候也。"认为鼻所主脏应是肺，证之临床确然。

《金匮要略·百合狐惑阴阳毒病脉证第三》中的赤豆当归散所治的"脓"究竟在何处，根据原文应在眼部。但张志聪认为，此为脓在阳明大肠，他说："此阳明大肠痈也。管内管外者，肠之外内也。如痈在肠外募原之间，则热出于皮肤，故痈上之皮热也。此盖病于阳明大肠，故为可治之证。"较之李文所谓脓"在喉与阴肛"，及尤在泾"脓在肝内"等为优，更接近临床实际。

《金匮要略·肺痿肺痈咳嗽上气病脉证第七》第2条"热过于荣"句，诸家皆随文衍义，不知其所。张志聪解为"风气相搏则热，热则伤荣，气分之邪迫及二经络，故曰过。过字当以热在经络之外看"，说明肺痈是风热之邪在卫未解，进一步向气分演变而成，而其成脓则是"热伤血脉"，这是肺痈的形成要经历由轻到重，由浅入深，由皮毛到气分到血分的发展变化过程，完全符合临床实际。

5. 见解允正且独特

张志聪是名儒医，像他所注释的其他医学经典著作一样，在注释《金匮要略》时也发挥了儒家的"允正"的风格，有些甚至颇有独特见解。如《脏腑经络先后病脉证第一》有关对病因的"三因"分类，张志聪认为是以经络脏腑为内外，"客气邪风"为主因。他说："外为阳，内为阴；气为阳，血为阴。邪在皮肤、肌腠、四肢气分，为阳为外；在经络、脏腑，为深为内。"认为邪由皮肤传血脉，为浅为外；邪由经络入脏腑，为深为内；至于房室、金刃、虫兽的伤害，则与"客气邪风"以及经络脏腑的传变无关。南宋陈言的三因学说，是以内外伤感为内外，以六淫外感为外因，五脏情志所伤为内因，房室、金刃等为不内外因，两者在立论根据上有所不同，洵为卓识。

《脏腑经络先后病脉证第一》中的"夫人禀五常"句，其中的"五常"，张志聪注为"五行政令之常也"，为现代教材所采纳。

《脏腑经络先后病脉证第一》中"师曰：病人脉浮者在前，其病在表；浮者在后，其病在里"。一般注家多从外感病理解，认为浮在关之前为太阳表证，在关之后为少阴里证。张志聪却认为文中"病"字当在正气上看，"盖正虚亦能致病，非独因于邪也"。我们认为这是正确的，因为从本条的文法来看，"其病在表"以上是宾语，"浮者在后"以下是主语，而本书所论是杂病，并非外感疫病，所以仲景重申重视内因。

再如《痉湿暍病脉证第二》中云："湿家之为病，一身尽疼，发热，身色如熏黄也。"关于其病机，注家有不同的见解。有谓是湿热发黄（阳黄），有谓是寒湿发黄（阴黄）。如《伤寒溯源集》说："熏黄者，如烟熏之状，黄中带黑而不明润也。盖黄家有阴阳之别，阳黄则明润，阴黄则黑暗而无光泽。身如橘子色者，湿热停蓄所致，属阳黄。此一身尽疼，已属寒湿之邪流于关节，而身色如似熏黄，即阴黄之属也，当于寒湿中求之。"张志聪认为是湿郁气分，郁久则化热，湿热郁蒸不解所致。他说："此论湿伤气而为热也。……湿热相持，则郁蒸而成黄色，如热胜湿者，身如橘色；湿胜热者，一似熏黄。凡湿家发黄，俱属气分。"这个观点被后世注家如尤在泾等所接受，亦为现代教材所采纳。

再如《五脏风寒积聚病脉证第十一》中的"肺中风者，口燥而喘，身运而重，冒而肿胀"和"肺中寒，唾浊涕"二条中的"口燥""唾浊涕"，张志聪解释谓"风为阳邪，故中风则口燥；寒为阴邪，故中寒则浊涕"。病因不同，故见症也就不同了。将此解释得非常明晰，亦为现代教材所采纳。

《脏腑经络先后病脉证第一》中的"问曰：阳病十八，何谓也？……大邪中表，小邪中里"句中的"大小邪"问题，历代注家说法不一，如程云来认为"风寒即大邪，故从表入；谷饪即小邪，故从口入"。吴谦说："六淫即天邪，故名大邪……七情人邪，故曰小邪。"尤在泾说："大邪漫风，虽大而力散，故中于里。"这些解释皆不得要领。张志聪解为"大邪者，风为百病之长也。大邪中表者，风伤卫也；小邪者，寒为凝敛之邪也，小邪中里者，寒伤荣也"。此注为清代治《金匮》名家周扬俊所采纳，也博得日本医家丹波元坚的赞同："注家于大邪小邪，迂曲费说，甚失经旨，不知三节互相照应，大邪言风，小邪言寒，其义了然，周氏所解殊卓。"其实应该是张志聪所解殊卓。

《痉湿暍病脉证第二》中的"暴腹胀大者，为欲解，脉如故，反伏弦者痉"一段，文义难明，一般注家或随文衍义，或疑有脱误。如《金鉴》谓："此条暴腹胀大者句，衍文也，当删之。"还有人认为，虽然大承气汤是治疗阳明腑实证，但以痞、满、燥、实、坚为使用依据，而该条的病变在筋脉，本不宜用却用，故解释为是"急下存阴"之义。张志聪认为，此条当与后条"痉为病，胸满口噤，卧不着席，脚挛急，必齘齿，可与大承气汤"同参，是太阳之邪转入阳明，为用大承气汤的指征，极有见地，这就解决了诸多读者对痉证为什么用大承气汤的困惑。

《消渴小便利淋病脉证第十三》中的"脉浮，小便不利，微热消渴者，宜利小便发汗，五苓散主之"一段。该条已见于《伤寒论》太阳病第71条，诸家都解为表邪未解尽，邪循经入腑，与水饮互结，影响膀胱气化所致。如周扬俊等，包括现代教材，但仔细推敲却有问题。张志聪认为是"气虚而不能输布水液，因成消渴病"，诚如斯言。因《金匮》是论杂病，其病机当然与《伤寒论》不同。虽然《伤寒论》亦有消渴，但仅是外感热性病中的一个症状，而本篇是论杂病中的消渴病，故两者不能等同。诸家之误主要是见文中有"脉浮"一证，其实杂病亦可见此，即如张氏所说"浮即为虚，虚则中气不足"。

《腹满寒疝宿食病脉证第十》中的"寸口脉弦者，即胁下拘急而痛，其人啬啬恶寒也"一段，注家对本条在病因上的见解并不一致。程云来认为是"寒胜于内，阳气不行于外"。张志聪认为是寒邪从外而得，他说："此篇论外因之腹满，盖风寒之邪，入里而后病腹，故首论云云。"这是正确的，因为首节已经提到趺阳脉弦，胁下疼痛而兼便难，是内在的虚寒证。本条证不兼便难，反见啬啬恶寒，故张氏理解为外寒的侵袭，是比较合理的。以后尤在泾也持相同观点。

《腹满寒疝宿食病脉证第十》中的"病者痿黄，躁而不渴，胸中寒实，而利不止者，死"一段，文中"躁"字，诸家皆理解传写之误，谓是口中干燥的意思。张志聪认为是"惟阴无阳"的阴躁，是正确的，并非传写之误。

6. 编注方式求务实

张志聪认为，《金匮要略》书名即是"以要而不烦，概括大略，故辞气类多简约而字意极渊深"，故他"惟探讨理文，不以藻饰章句"（《金匮要略注·凡例》）。这说明他在注释《金匮要略》时比较注重读法。

如"腹满寒疝宿食病脉证第十"中二条用大承气汤治疗宿食的原文，叙证简略，有的仅举脉象，张氏通过类比，认为"寸尺微涩者，乃宿食留中，以致阻涩经气，是大承气所主之证也"。而"数而滑者，宿食欲去不能，故流利而滑，是以下之则愈，宜大承气汤"。

再如《百合狐惑阴阳毒病脉证第三》中的"百合病，渴不差者，栝楼牡蛎散主之""百合病，变发热者，百合滑石散主之"这二条，张志聪将其前后联系起来，认为前条是"因阴液不资而致渴，故用通经络以抑阳；此章（条）以病于气分而发热，故用利小便以解肌，是以方剂之各有别也"。说明两者虽都由热演变而来，但病变部位有所不同，故治法亦异。

再如《肺痿肺痈咳嗽上气病脉证第七》中的"上气，面浮肿，肩息，其脉浮大，不治；又加利，尤甚""上气喘而躁者，属肺胀，欲作风水，发汗则愈"这二条，均论"上气"一证，张氏认为当上下联系起来看，他说："上章论气绝于下者不治，此章论肺气病于上者易愈。临病之工，标本虚实，可不详审而细察焉。"

此外，张志聪还能在当时"乾嘉学派"尚未兴起的情况下做好校勘工作。如"肺痈，胸满胀，一身面目浮肿，鼻塞清涕出，不闻香臭酸辛，咳逆上气，喘鸣迫塞，葶苈大枣泻肺汤主之"。该条宋本列为附方，但《千金》《外台》均接于第 11 条之后，张氏依《千金》《外台》揭为原文，以补充用葶苈大枣泻肺汤的辨证，洵是。

7. 具体论治有新法

《金匮要略》是论述杂病的专著，不像《伤寒论》那样其治法依据六经辨证而有规律可循。张志聪除用"经气学说"辨证论治外，还针对具体情况进行分析，正确运用相应的治法方药。他在论述《金匮》治疗腹满有数方如何运用时说"邪入之有次第，而汤剂之亦有浅深"，从而提出"外胸胁之间者，宜小柴胡汤以和解之；在内之中膈者，宜大柴胡汤以下之；在下之腹胃者，宜大承气汤泄之"。

关于甘草干姜茯苓白术汤治疗肾着，张志聪认为是"温补中焦之土气，以制化其水脏焉"。说明该方的主要作用在于健脾燥湿，语最精辟。后世尤在泾亦谓"其治法不在温肾以祛寒，而在燠土以胜水"，并为现代教材所采纳。此外，对《金匮》有些有论无方的条文，张志聪能依证测方。如"百合病，见于阴者，以阳法救之；见于阳者，以阴法救之。见阳攻阴，复发其汗，此为逆；见阴攻阳，乃复下之，此亦为逆"。由于该条既无症状，又无方药，阴阳究竟何指，"攻阳""攻阴"又是指什么？很不明确，注家也多有分歧，难以作出定论。张志聪认为："夫见于阴者，阴盛而阳虚也，故当以阳法救之，谓当以法救其阳也。若见阴攻阳，更虚其阳矣，乃复下之，又虚其阴，此为逆也。见于阳者，阳盛而阴虚也，故当以阴法救之，谓当以法救其阴也。若见阳攻阴，更虚其阴矣。复发其汗，又虚其阳，此亦为逆。盖言当救其经脉之阴阳，而不可妄施汗、吐、下也。愚按：当以百合地黄为主方。"（《金匮要略注·百合狐惑阴阳毒病脉证第三》）更值得一提的是，张志聪提出补气可治胸痹。他说："人参汤亦主之者，补气以资脉也。气盛，则经脉通而胸痹解矣。"（《金匮要略注·胸痹心痛短气病脉证第九》）

8. 避重就轻校勘粗

张志聪注释《金匮要略》也存在一些的问题，归纳起来主要为避重就轻和校勘粗拙。如《腹满寒疝宿食病脉证第十》中"胁下偏痛，发热，其脉紧弦，此寒也，以温药下之，宜大黄附子汤"一条。张氏注为"此寒邪在于中下二焦也。胁下偏痛发热，其脉紧弦，寒在厥阴、少阴之分也。邪在下，当从下解，然寒邪而在阴分，故又当以温药下之"。对文中"发热"的机理只字不题，有避难之嫌。其实此证发热的病机，非外感表邪，更非阳明实热，是阳气被郁的现象，与上述脉象并不矛盾。

《消渴小便利淋病脉证第十三》中"寸口脉浮而迟，浮即为虚，迟即为劳，虚则卫气不足，劳则荣气竭"一条，从原文精神来看，是说明虚劳脉象及其病理变化，似与消渴病无关，故巢氏《诸病源候论》引此条于虚劳候中。《医宗金鉴》亦认为当在虚劳篇中，错简在此。张氏却误作为消渴病中的伤津伤气解，实属谬误。

《消渴小便利淋病脉证第十三》中"渴欲饮水，口干舌燥者，白虎加人参汤主之"。该条与《伤寒论》阳明篇222条相同，可知既非杂病中的消渴，而且又与小便不利并列，显系错简，而张氏不识，竟将其误为当有小便不利二证，他说："此章无小便不利而列于前者，盖言热在上之经络，止燥渴而不涉于小便也；热在上之气分者，气不化而小便不利也。"正是贻笑大方。

对《水气病脉证第十四》中的"痛在骨节，咳而喘，不渴者，此为脾胀，其状如肿，发汗即愈"一段，文中的"脾"，诸家多谓系"肺"字之讹。因《灵枢》有"肺是动则病，肺胀满，膨膨而喘咳"的记载，可知咳喘为肺胀的主证，该条所云咳喘不渴，亦为肺胀的必具证候，因此，将"脾"字作"肺"字比较合理。而张氏不察，按"脾胀"解，竟强谓"盖脾气主肌肉，而土灌四旁，水在脾间，则湿气流于关节而为痛矣。脾气散精，上通于肺，脾胀则气逆，故咳而喘，不涉支络，故不渴也"。

再如《水气病脉证第十四》中的"里水者一身面目黄肿，其脉沉，小便不利，故令病水。假如小便自利，此亡津液，故令渴也，越婢加术汤主之"一段，条文中的"里"显系"皮"之误。根据《脉经》及《外台》卷20"皮水门"引《古今录验》"皮水，越婢加术汤主之"及该篇越婢汤方后云"皮水，加白术四两"之语考之，诸家认为"里水"是"皮水"之误是对的。张氏未察，反谓"水入于脾里，则为里水"，这是错误的。此外，文中的"黄肿"亦非张氏所谓的"一身面目黄肿也"，而当据《脉经》作"洪肿"为是。如张氏所说"脾病水，则一身面目黄肿"，乃属寒湿阴黄证，根本不能用越婢加术汤治疗。

三、方药研究的学术成就

制方遣药一直是中医学研究的主要内容之一，钱塘医派对此颇为重视。高世栻在《医学真传》中说："品方用药，岂非医之长技哉！某药合某方，某方治某病，辄取而用之，父傅师授，皆是术也。夫立方如举子作文，随题意而阐发无遗；用药如军师遣将，知敌情而因材器使……仲师序云：不念思求经旨，以演其所知，乃各乘家技，终始顺旧，欲视死别生，实为难矣。由此观之，则成方不足重，用药实为难。方技之医，盍改弦易辙而加之意乎！"（《医学真传·方药》）

（一）方剂研究的特色和贡献

1. 方剂大小在分量

《内经》中把方剂分为大、小、缓、急、奇、偶、复七类，其中的"大、小"，诸多医家均理解为药味组成的多寡，认为药味较多是大方，较少为小方。张志聪在《侣山堂类辩》中专作"奇偶分两辩"，他说："数少而分两重者为大方，数多而分两少者为小方。是以上古之方，少者一、二、三味，其分两各三两、四两；多者不过八、九味，分两亦各有两数（古之二两，今之一两也），皆有君、臣、佐、使之分焉。"从而提出方剂大小在分量。针对有人独赞东垣能用大方，如"韩信将兵，多多益善"的观点，他提出"此但知有东垣，而不知有《内经》者也"。因为东垣所谓的大方，不过以数方合用，是为复方。如清暑益气汤，是以补中益气汤内，加二妙、生脉二方，与仲景所谓的大方完全不相同。以鳖甲煎丸为例，该方用药有24味，其配伍错综复杂，并非数方叠加。方剂用量会影响方剂的药效发挥，而方剂功效才是愈病之关键，清代王清任曾说"药味要紧，分量更要紧"。说明所谓的大方、小方的区分不在药味多少，而仅在剂量的轻重，洵为卓识。

2. 反对炮制倡生用

张志聪对方剂中药物的炮制非常反对，他认为"上古以司岁备物，谓得天地之专精，如君相二火司岁，则收取姜、桂、附子之热类；如太阳寒水司岁，则收取芩、连、大黄之寒类；如太阴土气司岁，则收取芪、术、参、苓、山药、黄精之土类；如厥阴风木司岁，则收取羌活、防风、天麻、独活之风类；如阳明燥金司岁，则收取苍术、桑皮、半夏之燥类。盖得主岁之气以助之，则物之功力倍厚"。中古之世，由于不能"司岁备物"，故用炮制以代天地之气。如制附子曰炮，制苍术、桑皮曰炒，以火助热，以炒助燥。制白术以土拌，制黄连以水浸等。延至近世，有制附子以水煮曰阴制；用芝麻炒苍术，以蜜拌桑皮曰润燥；以姜酒炒芩、连；以半夏作曲饼，"此皆由狐疑而无力量故也"。因此，他根据《伤寒》《金匮》诸方中芩、连俱生用的依据，认为"昔齐相徐之才论药，有宣、通、补、泄、轻、重、滑、涩、燥、湿之十剂，元人王安道补出寒、热二种，是宜用寒者专取其寒，用热者专取其热，宜涩者专取其燥，宜泄者专取其滑"，没有必要再进行炮制。"若反制其性而用之，何异束缚手足而使之战斗哉"（《侣山堂类辩·炮制辩》）！应该说明的是，方剂中某些药物的炮制是依据病情症候需求，是后人在长期临床实践中逐步积累起来的经验，也是方剂学研究的一大重要内容。张志聪仅以《内经》、仲景无记载而加以否定，这完全是错误的。但他提倡药物生用，以尽可能保全药物中的有效成分，还是值得肯定的。现代研究也表明，某些药物的生用要比炮制后的作用更好，如生地榆的止血效果就比地榆炭要好。

3. 立方大义明气化

钱塘医派的主要学术思想就是倡导"气化"，即遵循"阴阳五行"之说。对方剂的立方原则研究也不例外。张志聪在《侣山堂类辩》中论述"胶艾汤"时指出："明乎阴阳升降之道，五行生化之理，立方大意，思过半矣。"以"胶艾汤"为例，他说："艾名冰台，削冰令圆，以艾向日取火，是能启两肾水火之气，上交于心肺者也。阿胶用阿井水煎驴皮而成，阿水乃济水伏行地中，千里来源，其性趋下。夫心合济水，肺主皮毛，阿胶能降心肺之气以下交于两肾者也。水火交而天地泰，则血气流行，阴阳和合，又何病之有？"再如枳术汤，《金匮要略》用枳术汤治水饮所作，心下坚大如盘。张氏说："盖胃为阳，脾为阴，阳常有余而阴常不足。胃强脾弱，则阳与阴绝矣；脾不能为胃行其津液，则水饮作矣。故用术以补脾，用枳以抑胃。后人不知胃强脾弱，用分理之法，咸谓一补一消之方，再按《局方》之四物汤、二陈汤、四君子汤、易老之枳术丸，皆从《金匮》方套出，能明乎先圣立方大义？后人之方，不足法矣。"有关古方的加减化裁，如宋代钱乙以"阳常有余，阴常不足"，将肾气丸去桂、附而改为六味地黄丸。张氏指出"夫精血固宜补养而神岂可不资生乎？后人因而有加知母、黄柏者，有加枸杞、菊花者，有加麦冬、五味者，竞失本来面目矣。夫加减之法，因阴虚火盛之人，以之治病则可，若欲调摄阴阳，存养精气和平水火，交通五行，益寿延年，神仙不老，必须恒服此金丹矣"（《侣山堂类辩·金匮肾气丸论》）。

4. 恶反合用有奇功

有关中药的七情，最早见于《神农本草经》："药有阴阳配合……有单行者，有相须者，有相使者，有相畏者，有相恶者，有相反者，有相杀者，凡此七情，合和视之。"对其中的相畏、相杀、相恶、相反等，张志聪考证后认为"非上古之论也"。他考察了《伤寒》《金匮》《千金》诸方如甘遂半夏汤（甘遂与甘草同用）、茯苓汤（大戟与甘草同用）、风缓汤（乌头与半夏同用）、大八风汤（乌头与白蔹同用）等，认为"相畏相反者多并用"。说明没有必要将此作为制方的原则。甚至他还提出"相恶相反"一起配伍使用，更能建立奇功。他说："有云相畏者，如将之畏帅，勇往直前，不敢退却；相反者，彼此相忌，能各立其功，圆机之士，又何必胶执于时袭之固陋乎"（《侣山堂类辩·畏恶反辩》）？现代研究证实，某些相反的药物配伍后在临床上对一些疑难杂症出现奇特的疗效，如陈自明《校注妇人良方》定坤丹中人参与五灵脂同用，《和剂局方》润体丸中乌头与半夏同用等。现代名医朱良春先生曾用甘草和海藻配伍治疗颈淋巴结核、人参和五灵脂配伍治疗慢性萎缩性胃炎等，效果甚佳而未出现任何副作用。

5. 双向调节病中求

在方剂的组成上，有时往往具有补与泻、寒与热等兼用的双向作用特点，即张志聪所谓的"治病有专宜于寒者、热者、补者、泻者，又宜寒热补泻之兼用者"（《侣山堂类辩·寒热补泻兼用辩》）。如《伤寒论》有附子泻心汤，用大黄、芩、连、附子，寒热之并用者；有柴胡加龙骨牡蛎汤，以人参、大黄、黄芩、姜、桂，补泻寒热之并用者；《金匮要略》有大黄附子细辛汤，有大黄、干姜、巴豆之备急丸，张志聪认为"此皆先圣贤切中肯綮之妙用，当参究其所用之因而取法之"（同上）。说明这种双向调节作用的组方原则，是针对疾病寒热虚实于一体的复杂病情而设的，也是中医特色之一。今时有用凉药而恐其太凉，用热药而恐其太热，是只知药之寒热，而不知病之邪正虚实。故他提出"并用寒热补泻而切当者，反为不在道者笑之"（同上），而寒热补泻兼用，可在邪正虚实中求之而用于临床。现代药理研究证实，许多中药既可使机体从功能亢进状态向正常转化，也可使机体从功能低下状态向正常转化，从而使机体达到平衡状态。如人参对中枢神经系统既有兴奋作用又有抑制作用，枳实既能降低肠道平滑肌张力而又能兴奋胃肠蠕动，黄芪既有升压作用又有降压作用等。

（二）本草研究的特色和贡献

1. 辑复本经，端本澄源

由于《神农本草经》原书早佚，内容则通过有关书籍保存下来。从南宋开始有了《神农本草经》辑佚本，最早的是宋代王炎（1138—1218）所辑的《本草正经》。

钱塘医派在尊经崇古思想的指导下，对包括《神农本草经》在内的医学经典著作进行了深入探讨，反对对《神农本草经》等医学经典著作的随意增减与纂修。为了恢复《神农本草经》的本来面目下苦功夫，端本澄源，引经据典，著书立说，且前仆后继数百年之久，这种严谨的治学态度与持之以恒的精神委实可敬。

钱塘医派最早辑复《神农本草经》的是早期代表人物卢复。他费时十四年辑成《神农本经》三卷（1616），为现存最早的《神农本草经》辑本。虽然卢氏以前，腾弘（可斋）曾谓，著书立言者"无若神农氏本经一书，故坐卧不离此书，至白首犹校雠不倦"，但他所著的《神农本经会通》却非辑本，而是兼夹了许多非《本经》的药物，名不副实。卢复的《神农本经》依据《神农本草经》原药物的数目共辑药365种，但他并非是从《证类本草》及其他文献中辑录，而是以《本草纲目》卷二所载的《神农本草经》目录为序，虽然出发点是好的，但方法却是错误的，故遭至后人的讥评。还有人认为，《本草纲目》的出版时间与卢复《神农本经》接近，据此提出可能是当时所流传的《本经》目录，故李、卢两氏都以此为依据（见薛愚主编《中国药学史料》90页，人民卫生出版社1984年），但我们认为这种观点是不正确的。据卢复之子卢之颐在《本草乘雅半偈》中的记载，卢复是见过《本草纲目》的，而且卢复曾著过《纲目博议》（已佚），从书名可以看出是为《本草纲目》的后续性著作。此外，在他所辑的《本经》中也多次提到《本草纲目》。

钱塘医派中期代表人物张志聪、高世栻辑复《神农本草经》的动机有二：一是认为《神农本草经》"著为药性，开物成务，传于后世，词古义深，难于窥测"（《本草崇原·序》）；二是认为"后人纂集药性，不明《神农本草经》，但言某药治某病，某病须某药，不探其原，只言其治，是用药也，非药性也。知其性而用之，则用之有本，神变无方。袭其用而用之，则用之无本，窒碍难通"（同上），所以要"诠释本经，阐明药性，端本五运六气之理，解释详备"（同上）。从他们所著的《本草崇原》来看，话虽这么说，但实际上却重沓卢复的老路，又依据《本草纲目》所载的《神农本草经》条文进行辑复，而且药物仅200余味，很难说是《神农本草经》完整的辑注本。

钱塘医派后期人物仲学辂则干脆以《本草崇原》为纲，全书连正文、分卷都不改《本草崇原》之旧，仅略删张氏旧注烦冗之处，各药条之后撷取《神农本草经读》《神农本草经经解》《神农本草经百种录》《侣山堂类辩》《医学真传》（后二书为张志聪、高世栻所著）诸书论药精义，总以《本草崇原》为主，诸说为辅，间夹仲氏评论（附于注文中或列为眉批）。书后还将陈修园《本草经读·附录》部分的药物也予以集说，这对学习本经有一定的向导作用。

钱塘医派辑复《神农本草经》的愿望虽好，但由于方法不对，仅停留在简单的辑录条文上，缺乏考证，故取得的成绩不算大。嘉庆间经学家孙星衍参考《太平御览》所引《神农本草经》佚文体例，确定了《神农本草经》原有生长环境这一内容，并增补了《吴普本草》《名医别录》及药物文献考校资料，资料翔实，考据精博，实为古代《神农本草经》辑复本水平最高者。

2. 尊经崇古，以经释经

北宋以后，本草著作在历经广泛汇纂的势头以后，开始转向小型、实用性，出现了一大批以普及为目的节要类本草，如《本草集要》《本草汇编》《本草歌括》《药性赋》等。这些书大都较为简约，偏于临床实用，而不注重阐发药理。即使在金元时期一些专门阐述药理的著作，如张元素的《珍珠囊》、李东垣的《用药法象》、王好古的《汤液本草》等，在阐述药理方面虽做出重大贡献，但也比较通俗化、简洁化，沦为"某病用某药"的机械用药模式。如李东垣在《用药法象》的"随证治病药品"一节中，以症为纲，列举常用药模式，"如头痛，须用川芎……"等，这对临床用药提供了方便。这股求简风又导致了另一种弊端，即明代钱塘医家皇甫嵩在《本草发明》中所说："是以近世方家，务求简便，乃舍本经，专读歌括，是为捷径。"其结果必然是"未免略而弗备，往多谬误，殊戾经旨"，为扭转这一局面，早在钱塘医派之前，就有明代缪希雍打起尊经的旗号，对《神农本草经》药物加以注疏，所著的《本草经疏》虽不是《神农本草经》的辑注本，但在本草研究中鄙弃金元时期盛行的推求药理时四气五味之药性学说，强调徇名求义，比类象形，尤好以药物外形、生时生境来推演药理，这与当时沿袭东垣的做法大相径庭。近人谢观曾评说："明清人论本草之书，可分为二派。一宗宋以来洁古、海藏、东垣、丹溪诸家之说，在当时可称为旧派；一以复古为主，唾弃宋以后诸家之论，在当时可标为新派。"(《中国医学源流论》，澄斋医社，1935年)缪氏实开新派风气之先。受缪氏的影响，钱塘医派提倡尊经崇古，在辑复《神农本草经》的同时，又醉心于以经（《内经》）释经（《神农本草经》），阐述药理。

《内经》是我国现存最早的医学著作，书中的藏象、经络、病因病机、诊法、治则等学说是中医基本理论的依据，是中医诊治疾病的基本原则。钱塘医派所著述的一系列书籍无不本于《内经》的基本原则进行发挥，在本草研究中也不例外。在具体方法上，首先《内经》中有关治则的条文很多，散见于各篇，这对后学甚为不便，因此钱塘医派将这些条文集于一处，并置于开首，以明经旨。如《侣山堂类辩·卷下》首列"本草纲领论"云："天地所生万物，皆感五运六气，故不出五气五味、五色五行、寒热温凉、升降沉浮之别。……此五味补泻宜忌之纲领也。夫百病之生也，不出乎表里、阴阳、寒热、虚实。虚者补之，实者泻之，寒者热之，热者寒之，坚者削之，客者除之，劳者温之，结者散之，留者攻之，燥者濡之，急者缓之，散者收之，损者益之，逸者行之，盛者折之，惊者平之，高者抑之，下者举之，微者逆之，甚者从之，上者下之，摩者浴之，薄者劫之，开之发之，适事为故，逆者正治，从者反治。此治病之纲领也。"这段文字大量集中了《内经》中

"至真要大论""六元正纪大论""五常政大论"等有关治疗大法的经文，贯穿一线，由博返约，以达到畅明经旨之义。

阴阳五行学说是《内经》的中心思想，也是几千年来中医药学指导实践的基础理论。历来各家本草著作都或多或少地贯穿着这个理论，很少有争论。但是，在《内经》阴阳五行学说里所包含的五运六气、生制合化、升降沉浮等理论，古代本草却很少提及。钱塘医派却明言"其阐明药性，端本五运六气之理"（《本草崇原·序》），即从药物性味、生成、阴阳五行之属性、形色等入手，结合主治疾病产生的机理，阐明《神农本草经》所载的药物功效。如在论大枣时说："枣色黄，味甘，脾家果也。夫木末之实，而为心家果者，生化之道也；木末之实，而为脾家果者，制化之道也。盖天地所生之万物，咸感五运六气之生化，明乎阴阳生克之理，则凡物之性，可用之而生化于五脏六腑矣。"（《侣山堂类辩》"大枣"）

为了达到尊经崇古的目的，钱塘医派甚至大肆攻击后世的药书："后人纂集药性，不明本经"（《本草崇原·序》）；又不满于那种"但言某药治某病，某病须某药"（同上）的药书，认为那只不过是介绍"药用"，而不是讨论"药性"，所以他们对金元医家津津乐道的气味阴阳厚薄、引经报使等学说皆弃而不顾。如李东垣的某些药论，被点名指责为"好为臆说""不参经义，不体物性"等，甚至连李时珍也遭到非议，这未免矫枉过正，招致垢评。相反，比张志聪稍晚一些的苏州名医张璐，虽然很欣赏缪氏的"开凿经义"的做法，强调"疏本经之大义"，但却不曾贬斥后世对药学的发展，显得比较实际。受钱塘医派的影响，姚球、徐大椿等也表现出非常强烈的尊经崇古倾向。到了陈修园，更是一脉相承，对本经的崇尚近于登峰造极，自诩注解"俱遵原文，逐字疏发。经中不遗一字，经外不溢一辞"（《神农本草经读·凡例》）。而对后世涌现的药物"多置而弗论"，甚至鼓吹要把《本草纲目》之类的书焚去，"方可与言医道"（同上）。现代研究已经表明，《神农本草经》并非是一人一时之作，更非神农时代作品。钱塘医派研究本草的目的是尊经崇古，并因此而否定后世医药学家对本草发展所做出的贡献，这种观点有些偏颇，但他们对整理辑复《神农本草经》，继承和保存古代药学的精髓，在当时本草整体水平日渐下降的情况下，力纠颓风方面仍有重要的历史作用。

3. 格物致知，阐发药理

钱塘医派阐述药理是采用"格物致知"的方法。格致之说首见于《礼记·大学》，其言："致知在格物，物格而知至。"这一儒学思想到了宋代，经过周敦颐、程颢、程颐、张载、朱熹等人的阐发，形成了系统的理学。钱塘医派中的医家大都为儒医，在这种儒家理学思想指导下，运用"格致"之说来阐发药理是理所当然的。张志聪在《侣山堂类辩》"本草纲领论"中说："万物各有自然之性，凡病自有当然之理，即物以穷其性，即病以求其理，得其性理，豁然贯通，则天地所生之万物，人之所患之百病，皆归一致矣。用之可十可百，推之可千可万，岂不绰然有余裕哉！"

钱塘医派研究的本草虽只是《本经》所载的数百味药物，论述也较简单，且无多少新发明，但因为运用了"格物致知"的方法，依据阴阳、五行、四时六气、药物形色及生长环境等与人体脏腑经络相联系，并以此来阐发药效，从而把药物本身与天、地、人结合成为一个完整的整体，使药理层次更为丰富，也就是他们所谓"阐明药性，端本五运六气之理"（《本草崇原·序》）。这比套用金元时期医家的旧说来得更细腻，更贴合用药实际。其实从阴阳、五行、归经引经等角度的研究药物，早已已散见于宋代以前的本草专著中。最早将《内经》中的药理原则用于解释药效的是北宋末的寇宗奭，他在《本草衍义》中解释桂枝时说："《素问》云，辛甘发散为阳，故汉张仲景桂枝汤之表虚，皆须此药，是专用辛甘之意也。"但这些仅为只鳞片甲，至金元时期，由于学派兴起，百家争鸣，使得药理探讨成为一项新兴的课题，如药物气化说、归经说、升降沉浮说等，形成了本草多层次的理论体系。有代表性的如张元素提出了"运气不齐，古今异轨，古方今病不相能也"。但由于在具体阐述药理时出现了简单化、平庸化，并形成了格套，从而招致钱塘医派的抨击。即张志聪在《本草崇原·序》中所说："俾上古之言，了如指掌；运气之理，炳如日星。为格物致知，三才合一之道。其后人之不经臆说，逐末忘本者，概置勿录。学者能于此会悟之，则神农观天察地、穷理尽性之学，庶几近之。"

钱塘医派基本上摈弃了金元医家的俗套，从药物生成、性味形色及与病因病机之间的关系来分析药理。张志聪在《本草崇原·序》中说："夫天地开辟，草木始生，农皇仰观天之六气，俯察地之五行。六气者，厥阴、少阴、太阴、少阳、阳明、太阳，三阴三阳是也。五行者，甲己运土，乙庚运金，丙辛运水，丁壬运木，戊癸运火，五运五行是也。本五运六气之理，辨草木、金石、虫鱼、禽兽之性，而合人之五脏六腑、十二经脉，有寒热、升降、补泻之治。天地万物，不外五行。其初产也，有东、南、西、北、中之五方；其生育也，有春、夏、秋、冬、长夏之五时；其形有青、黄、赤、白、黑之五色；其气有臊、焦、香、腥、腐之五臭；其质有酸、苦、甘、辛、咸之五味。"这就是万物感五运六气之化所具的药性，而不是金元医家所说的药物功能（药用）。只有懂得药性，而后运用方可灵活，好比木之有根，水之有源，即张志聪自谓："知其性而用之，则用之有本，神变无方；袭其用而用之，则用之无本，窒碍难通。"（《本草崇原·序》）在具体分析药物时能结合生成形色来阐述功效，如论述石斛时说："石斛生于石上，得水长生，是禀水石之专精而补肾。味甘色黄，不假土力，是夺中土之气化而补脾。斛乃量名，主出主入，治伤中者，运行其中土也。除痹者，除皮、脉、肉、筋、骨五脏外合之痹证也。夫治伤中则下气，言中气调和，则邪气自下矣。除痹则补五脏虚劳羸瘦，言邪气散除，则正气强盛矣。脾为阴中之至阴，故曰强阴；肾主藏精，故曰益精。久服则土气运行，水精四布，故厚肠胃。"该段文字读来虽说玄乎，但作为对《本经》所述石斛的功能注解，比较其他医家的释文还是贴近原义的。

钱塘医派总结出药物生成形色与功效的一般规律，"如五气分走五脏，五味逆治五行。皮以治皮，节以治骨（松节、杉节及草根之多坚节者皆能治骨），核以治丸（荔核、橘核之类治睾丸），子能明目，藤蔓者治筋脉，血肉者补血肉，各从其类也。如水草、石草，其性主升；梢杪子实，其性主降。甘香之品，能横达于四旁；寒热之气，性浮沉于上下；在土之根荄，本乎上者亲上，本乎下者亲下；在外之枝干，在根者治本，在枝者行于四肢。此物性之自然也。又如夏枯之草，夏收之术，半夏之生，蕤麦之成，皆得火土之气而能化土；秋英之菊，秋鸣之蝉，感金气而能制风；凌冬不凋者，得寒水之气而能清热；先春而发者，秉甲木之性而能生升。此感天地四时之气，而各有制化也。甘温者补，苦寒者泻，色赤者走血，色白者走气；赤圆者象心，白瓣者象肺，紫尺者益脾，香圆者入胃，径直青赤者走肝，双仁圆小者补肾，以形色之相类也"（《侣山堂类辩·药性形名论》）。据此，钱塘医派还对药物进行了分类，认为"草木寒不黄陨，及花发于冬者，得冬令寒水之资也。木生于水，水通于天，水火相济，水由地行，水气之通于四脏者也。如麦门冬、款冬花、枇杷叶、侧柏叶、山豆根、巴戟天之类，肾之肺药也；黄连、菖蒲、山栀、南烛、茶花、梅花之类，肾之心药也；厚朴、豆蔻、丁香、枳橘之类，肾之脾药也；菌桂、堇竹、密蒙花、女贞实之类，肾之肝药也。……五脏之气皆相贯通，而药性亦然。如枣仁，脾之心药也；石斛，脾之肾药也；芍药，脾之肝药也；桑皮，脾之肺药也。类而推之，总不出五行之生化。"（《侣山堂类辩·草木不凋论》）这种推测方法虽然比较粗糙，也不能说是科学的，但从哲学"发生学"的角度来探讨，确有其依据，值得进一步探讨。

4. 厘名定种，辨别正伪

关于药物命名的理论，本草著作均有过论述，钱塘医派为此专门在《侣山堂类辩》中设立章节"药性形名论"予以探讨，并归纳了药物的命名原则：以色命名，如黄连、白芷、青黛、玄参之类；以味命名，如甘草、苦参、酸枣、细辛之类；以气命名，如寒水石、温肭脐、火硝、香薷之类；以体命名，如桑皮、橘核、杏仁、苏子之类；以时命名，如夏枯草、款冬花、长春、秋葵之类；以功能命名，如防风、续断、决明、益智之类；以形象命名，如钩藤、兜铃、狗脊、乌头之类等。至今仍有其指导意义。

《神农本草经》中有些药物的名称因时过境迁，后世已不常用，钱塘医派并未盲目因"尊经"沿用，而是根据"约定俗成"的原则，运用通用名称，并在下文中补出《神农本草经》中原名。如苍耳，《神农本草经》称"枲耳"，但已不常用，故《本草崇原》以后世通用名"苍耳"作正名，并特地注明《神农本草经》原出名。对少数药物，《神农本草经》最早典出名称已引起后世混误，《本草崇原》则予以废弃，径用后世的通用名取而代之，即从俗而不从典之意。如蜂蜜，《神农本草经》原名"石蜜"，因野蜂造房作蜜于岩石之间，特指生岩石者为"石蜜"，奈何后世医家失之明辨，"石蜜"二字反引起了无谓的纠葛。苏恭以为"此蜜宜改为岩字"；寇宗奭提出："石蜜有二，一见虫鱼，一见果部，乳糖既曰石蜜，则虫部石蜜不当言石矣，石字乃白字误耳"，申言应当改作白蜜。千百年来，众说纷纭，聚讼不已。李时珍依据俗称，在《本草纲目》中直名为"蜂蜜"，为钱塘医派所采用，并沿用至今。此外，对《神农本草经》所载六种灵芝（青、赤、黄、白、黑、紫），一概不收。由此可见，钱塘医派尊经崇古也非一味盲从。再如紫草茸，系紫胶虫科昆虫（胶虫）Laccifer lacca Kerr. 在树枝上所分泌的胶质，但当时人们以字会意，误认为是紫草科多年生草本植物紫草的嫩苗。张志聪也进行辨别，并谓"此物产于异域，殊不易得。近有市利之徒，以伪物假充，索价甚厚，非徒无益而反害之，不若用草之为当也"（《侣山堂类辩》"紫草茸"）。

　　《神农本草经》中记载的某些药物，由于历代本草著作论述不一，因而造成了药材市场中的混乱现象，钱塘医派对此进行了详细的考证来辨别正伪。如《神农本草经》所载的上品药物胡麻，后世本草著作因其茎呈方形而又名巨胜子，因其种子形状而名狗虱，名称有所不同。而据李时珍考证，早在宋代以前就存在着夹杂别种植物的现象，在江南最常见的是茺蔚子（唇形科植物 Leonurus artemisia Lour.S.Y.Hu. 的种子）混充胡麻的情况，即张志聪所描述："今市肆中一种形如小茴，有壳无仁，其味极苦，伪充巨胜。"（《本草崇原》"巨胜子"）他认为胡麻"是属谷类，刘阮深入天台，仙女饲以胡麻饭。若有壳无仁，其味且苦，何堪作饭？"故不能入药。再如茵陈蒿，正品应为菊科植物 Artemisia capillaris

Thunb. 或 A.Scoparia Waldst.Et Kitaib 的幼苗，但也存在品种混乱的情况。江浙一带常将玄参科植物阴行草 Siphonostegia chinensis Benth. 作茵陈蒿入药，即张志聪所谓"一种开花结实者，名铃儿茵陈"（《本草崇原》"茵陈蒿"），二者性味功效均不同，不能混用。

为了辨别阿胶的正伪，张志聪还亲自前往原产地山东东阿县考察，发现当时在当地造假相当厉害，"不但用牛马诸畜杂皮，并取旧箱匣上坏皮及鞍辔靴屐，一切烂损旧皮皆充胶料。人间尚黑，则入马料豆汁以增其色。人嫌秽气，则加樟脑等香以乱其气。然美恶犹易辨也。今则作伪者日益加巧，虽用旧皮，浸洗日久，臭秽全去，然后煎煮，并不入豆汁及诸般香味，俨与真者相乱"（《本草崇原》"阿胶"）。这就导致了阿胶市场上的正伪难辨，故张志聪又订正了鉴别中的某些错误方法，如"人又以胶色有黄有黑为疑者，缘冬月所煎者，汁不妨嫩，入春后嫩者，难于坚实，煎汁必老。嫩者色黄，老者色黑，此其所以分也"（同上）。还有"真者拍之即碎，夫拍之即碎，此唯极陈者为然，新胶安得有此"（同上）。这些皆是阅历之谈，颇有见地。

5. 纠正缪误，阐发己见

因钱塘医派尊经崇古的思想严重，故大肆抨击后来之人不足为怪。不过钱塘医派虽然口头上要鄙弃金元时期四大家，但实际上却深受他们的影响，像刘元素的"形色气味"模式、张元素的"药象阴阳"模式、李东垣的"药类法象"模式，至朱丹溪从五行属性论药，更为钱塘医派所采纳。如张志聪在《医学要诀·草诀》中首列"法象"，罗列《内经》中有关"阴阳气味升降沉浮""五味所归""五走""五欲""五禁五宜""五味补泻"等条文，与金元四大家所著的药学专著中的编排方式是一致的。这说明他们在涉及具体内容时还是能比较客观地加以评价，即张志聪在《侣山堂类辩》"沙参、人参、黄芪"中所谓"按本草千种有奇，愚所论者，错综辩证，百不及一。……至参阅前人议论，是则曰是，非则曰非，阐先圣之奥义，以开来学"。如五加皮，《神农本草经》虽不言久服延年，但依据后世医家的论述及临床实践，确为养生之上品，应加以肯定。对后世医家一些不确议论及谬误，钱塘医派能大胆指出其非，并加以纠订。如芍药，一般都谓主酸敛，钱塘医派却依据《本经》主邪气腹痛，除血痹，破坚积寒热之功效，参考《伤寒论》太阴篇"太阴为病，脉弱，其人续自便利，设当行大黄芍药者，宜减之，以其人胃气弱，易动故也"，认为其"性味苦平，有类似大黄的破泄之功"（《侣山堂类辩》"芍药"）。再如石膏，一般都谓清内热而主降下，钱塘医派说这"乃不明经义、物性故耳"（《侣山堂类辩》"石膏"），依据《神农本草经》主中风寒热，心下气逆，惊喘，口干舌焦，不能息，腹中坚痛，除邪鬼，产乳，金疮；参考仲景用"麻黄配石膏，能发阳明水液之汁，白虎汤解阳明燥热之渴，又主风热发斑"（同上），认为石膏"是神农、仲景皆用为发散之品，盖气味辛甘，而体质疏松如肌理，但其性沉重，色白如金，故直从阳明而达于外也"（同上）。证之临床，确实如此。以后张锡纯也畅言石膏为发散之品，可为佐证。还有防己，李东垣认为，此是瞑眩之药，故圣人存而不废，如上焦气分之病，皆不可用，乃下焦血分之药。张志聪抨击说："如此议论，不知从何处参出？夫气化而后水行，防己乃行气利水之品，反云上焦气分不可用。《神农本草》分上、中、下三品，以养生补益、延年不老者为上品，治病者次之，毒药为下。防己能运行去病，是运中有补，故本经列于中品之前，奚为存而不废？且气味辛平无毒，奚为瞑眩之药？"（《侣山堂类辩》"防己"）这些看法，无疑是正确的。

此外，钱塘医派在论述药物时，能结合自己的临床实践经验，提出一些新的运用方法，十分可贵。如张志聪根据《内经》"食气入胃，浊气归心，淫精于脉"及"肝主血""心主脉"之旨，认为"血脉疏通，则饮食自化"（《侣山堂类辩》"百合、紫苏"）。又根据《内经》"阳络伤则吐血，阴络伤则下血"的机理，认为"通其络脉，使血有所归，则吐下自止"（同上），故常用香苏细茎治疗反胃膈食、吐血下血，多奏奇功。认为麦芽除消谷作用外，还有疏肝作用，故他在临床上治疗因肝气郁结所致的反胃噎膈者，"于调理脾胃药中倍加麦芽，多有应手"（《侣山堂类辩》"麦芽"）。这些用药经验至今对临床仍有指导意义。

总的来说，钱塘医派对本草的研究态度是严谨的，尽管他们的指导思想受尊经崇古思潮的影响，在方法方式上也存在着一些错误，但取得的成绩还是非常大的。并非如近代人们所评价的"太玄而一无是处"，从而否定其学术成就，应该在给予充分肯定的同时，考虑到时代局限所带来的个别主观臆断的内容，加以区别对待。只有全面而恰如其分的评价，才能更好地继承发扬钱塘医派的学术思想。

四、基础理论研究的学术成就

钱塘医派非常重视对基础理论的研究。中医基础理论的内容很多，包括阴阳、五行、藏象、气血、经络等，对指导中医临床实践具有重大意义。但由于这些内容大都保存在古代医籍中，而中医典籍浩如烟海，且文字古奥，辞义深邃，使初学者每每望而生畏，难以掌握。钱塘医派在阐发中医典籍的同时，对此也进行了比较系统的论述，不但为初学者提供入门之阶梯、升堂之津梁，而且为深入研究中医理论的精髓打下了坚实的基础。

1. 阴阳中阳重于阴

阴阳学说是中医学最重要的理论基础和思想方法，其内容包括对立统一、相互制约、相互依存及无限可分等。如《内经》说："阴阳者，有名而无形，数之可十，推之可百，数之可千，推之可万，万之大不可胜数。"在生理上以五脏为阴，六腑为阳，经脉为阴，络脉为阳等。钱塘医派对阴阳从属的认识，相对偏重于阳的作用。高世栻指出："以大体言之，则阳常有余，而阴常不足。在天地，则天为阳，地为阴，而天则包乎地之外；在人身，则气为阳，血为阴，而气实统乎血之先。一岁三百六十日，天日光明，则三百日而有余。夫光明者阳也，雨湿者阴也，阳有余而阴不足，此其征也。人与天地相参，与日月相应，亦当阳气有余。盖阳主气而阴主血，如人阴血暴脱，阳气犹存，不致殒命；如阳气一脱，阴血虽充，难延旦夕。苟能于阴阳之中，而知阳重于阴，则遇病施治，自有生机。凉泻杀人，吾知免夫。"（《医学真传·阴阳》）明确强调阴阳学说中阳重于阴的原由。在此之前，明代张介宾曾倡导过类似观点，钱塘医派只不过加以详细解释而已。为进一步说明理由，高世栻又举"水火"为例，他说："水为阴，火为阳，水火之中，火尤重焉。盖水者阴也，阴不能生人，必藉火之阳而后能生，故水必藉火而后可饮，谷必藉火而后可食。夫在地为水，在天为寒；在地为火，在天为热。阳热之气，能生万物；若遇阴寒，物必杀矣。医者于水火之中，而知重轻之理，则生者多而杀者少也。"(《医学真传·水火》)以历史唯物主义观点来看，我国古代是以太阳出没及在黄道上运行的周期来计时的，称为"太阳历系"。阴阳学说的起源也是根据太阳的照射而确定的，如阳光直接照射的地方为阳，而其背面为阴等。阴阳学说用来说明人体的生理和病理，虽然有其对立统一、相互制约、相互依存的一面，但归根到底还是要依靠阳气的重要作用，如温煦以保持体温，推动使血液循环等。这些都充分说明"阴阳学说"中阴阳两者的从属问题。钱塘医派所说的"阳重于阴"为"温补"理论提供了依据，在临床上有其一定的指导意义。

2. 血气为医学大纲

中医辨证施治历来强调以八纲（即表里、寒热、虚实、阴阳）辨证作为纲领，但八纲作为客观物质的外在表现是不够全面，因此钱塘医派提出必须结合气血才能全面概括分析的观点，高世栻《医学真传·气血》认为"血气二者，乃医学之大纲"。为阐述气血的重要性，他说："人之一身，皆气血之所循行，气非血不和，血非气不运，故曰气主煦之，血主濡之。"并认为气与血无处不有，例如"肺主气，乃周身毛皮之大气，如天之无不覆也。经云：宗气上出于肺，以司呼吸，一呼一吸，内通于脏。故曰呼出心与肺，吸入肝与肾。又三焦出气，以温肌肉，膀胱津液，随气化而出于皮毛，故曰三焦膀胱者，腠理毫毛其应。又五脏六腑为十二经脉，荣气行于脉中，卫气行于脉外。由此观之，则五脏六腑十二经脉，上下内外，游行环绕，无非一气周流而健行不息，此人之所以生也"。而血与气犹如阴与阳，相互依存，同样在在体内无处不有，他说："夫人周身毛窍，乃大气之环绕于外，而毛窍之内则有孙络，孙络之内则有横络，横络之内则有经焉。络与经，皆有血也。孙络、横络之血，起于包中之血海，乃冲脉、任脉所主，其血则热肉充肤，澹渗皮毛。皮毛而外，肺气主之；皮毛之内，肝血主之。盖冲任之血，肝所主也；其经脉之血，则手厥阴心包主之，乃中焦取汁奉心化赤之血也。血海之血，行于络脉，男子络唇口而生髭须，女子月事以时下，皆此血也。心包之血，行于经隧，内养其筋，外荣于脉，皆奉心化赤之血也。血海之血，出多不死；心包之血，多出便死。是又络脉之血为轻，而经脉之血为重也。经云：阳络伤则吐血，阴络伤则便血。此血海之血也。一息不运则机箴穷，一丝不续则霄壤判，此经脉之血也。"表明气为主，血为辅，气为重，血为轻，故血有不足可以渐生，若气不立即死。

高世栻的老师张志聪还分别阐述气与血的的概念、作用及其之间的关系。在《侣山堂类辩·辩气》中他说"人秉阴阳水火而生，总属一气血耳"。他从"阴阳离合之道"来论述"气"的概念和作用，认为"离则有三"，即为三阴三阳之气，"太阳之气生于膀胱而主于肌表，少阳之气生于肾脏而通于肌腠……盖太阳之气主皮毛，三焦之气充肌腠，此太少之气由下焦之所生；若夫阳明之气，乃水谷之悍气，别走阳明，即行阳行阴之卫气，由中焦之所生，阳明之气乃水谷悍气……由中焦所生，此三阳之气各有别也。三阴者，五脏之气也，肺气主皮毛，脾气主肌肉，心气通血脉，肝气主筋，肾气主骨，此五脏之气各有所主也。夫气生于精，阳生于阴。胃腑主化生水谷之精，是以荣卫二气生于阳明。"点明三阳之气是太阳、少阳和阳明，三阴之气是肺、脾、肾三脏之气。"太阳之气生于膀胱，肾为水脏，受五脏之精而藏之，故少阳之气发于肾脏。水谷入胃，津液各走其道，五脏主藏精者也。是三阴之气生于五脏之精，故欲养神气者，先当守其精焉"。而"一阴一阳者，先天之道；分而为三阴三阳者，后天之道"，"合则为一"则"乃先天之一气，上通于肺，合宗气而司呼吸"。故他提出"论先后天之精气者，养生之道也；分三阴三阳者，治病之法也"。若"不明阴阳之离合，血气之生始，是谓失道"。同时张志聪还详细阐述了血的生成和分布："营气之道，内谷为宝，谷入于胃，乃传之肺，流溢于中，布散于外，精专者行于经隧。

是血乃中焦之汁，流溢于中以为精，奉心化赤而为血。冲脉与少阴之大络起于肾，上循脊里，为经络之海；其浮而外者，循腹右上行，至胸中而散。充肤热肉，渗皮肤，生毫毛，男子上唇口而生髭须，女子月事以时下。此流溢于中之血，半随冲任而行于经络，半散于脉外而充于肌腠皮毛。卧则归于肝脏，是以热入血室，刺肝之期门；卧出而风吹之，则为血痹，此散于皮肤肌腠。故曰：布散于外，乃肝脏所主之血也。"说明血虽生化于脾，但循行于外则归属于肝。因此他告诫说："学者先当审其血气生始出入之源流，分别表里受病之因证，或补或清，以各经所主之药治之，未有不中于窍郄者矣"（《侣山堂类辩·辩血》）。钱塘医派强调气血的重要性，对临床上细化辨证施治具有一定的指导意义。

3. 脏腑经络举大略

有关脏腑经络的内容，虽然《内经》中已详细论述，但内容散于诸篇，缺乏完整的表述。对此，钱塘医派进行了归纳总结，举其要而约言，便于学者掌握。以脏腑为例，高士栻在《医学真传》"脏腑经络"中说："五脏者，三阴之所主也。厥阴主肝，少阴主心肾，太阴主肺脾。肝、心、脾、肺、肾，木、火、土、金、水也。肝木为风，心火为热，脾土为湿，肺金为燥，肾水为寒，是五脏合五运，即有风、火、热、湿、燥、寒之六气。夫六气与五运合者，以少阴、少阳二火而合五运也。夫五脏有形，形中有气，其气通于六腑而行于经隧。行于经隧，则皮肌脉筋骨为五脏之外合，如肺合皮、脾合肌、心合脉、肝合筋、肾合骨者是也。通于六腑，则五脏与六腑相为表里，如肺与大肠为表里、脾与胃为表里、心与小肠为表里、肝与胆为表里、肾与膀胱为表里者是也。此五脏之大概也。若六腑，则三阳之所主也。少阳主胆与三焦，阳明主胃与大肠，太阳主膀胱与小肠。夫胆与三焦，少阳木火之气也；胃与大肠，阳明土金之气也；膀胱小肠，太阳水火之气也。此木火、土金、水火之气，乃合三阳而主六腑也。夫六腑亦有形，而形中亦各有气，其气则内通五脏，外行经脉，所谓五脏有俞而六腑亦各有俞、五脏有合而六腑亦各有合者是也。此六腑之大概也"（《医学真传·脏腑经络》）。仅以四百余字就将五脏六腑的功能阐述清晰明了。再如经络的走向和分布，除十二经脉之外，更有有络脉和孙络，历代医籍描述都非常繁琐，但高士栻也仅仅用了不到一千字，就将其复杂的经络所处及循行部位交代得十分清楚，足见钱塘医派的概括能力。

4. 辨两肾命门归属

命门之说，首见于《难经》。历代医家关于命门的归属，意见不一致。有些人认为两肾皆属水，命门居两肾之中，在脊之十四椎内，为三焦生气之原，有如坎中之满。张志聪指斥为"此不经之语耳"（《侣山堂类辩·辨两肾》）。他说："夫医道始于黄、岐，脏腑血气之生始出入，非生知之圣，孰能究其精微？奈何后学不体认圣经，反好为异说。夫人之始结胚胎，犹太极耳；三月而成形，先生两肾，犹太极而生两仪。天一之水生木，木生火；地二之火生土，土生金。是先天止有水火，后天始备五行。五行之中有二火，合而为三阴三阳，以配六脏六腑。"（同上）他依据《灵枢·本输》所说"少阳属肾，肾上连肺，故将两脏"，认为"少阳，乃三焦之生气发于右肾，上合包络为相火之原；左肾属水，上连于肺，故为两脏也"。再依据《灵枢·本脏》所说"肾合三焦、膀胱"，认为"盖右肾之气，上合于心主包络而为一脏。又据《素问·咳论》曰：肾咳不已，则膀胱受之；久咳不已，则三焦受之"，说明《内经》只有"肾"，而原无"命门"之名，这是以"一肾合三焦，一肾合膀胱，而为两脏配合两腑之故"（同上）。故他提出了"人秉阴阳水火而生，若以两肾象坎中之满，又将何脏以象离中之虚乎"的质疑。因此，当"潜心圣经，自不为前人所惑"（同上）。

针对有人认为，"《难经》谓右肾主男子藏精，女子系胞。师言为相火生气之原，是左肾主水，右肾主火，精水止生于左，而胞当偏于右"（同上）的说法，张志聪表示是错误的，他说："非此之谓也。夫天地阴阳之道，在无形之气，曰阴曰阳；有形之征，曰水曰火；在人之元神，曰气曰精。天一生水，地二生火，阴中有阳，阳中有阴，两肾之气，交相贯通，左右之皆有精有气。水即是精，火即是气，阴阳水火，互相资生，否则孤阳不生，独阴不长矣。夫藏精系胞之说，亦不过分别男女而言。然在女子未尝不藏精，在男子亦可以结胎者也。胞之所系，盖言天主生物，地主成物，故系于右，乃气之所感，非胞之连络于右肾也。如云日月星辰系焉，亦大气之所载，日月运行，星移斗转，又何尝有所系带乎？"（同上）其论精详，但对命门究竟属何未作阐述。为此，高世栻在《医学真传》中专门立章说："五脏六腑，合手厥阴心包，则六脏六腑，是为十二经脉，其中并无命门之脏腑，前人妄以三焦属命门，谬矣。考之铜人图，有命门穴，在脊十四椎肾俞间。《灵枢·根结论》有云：根于至阴，结于命门，命门者目也。由此说推之，则目之中央，是为命门，乃足太阳膀胱经脉之所结也。肾俞中央，是为命门穴，乃足少阴肾脏之所通也。肾为水脏，膀胱为水腑，而命门则通于水脏水腑之经脉焉。"（《医学真传·命门》）认为命门只是穴位和部位名称，与肾、膀胱关系较为密切，明确反对"命门学说"。

5. 辩三焦有形无形

三焦是中医学特有的脏腑名称，它的形态和位置，在《内经》《难经》中并不明确，故不易领悟，导致后世医家的见解也不尽相同。如三焦有"无形之气""有形之经"之争，历来聚讼不已。张志聪认为"有形无形皆是也，但各偏执一见，而不能通贯耳"（《侣山堂类辩·辨三焦》）。他根据《灵枢经》所说"三焦膀胱者，腠理毫毛其应"及《金匮要略》所谓"腠者，是三焦通会元真之处；理者，皮肤脏腑之文理也"之意，认为三焦是少阳相火，即精水中所生之元阳，游行于上中下之间，通会于腠理之内，应为无形之气。若为游行之气，不应属一腑而有经穴。《灵枢·经脉》曾说三焦之脉"入缺盆，布膻中，散络心包，下膈，循属三焦"，《灵枢·荣卫生会》说"上焦出于胃上口""中焦亦并胃中""下焦者别回肠"，《伤寒论·平脉法》说"三焦不归其部，上焦不归者，噫而酢吞；中焦不归者，不能消谷引食；下焦不归者，则遗溲"。说明三焦之气，发原于肾脏，归着于中胃上下之间。《灵枢经》所论之出处，即《伤寒论·平脉法》所归之部署，正因为有"有形之部署"，故经脉气穴而为一腑。有关脏腑血气之生始出入，张氏认为"先圣贤多详论于诸经之中，奈何后人不能博览群经，又不能贯通会悟，是以各执一见，而为一偏之辞"（同上）。这就从部位和形态上解决了三焦的归属问题。

高世栻继承张氏之说，也认为"三焦者，上中下少阳之气所主也。五脏合五腑，三焦一腑，无脏与合，故曰是孤之腑也。不但无脏与合，而三焦之腑且将两脏，将犹偕也，是以腑而并脏也。不但将两脏，而六腑之气俱合三焦，故又曰是六腑之所与合者。是三焦之气，合脏合腑，彻上彻下，彻外彻内，人身莫大之腑也。证之经论，其理自明"(《医学真传·三焦》)。他根据《灵枢·本输》所说说明五脏合五腑，而三焦一腑，下属肾，上连肺，故将两脏。即所谓少阳主三焦，下焦将肾脏，上焦将肺脏。虽将两脏，职不离腑。这可从《内经》所说"三焦者，中渎之腑也，水道出焉"中得到印证。故他指出三焦"属膀胱，是孤之腑，是六腑之所与合者"(同上)。由此推之，则三焦为中渎腑，属膀胱而出水道，无脏与合，是孤之腑。而"孤者独也，谓独任其上中下之化机也。既曰将乎两脏，又曰六腑与合，是三焦一腑，则较之诸腑而独尊，岂如一腑合一脏而已耶"(同上)！《金匮要略》有"腠理者，是三焦通会元真之处。荣卫不相将，则三焦无所仰。形冷恶寒者，三焦伤也"及"三焦各归其部。上焦不归者，噫而酢吞；中焦不归者，不能消谷引食；下焦不归者，则遗溲"之言，高氏认为即《灵枢经》所云"上焦出胃上口、中焦并胃中、下焦别回肠注于膀胱而渗入者"之意。合观经论，则上脘、中脘、下脘，即上焦、中焦、下焦。三焦所出之部，即三焦所归之部。三焦虽无有形之腑，实有所出所归之部，抑且彻上彻下，彻外彻内，较诸腑而尤尊。而那些不体经论之人，或谓三焦无脏空有名，或谓三焦属命门有脏有名，各执臆说，聚讼不休，实无必要。

6. 明包络督脉何处

《难经》有"心主包络，与三焦为表里，俱有名而无形"之论，而后人又有"以命门为包络"之说，张氏认为"皆非通论也"。他说："少阳三焦之气，生于肾脏，即相火也。相火者，先天所生之元阳也；包络者，包络于心下，多血而主脉，为君主之相。其脉起于胸中，出属心包络，下膈，历络三焦。是包络在膈上，三焦在膈下，皆属有形之脏腑也。但包络三焦之气，并出于肾，一游行于上中下，而各有所归之部署；一入于心下包络，而为君主之相，犹肾与膀胱，太阳与君火，标本之相合也。肾中之元阳，先天之水火也；君火与包络，后天之二火也。包络三焦，皆以有形、无形之间求之，则得矣。"（《侣山堂类辩·辩包络》）明确指出了包络的部位与功能。

《素问·骨空论》说"督脉者，起于少腹以下骨中央，女子入系廷孔，其孔，溺孔之端也。其络循阴器，合篡间，绕篡后，别绕臀，至少阴与巨阳中络者，合少阴上股内后廉，贯脊属肾。与太阳起于目内眦，上额交巅上，入络脑，还出别下项，循肩髆内，夹脊抵腰中，下循膂络肾"，张氏认为这是"言督脉之原，起于少腹之内，而分两歧，一从后而贯脊属肾，一从前而循腹，贯齐直上，系两目之下，而交于太阳之命门，是督脉环绕前后上下一周，犹天道之包乎地外也"（同上）。他针对世人咸谓背为阳，腹为阴，督脉循于背，总督一身之阳；任脉循于腹，统任一身之阴的说法，认为这是"不明越人以右肾为命门之义"（同上），他引《灵枢·根结》说"太阳根起于至阴，结于命门，命门者目也。督脉之从上而下者，起于太阳之命门，上额交巅络脑，出项循肩，抵腰下膂络肾，是起于阳者，出于上之命门，而入于下之命门也。盖太阳与督脉，乃阴中之生阳，本于先天之水火，为性命始生之门，故上下出入之处，皆名命门。上节曰贯脊属肾，此节曰循膂络肾，犹脏脉之属脏络腑，腑脉之属腑络脏。督脉之从下而上，从上而下，皆从命门而入，属络于两肾者也，出于庭孔者起于阴，而贯脊属于右肾；与太阳起于目内眦者起于阳，而下膂络于左肾。是以阴属阳，以阳络阴，阴阳交互之妙用也（同上）"，从而提出"此言督脉循阴器之下，从后臀贯脊在十四椎之间，从命门而入内，属肾，盖命门乃督脉所入之门，故越人以右肾名为命门，谓督脉主阳，而右肾属火也"（同上）。故复申明"督脉分两歧而内络两肾，越人尚不能详析经义，出分两歧，而入亦分两歧"（同上）。以此辨别督脉的归属问题，确给人以启发作用。

7. 发九窍七门功能

关于人体的"九窍"之称，张志聪引《内经》所谓"天气下降，气流于地；地气上升，气腾于天"之旨，认为"天地交而生化万物，人秉天地阴阳之气而生。是以人之形身，应天地之日月五星山川溪谷；而人之九窍，亦应地天之泰卦也"（《侣山堂类辩·辩九窍》）。至于上三窍皆偶数，下三窍皆奇数的缘故，是因为"肺、心、肝为阴中之阳，而开窍皆偶；脾、肾为阴中之至阴，而开窍皆奇，此天地炉锤之妙用也"（同上）。奇偶之间，名曰人中，"以此中分人之上下阴阳"（同上）。肺开窍于鼻，心开窍于耳，肝开窍于目，脾开窍于口，肾开窍于二阴，是五脏五阴之气，通于九窍。六腑不和，则九窍为之不利，是六腑六阳之气，通于九窍。九窍为水注之气，是脏腑之津液，外注于九窍。阴中有阳，阳中有阴，阴阳交互，上下和平。水随气而运行于外，是天地交而九窍通。若阴阳不和，则九窍闭塞，水道不行，则形气消索。吴鞠通在《温病条辨》中亦专门论述九窍，并提出"九窍不和皆属胃病"。

有关"七门"，是人体消化道的七个冲要部位。《难经·四十四难》有"唇为飞门，齿为户门，会厌为吸门，胃为贲门，太仓下口为幽门，大小肠会为阑门，下极为魄门，是谓七冲门"之说。张志聪认为这"七门"之中，以会厌吸门最为重要："人但知饮食从飞门而入，糟粕从魄门而出，不知所谓门者，有开有阖，有旋转之枢，神气之有出有入，皆由此门。如曰吸门，必先呼出而后能吸入，有如辘轳之有升有降也。夫人之所以养生者，莫先乎饮食，如饮食不下，二便闭癃，多有因于气机不转。人但知降下，而不知升提，有如辘轳之绳，西不能下，因东之碍而不升，故曰：将欲下之，必先举之，此之谓也"（同上）。说明会厌是掩盖气管的器官，也是呼吸纳气的枢纽。

五、病因病机研究的学术成就

钱塘医派对中医病因病机的研究较深，高世栻认为："人身本无病也，凡有所病，皆自取之。或耗其精，或劳其神，或夺其气，种种皆致病之由。惟五脏充足，六腑调和，经脉强盛，虽有所伤，亦不为病。若脏腑经脉原有不足，又不知持重调摄，而放纵无常，焉得无病？"（《医学真传·原病》）其高度概括了致病的原因，并从脏腑经络来进行划分，如"脏气不足，病在脏；腑气不足，病在腑；经脉不足，病在经脉。阴血虚而不为阳气之守，则阳病；阳气虚而不为阴血之使，则阴病。且正气内虚，而淫邪猖獗，则六淫为病。是病皆从内生，岂由外至？其有外至者，惟暴寒暴热，骤风骤雨，伤人皮腠，乍而为病，则脏腑经脉运转如常，发之散之，一剂可瘳。若先脏腑经脉不足，而复外邪乘之，则治之又有法，必先调其脏腑，和其经脉，正气足而邪气自退，即所以散之发之也"（《医学真传·原病》）。说明由于病邪种类、受病条件、受邪部位不同，加以病者体质强弱的不同，必然导致临床证候的千变万化，在病理上也各有其特殊规律。所以他又说"治病必求于本，求其本，必知其原，知其原，治之不远矣"（同上），明确指出了病因病机在中医临床上的重要性。

1. 六淫并非外感

一般医家都认为六淫为外感之病，而钱塘医派则认为"非也"。高世栻说："盖厥阴、少阴、太阴、少阳、阳明、太阳曰六气，风、热、湿、火、燥、寒曰六淫，天有之，人亦有之。故居其内以通脏腑者，六气也；居其外以通于天者，六淫也。天之六淫与人之六淫，无时不感，讵必病也？"（《医学真传·六淫外感》）为说明问题，他引《素问·天元纪大论》中"厥阴之上，风气主之；少阴之上，热气主之；太阴之上，湿气主之；少阳之上，相火主之；阳明之上，燥气主之；太阳之上，寒气主之"为证，认为文中所谓"本"，即是"六元"。以此为例，则"三阴三阳之六气，在下为标，下即内也；而风、热、湿、火、燥、寒之六淫，在上为本，上即外也。六淫在上而在外，故曰外感，感犹通也"，故提出"外感之说，其义有二：一言六淫外通于天，一言六淫主外通于六气。义虽有二，总谓六淫在人而不在天，凡有所病，皆本人身之六淫，而非天之六淫也"。为证明他自己的观点正确，又引《伤寒论》"中风""伤寒"的条文："发热汗出、恶风脉缓者，名为中风"和"或已发热，或未发热，必恶寒，体痛、呕逆、脉阴阳俱紧者，名为伤寒"，认为"中风"和"伤寒"之名，"从人身而定也，非外至也。若果外至，胡不曰六淫外中、六淫外伤，而必曰外感也？"因此感叹道："世多不知此义，一遇病辄云外感，岂无病时遂不感耶？甚矣其聩聩也！"应该指出，钱塘医派认为六淫是外感之邪，许多内伤疾病也属于六淫范畴，这种创新观点对临床上具有重大的指导意义，值得肯定。现代医学研究已经表明许多非外感的内伤疾病也是感受六淫之邪，如由幽门螺杆菌感染引起的胃病，因肠道菌群失衡所致的腹泻，疱疹病毒感染引起的妇女带下病等，都可运用清热解毒等治疗外感六淫的方法取得满意的疗效。

2. 七情皆为心主

喜、怒、忧、悲、思、恐、惊，谓之七情。七情这种精神活动是人们对自己所认识和处理的事物，对客观世界的事物和现象，对别人和自身的行动和态度的体验，是直接影响人体脏腑气血的情感过程。这种情感过程必然伴有不同程度的脏腑气血变化。即高世栻所谓"七情通于五脏：喜通心，怒通肝，忧通肺，悲思通脾，恐通肾，惊通心与肝。故七情太过则伤五脏。"（《医学真传·七情内伤》）钱塘医派认为七情虽与五脏均有关系，但主要与心关系密切。张志聪在《黄帝内经灵枢集注》中指出："天地之万物，皆吾心之所任。心有所忆者，意也；意之所存者，志也；志有所变者，思也；思有所慕者，虑也；虑有所处着，智也。此皆心神之运用。"正因为如此，故"思虑志意皆心之所生，是以思虑喜怒忧悲恐惧，皆伤其心脏之神气"（《黄帝内经灵枢集注·本神篇》）。说明人的七情是外界通过人的感官内传于心，并由心所作出的反映，所以说七情皆从心而发。七情从心而发之后，不同的情志，会影响到与之相应的内脏，因此，心神在防御七情致病方面有着重要的作用。在治疗上，高世栻提出："七情内伤则有所亏损，疗之不易，须识其何脏独伤，观其色，察其脉，验其形神，详其太过与不及，而后调济之。"（《医学真传·七情内伤》）又说明人的情志反应复杂而又微妙，各种情志变化往往可分而不可离，故七情内伤治疗具有复杂性，也需要在临床上依据"四诊合参"，辨证施治，方能获效。

3. 时气发病释义

《内经》有"春伤于风，夏生飧泄；秋伤于湿，冬生咳嗽；冬伤于寒，春必病温；夏伤于暑，秋必痎疟"之言，阐述了时气发病的特殊规律，后世医家对此多有论述，可谓是智者见智，仁者见仁，各不相同。钱塘医派从人体气机升降出入来阐发四时之气发病机理，可谓别开生面。如张志聪在《侣山堂类辩》中反复申明："此天地阴阳之邪随人气之上下升降者也。"其原因就是"人居天地气交之中，随四时之寒暑往来，而四时之风寒暑湿，又随人气之升降出入。"对其中的"冬伤于寒，春必病温"，成为后世伏气温病的产生提供了依据。张志聪认为："邪伏于内而后发者，寒乃阴邪，冬时阳气内盛，故邪伏于在外皮肤之间。冬至一阳始生，至春阳气盛长，外伏之阴邪，与阳相遇，邪正相搏，寒已化热，故春发为温病也。"意思是说隆冬季节为阳气闭藏之时，感寒后阳气内闭，不得外达，邪留于肌腠，至阳春季节阳气发越于外，冬季蕴于体内的寒邪随卫阳鼓荡而外达，与春季阳邪相合，两邪相搏，故发而成温病。据此，钱塘医派反对其他医家对伏气温病产生的一些错误观点，如李东垣所谓是因房室、劳役之人腠理开泄而肾精不藏所致等，张志聪指责说："东垣不明经旨，反穿凿缀缉，而安道讥之，安道讥之而亦不能阐发其经义，是使后人而复讥后人也。"

4. 饮酒损伤脾肺

酒少饮可以令人血脉通畅，气血调和，过之即可成为致病之因。一般都认为饮酒最易伤肝，会出现爪甲不荣、手足震颤、视物昏花等症状。但张志聪却提出"饮酒损伤脾肺"之作。他引《内经》"饮入于胃，游溢精气，上输于脾；脾气散精，上归于肺；通调水道，下输膀胱，水精四布，五经并行"之言，认为"是入胃之饮，从在内之脾肺，四布于皮毛，下输于决渎，而为津为溺，乃从内而外也"（《侣山堂类辩·饮酒伤脾辩》）。而"酒入于胃，随卫气而先行皮肤，先充络脉，络脉先盛，卫气已平，转入于经，而经脉大盛，是反从外而内也"（同上）。这是因为"酒者，水谷之悍液；卫者，水谷之悍气，故随卫气而先行皮肤。是以饮酒者，面即赤，而小便独先下，乃先通调于外而下输也。其充满于经脉者，复归于脾肺，是以醉饱入房，多成中满、噎隔、咳嗽、吞酸之病。盖留积于内，复通调于外，致伤脾肺故尔"（同上）。明确指出饮酒可伤脾肺，对指导临床具有一定的意义。

5. 正虚邪实发病

疾病的发生取决于正邪对立双方的斗争，发病与否取决于邪正双方的力量对比。疾病的发生与发展过程，是正气与邪气作斗争的过程。邪正消长，既是人体与疾病斗争过程中的复杂变化，也是人体在抵抗一切外来的致病因素的生理功能和病理变化的综合表现。《灵枢·百病始生》说"夫百病之始生也，皆生于风雨、寒暑、阴阳、喜怒、饮食、居处、大惊、卒恐"，这里的"风雨、寒暑、阴阳、喜怒、饮食、居处、大惊、卒恐"就是导致疾病的因素——"邪"。由于邪气入侵，张志聪分析说："则血气分离，阴阳破散，经络厥绝，脉道不通，阴阳相逆，卫气稽留，经脉虚空，血气不次，乃失其常。"（《侣山堂类辩·邪正虚实辩》）《素问·通评虚实论》曰："邪气盛则实，精气夺则虚。"又曰："邪之所凑，其气必虚。"故张志聪说："是凡病未有不为邪气所伤，而即为正气虚脱者也。是以大骨枯槁，大肉陷下，胸中气满，喘息不便，皆因外感风寒，内伤五志之所致。"（同上）如少壮之人，精神日盛，血气日生，多因邪病而成虚怯。若有不因邪病而成虚怯者，是不因外感内伤，为奇恒之病。《素问·大奇论》有"胃脉沉鼓涩，胃外鼓大，心脉小坚急，皆鬲偏枯，男子发左，女子发右……年不满二十者，三岁死"之说。张志聪认为："夫人之荣卫、血气、皮肉、筋骨，皆资生于胃腑水谷之精。胃脉沉鼓涩者，胃虚而生气衰也，血气不能荣养于身，故成偏枯之证。年未满二十者，精神正盛，血气方殷，而反见此衰败之证，此因先天所秉之元气虚薄，而后天不能资培，斯成自损之病。然亦至三年之久，而不致于速死。"（同上）这实际上是体质因素，也属正虚的一种。邪正虚实相互作用的过程与关系，就是中医学邪正相争，消长进退，病情虚实转化的客观过程与关系。因此，他提出"审辨邪正虚实，临证要紧关头。"（同上）

6. 阴证本于阳虚

阴阳对立统一规律是自然界万物发生、消亡、运动、变化的根本原因，疾病的发生以及发展也可以用阴阳来予以解释。阴阳双方力量对比失却均势，引起阴阳失调而导致疾病。张志聪引《内经》"阳者，天气也，主外；阴者，地气也，主内"和"阳在外，阴之使也；阴在内，阳之守也"之语，认为"人之三阳，犹外之重门；人之三阴，犹内之堂室。邪中于阴而为阴证者，乃重门不固，本阳虚也。虽然，外城已破，内城尚可固守，盖阳生于阴，里气实者，犹能外御其侮。若表气微虚，里气不守，则使邪中于阴矣"（《侣山堂类辩·阴证本于阳虚辩》），说明阴证本于阳虚，征之临床确有许多阴证所描述的症状也是阳虚的症状，如畏寒肢凉、口淡不渴或喜热饮、大便稀薄、小便清长、性欲低下等。张开之也说："阴阳之道，阳密为要。如阳气不固，则邪不以次入。忧、恐、悲、喜、怒皆伤五脏，邪即随所伤之脏二乘之，又非独肾精之能固守也"（同上）。在探讨中医基础理论"阴阳学说"时，钱塘医派崇尚阳气的作用，因此，对于阴证，他们更重视的是阳虚，说明阴证是体内阳气虚衰、阴偏盛的证候，这应该是继承了元代医家王好古在《阴证略例》所谓的阴证病因，关键在"人体本虚"，感受寒邪是次要的观点。由于阴阳是"八纲"辨证的首要，所以张志聪提出"不明阴阳之道而为医，犹未能操戈而使之战也"（同上）。

7. 内外阴阳虚脱

阴阳虚脱的实质就是阳气不能温煦与固摄精血津液，精血津液亦同时不能承载与涵敛阳气，以致二者由部分到完全脱离。张志聪认为，造成阴阳虚脱的原因"有外因、内因之分，有偏胜、偏绝之别"（《侣山堂类辩·阳虚阴脱辩》）。由外因之阴阳偏胜而偏绝者有四种情况：一是阴盛而生阳之气欲绝于内，如邪中于阴，手足厥冷，脉微欲绝；二是阴盛于内而阳欲脱于外，如欲冷饮，欲卧凉地，揭去衣被，躁而不安。此二者都宜用参、附、姜、桂急救之。三是阳盛而阴绝于内，如发汗不解，身反大热；四是阳盛于内而阴液外脱，如阳明病，发热汗多者，宜用大承气汤急下之。内因之阴阳偏胜而偏绝者，即他所谓"阳生于阴，阴生于阳。阳生于阴者，阳气生于阴精也；阴生于阳者，阴精之生于阳化也。阳化者，阳气化水谷之精微而生此精也。阴阳和合，交相生化，是为平人。如孤阳不生，独阴不长，此阴阳之生机欲绝于内也"（同上）。《难经》有"脱阳者见鬼，脱阴者目盲"之说，张志聪解释说："盖阳脱者，从下而脱于上；阴脱者，从上而脱于下。故脱阴而目盲者，尚有余命之苟延；脱阳而见鬼者，不计日而死矣"（同上）。说明阴阳虚脱可以分别从阴竭和阳衰发生，亦即由亡阴或亡阳而形成。但不论始自阴精枯竭还是始自阳气衰竭，都必在阳气离根出现时才真正进入"虚脱"阶段。而由阴竭和阳衰引起的阳气离根，其具体机转则是不尽相同的，其病理过程也多是从局部开始，迅速发展到全身的。从这一点来看，钱塘医派的观点无疑是正确的。

8. 亢害承制生化

在正常情况下，人体存在一种自我调节的本能，某一方面有偏盛或偏衰，可通过自身调节得到克服或相互抵消，借以恢复稳定。张志聪注释《内经》所云"帝曰：善。愿闻地理之应六节气位何如？……岐伯曰：亢则害承乃制，制则生化"为："此论地之六节，以应四时之六气也。天道左旋，地道右转，故曰显明之右。显明者，寅正之时，日方显而明，故曰显明，乃厥阴风木所主之时也。……又如初之气，乃厥阴风木主气，如无承制，则木盛矣，少生气则不及矣。有金制水生于前，则木化而和平矣。化者即天地阴阳之造化，若太过不及，则有灾眚之变，而不能化生万物，故曰制生则化，谓有制而有生则化矣。"（《侣山堂类辩·亢则害承乃制制则生化辩》）从阴阳五行运动所表现的规律，进一步阐明机体如何寻求"平气"的机理，并阐述其中的"亢"代表机体功能亢进，而机体在太过的同时，必有相对的不足，这是五行间盛衰盈虚变化的反映。"亢"实际上就是一个从生理到病理状态的演变过程。而"制"就是对人体自身调节现象的概括，在调节生命运动中起着关键作用。同时，他阐述了"制"还具有定位的特征，正因为有这种定位定向环环相扣的承制功能，才保证了人体正常的生理活动，呈现出稳定状态。因此，张志聪的注文虽长，但却概括了人体的自身稳定现象及其内在机理，在一定程度上正确地认识到人体生命和疾病运动变化的本质，具有很高的理论价值和临床意义。

六、诊法研究的学术成就

有关诊脉察色的方法，最早见于《灵》《素》诸经。西晋·王叔和编的《脉经》十卷，是为第一部研究诊法的专著，钱塘医派认为其内容"虽采用经语，其中不无杜撰，且多七表八里之蛇足，图画七奇八怪之形状，疑惑后学，反多歧路之悲"（《侣山堂类辩·诊法论》)，而五代高阳生假托王叔和之名，撰写的《脉诀》二卷，虽有所长，但"在叔和《脉经》又未可为全璧"（同上）。故他们提出"学者当宗法《灵枢》《素问》及仲景平脉、辨脉诸法"（同上）。《灵枢》中脉有缓急、大小、滑涩之提纲，《素问》有左右、前后、上下之诊法，"盖以形身之上下四旁，以应天地六合之道，又三部九候之法，有天道焉，有人道焉，有地道焉。谓人居天地气交之中，人与天地参也"（同上），强调诊法亦应遵循"整体观念"。《内经》中"经脉"论六脏脉属脏络腑，六腑脉属腑络脏。"脉要精微论"以尺脉候肾，左附上以候肝心，右附上以候脾肺。其原理正如张志聪所分析的"是盖以两肾为先天始分之水火，而生木、火、土、金、水之五行也。脏腑之雌雄配合，经脉之属络相连，是以高阳生有左心、小肠、肝、胆、肾，右肺、大肠、脾、胃、命之歌，盖亦有所本也"（同上）。《伤寒论》以右附上候脾胃，则心与小肠，肺与大肠，不言而可知。后人妄生别论，皆未曾参究《内经》之故。此外，《内经》中"平脉篇"有三菽、六菽之诊法，谓皮、脉、肉、筋、骨，乃肺、心、脾、肝、肾之外合，故以举按轻重，以候五脏之气。而褚澄、储泳之论，不徇经理，反复阴阳，颠倒脏腑，可置之勿问。故他倡言"此四诊之法，咸宜明了于心中，随机应变于指下，兼之审证察色，而诊道始备"（同上）。

1. 诊脉当识审

关于诊脉，张志聪认为当分识脉、审脉两个过程，其中识脉虽难，但审脉更难。识脉，如滑伯仁之《诊家枢要》所说，只要以对待之法辨识，就容易分别于指下。而审脉，即张志聪谓"体认所见之脉何因，所主之病何证，以心印之而后得也"（《侣山堂类辩·识脉论》）。

《伤寒论》中"平脉篇"说"浮为在表，沉为在里，数为在腑，迟为在脏"，又有"浮则为风""浮则为热""浮为气实""浮为气虚""浮则无血""浮则为虚"等说法，说明浮脉可出现在各疾病的发展过程中，不能认定脉见"浮"即是外感，故张志聪说"是必审其证之表里阴阳，寒热虚实，病之久病新病，脉之有力无力，而断之以意也"（《侣山堂类辩·识脉论》）。并举例"如扁鹊知桓侯疾之浅深，望而知之也；知虢太子不死，问而知之也；华佗闻呻吟之声而取蛇毒，闻而知之也。后人恶能及二君之神智，然必四诊咸备，而后可保万全，故曰审脉之更难也"（同上）。明确提出诊脉当需结合望、问、闻三诊，方为完备。

张志聪还对《难经·十四难》"上部有脉，下部无脉，其人当吐，不吐者死；上部无脉，下部有脉，虽困无能为害"之说进行注释，认为"所以然者，脉之有尺，譬如树之有根，枝叶虽枯槁，根本将自生。脉有根本，人有元气，故知不死"（《侣山堂类辩·上部有脉下部无脉其人当吐不吐者死》)，以此说明脉生于中胃，寸生于尺，阳生于阴。他说："脏气者，不能自至于手太阴，必因于胃气，乃至于手太阴也。尺者，脉之根也，故善调尺者，不待于寸。是以上部有脉，下部无脉，其人当主吐伤中胃而见此脉也。若不因吐而见此脉者，生气已绝于内，即所谓寸口脉平而死者是已。故上部无脉，下部有脉，如树之有根，虽困无害。上下文义，一气呵成。"（同上）而明代张世贤《图注八十一难经辨真》却说："凡人之脉，上部有而下部无，乃邪实在上，生气不得通达，故当吐其邪而升其气，否则源塞，故知必死。"张志聪认为"是张氏以上节论邪，下节论正，一段气脉，分为两截矣"（同上）。如果说"邪壅于上，而下气不得疏达者，下部之脉必有力而沉紧，未有气壅于下，而反无脉者也。若以无根之脉，而再令吐之，是促之速死矣"（同上）。他曾诊霍乱之脉"寸尺皆无"，说明始吐之时，先下部无脉，等到医生至时诊脉，下部、上部皆无脉。说明《难经》论脉亦有错误之处。

高世栻秉承张志聪的观点，也认为"其他《脉诀》之言，多属不经，不可为信。欲求诊脉之法者，考于《灵枢》，详于《素问》，更合本论'辨脉''平脉'而会通之，则得其要矣"（《医学真传·诊脉大法》）。他在《医学真传》中专立"诊脉大法"篇，详细论述诊脉的机理及方法。至于《难经》所谓"迟为虚寒，数为虚热"，认为是识病之法，并非诊脉法。从脉的形象来看，又有浮沉、滑涩、弦紧、大小之分。此脉之外，又有微、细、芤、革。由于脉的形象不一，必须于指下辨明，合证参考，才能自有定见。对诸脉之外的动脉，高氏分析说："动脉有二：一则三部之脉，厥厥动摇，圆疾如豆也；一则头额、喉旁、胸腹、胫足跃跃而动，此经脉循行环转，于空隙之处微露其端，所谓流中溢外也。"他尚提出了反关脉。更为重要的是，高氏提出"至诊脉论病，如云某脉系某病，某病得某脉，不但蛇足，且诊视之下，亦难为据，不若但论脉之有神无神、和缓与不和缓之为得也"，即当审其脉之圆缓，并脉之胃气。所谓"圆缓者，脉来应指，至数均调，三部同等也。胃气者，轻举应指，重按柔和也"。若脉不圆缓及无胃气，轻病必重，重病必死。此外，高氏还对病脉之外的死脉进行了探讨。

对诊脉的部位，虽高阳生《脉诀》有云"左心、小肠、肝、胆、肾、膀胱，右肺、大肠、脾、胃、包、三焦"，但高氏认为"此一脏一腑相为配合，合《灵枢》之脉法也；而《素问》脉法，又以两手寸脉候上，关脉候中，尺脉候下"，两者有所不同。简单而言，《素问》之脉法是"右寸候肺，左寸候心，而膻中、上焦附于两寸；右关候脾，左关候肝，而鬲中、中焦、胃、大小肠附于两关；尺中候肾与膀胱，无分左右，而季胁、血海、下焦附于两尺。此上以候上，中以候中，下以候下"（同上）。关于仲景在《伤寒论·平脉篇》中所记载的诊法，即"以三菽、六菽、九菽、十二菽之由轻而重，自举而按，以候五脏之气"，高氏认为这是以浮、中、沉诊五脏之气，《伤寒论》之脉法是正确的。如果能将这些经论脉法，平素俱熟于胸中，则"论病诊视，无往不宜矣"。

高氏认为诊脉还需因人而施："脉分左右，左主血，右主气。男为阳，阳者气也，故男子之脉，宜于右旺；女为阴，阴者血也，故女子之脉，宜于左旺。男子右脉和平，虽困无害；女子左脉和平，虽困亦无害。盖五脏所居之位，男居于左者，女则居于右；男居于右者，女则居于左。《素问》云：男子左为逆，右为从；女子右为逆，左为从。所从不同，则两手左右所属脏腑亦当不同矣。"小儿之脉，亦如此法。但因小儿啼哭，不能细诊，只能以一二指按之，脉来四五至，为和平。若按之而似有似无，或急疾无神，兼之病剧，视虎口而别以色。诊小儿之脉，须知"小儿呼吸急疾，约以急疾应之可耳"。由此推之，无论大人、小孩或男女，凡病内虚者，脉弱为宜，洪大则忌；初病外感者，阳脉为宜，阴脉则忌。

2. 望诊重辨舌

卢复引齐桓公伐卫、伐莒之事，认为"此例于医，为望法之第一义也"，"若能专心事病人，则一望所楚，深达其自己欲言而未能者矣。死生吉凶，其末事乎"（《侣山堂类辩·望色论》），强调了望诊的重要性。

高世栻则非常重视望诊中辨舌的临床意义，并直抒己见："余之辨舌，不合方书，观者未必能信。如能不弃余言，则杀人亦差少耳。"（《医学真传·辨舌》）首先，高氏认为："舌者心之窍。心，火也。舌红，火之正色也。上舍微苔，火之蕴蓄也。此为平人之舌色。若病则君火内虚，胃无谷神，舌色变而苔垢生"（同上）。对于那种"妄谓胸中有食则舌上有苔"的观点，他直斥为"非理也。若谓苔因食生，则平人一日数餐，何无苔？若谓平人食而即消，病则停滞苔生，何初病一二日，舌上无苔，至三四日，谷食不入，舌反有苔？则有食有苔之说，可知其讹谬矣"（同上）。故他说"方书辨三十六舌，张大繁言，毫无征验。世医不知此属伪言，临病施治，执以为信，非所以救之，适所以害之矣"（同上）。平人之舌本无苔，微有苔者，不过隐隐微微、淡白淡黄之间。惟三焦火热之气，为寒所侵，则舌上白苔而滑。身发热而谷不入，中上二焦虚热相蒸，则舌上黏苔而垢。若苔色淡黄或微黄者，是中土虚。苔色灰褐或酱板色者，是中土寒。舌上紫色者，是虚寒。深紫色者，是大虚大寒。紫色光亮者，久病火衰，是土无生原。淡白光亮者，属久病阴虚，荣血内脱。苔色黑色者，为君火虚衰，水色上乘。由于舌质红而属火，故他指出："火得其色，乃为平人之舌。平人五火齐明，如天日光明，阴翳消除，何苔之有？惟伤寒大病，君火不明，致三焦相火乘于君火之位，则舌色反常。"（同上）其中的相火之乘于君火，非相火之有余，乃君火之不足所致。如果医者不知，反认为相火之上乘，"进以寒凉，则君火愈亏，相火并竭，神志散乱，未有不毙"（同上）。因此，平人胃气有余，三焦和畅，君火光明，故"凡五味入口，无论酸盐甘苦，皆过而无苔；病则胃气空虚，三焦失职，君火衰微，若五味入口，遇酸盐甘苦，则舌上凝滞而苔生矣"（同上）。

伤寒苔黑，世有火极似水之说，品方用药，仍议清凉。高氏认为："夫火极似水，所谓物极必反也。既极而反，理应从治，不应对治。对治固宜清凉，从治则宜温热矣。奈何认舌皆以虚为实，以寒为热，不能探本澄源，尽是以讹传讹"（同上）。虽然舌色反常亦有实热之证，然舌色反常而实热者，十有二三，为三阳病；舌色反常而虚寒者，十有七八，为三阴病。若舌色反常，上有红点，大如芥子，是虚热舌；舌色如常，上有红点，大如芥子，是实热舌。至于"舌上苔黑而热极者，其苔高浮于上，不伤舌之本体，或黑或灰，是犀角、芩、连、石膏之证，乃百中之一；至大小承气之证，舌上亦有燥黑者，然必出言壮厉，神气虽昏，而原本之神凝聚于内，承气下之而愈，亦百中之一耳"（同上）。其有散黑而润、四边灰紫者，为虚寒舌。又有凝黑而枯，上如鳞甲者，为大虚大寒舌。二者都用参、术、桂、附，大忌寒凉。若胃气已绝，满舌如茧，板硬而黄，或板硬而黑，如是之舌，则百无一生。

3. 闻音声言语

闻诊，即听病人的声音、语言等以诊察病情。张志聪认为"不知音声之原委，又安能审别其病情乎"（《侣山堂类辩·闻音声言语》），说明闻诊的重要性。闻诊的主要内容是根据五行学说，即五音五声与五脏相应来辨别病变。张志聪说："音声者，五音之声，嘹亮而有高下；语言者，分别清浊字面，发言而有语句。"（同上）认为音声的高低与脾、肺二脏有关，故谓："土者其数五，五者音也，故音主长夏，是音声之发于脾土，而响于肺金也。"（同上）他又从肾间动气之所发，故肾气虚者，音声短促，上气不能接下气。关于言语，他说："在心主言，肝主语，心开窍于舌，舌者音声之机也。肝脉循喉咙，入颃颡。喉咙者，气之所以上下者也；颃颡者，分气之所泄也。肝心气和，而后言语清明也。"（同上）说明语言的清晰与心、肝二脏有关。因此，发言歌咏，出于五脏神之五志，故有音声而语言不清者，当责之心肝；能语言而无音声者，当责之脾肺；能言语音声，而气不接续者，当责之两肾。这在临床上有一定的实用价值。

4. 问诊应详细

《内经》有"治之极于一，一者因得之"之言。其中的"一"字，张志聪解释为"神"，谓"得其神，则色脉精气皆得矣"（《侣山堂类辩·问因论》）。他说："闭户塞牖，系之病者，数问其情，以从其意。得神者昌，失神者亡。盖得其因，则能定其名，能定其名，则知所以治矣"（同上）。为此必需通过问诊来全面了解病情，为辨证论治提供依据。即他所谓"夫病又有脉证之相应者，有不相应者；有病久而重感于新病者，有外感风寒，而复内伤五志，病不以次入而乘传者。故当详审其受病之因，所病之苦。察其志意得失，神气存亡，饮食嗜欲，居处房劳，参合脉证，以意逆之，然又不可惑于病家之言而无果断也"（《侣山堂类辩·问因论》）。如他曾治一少年，伤寒三四日，头痛发热，胸痛不可按。病家认为是三日前因食面而致病，张志聪通过问诊，认为"食停于内，在胸下胃脘间，按之而痛。今胸上痛不可按，此必误下而成结胸"（《侣山堂类辩·问因论》）。再问病家，告知说：昨延某师，告以食面之因，医用消食之药，以致胸中大痛。张氏诊视外证尚有，仍用桂枝汤加减，一服而愈。可见医生在问诊时不应"惑于病家之言"，只有通过详细的询问，才能使医者明了，有利于更准确地、有效地诊疗疾病。

5. 辨证分阳阴

阳证是反映人体功能亢进，能量代谢增高的反应状态；阴证是反映人体功能不足，能量代谢低下的反应状态。所以在临床运用八纲辨证时，一般对阳证的概念主要是指实热证，阴证的概念主要是指虚寒证。张志聪认为不尽然。他说："夫《内经》之所谓未满三日者，可汗而已；其满三日者，可泄而已。盖谓热病而言也，故篇名热论。热病者，寒邪在于表之三阳，寒已化热，故可汗而已；在不从汗解，则热邪已入于里阴，故可下而已。若寒邪在表而不能化热，及表阳虚脱者，太阳经有四逆汤之寒证；寒邪直中于里阴，感君相二火之热化者，少阴经有急下之火证；厥阴经有便脓血之热证。此皆从人身中之气化也。故邪在三阳曰阳证，能化热曰热证，不能化热曰寒证；在三阴曰阴证，病阴寒曰寒证，得火化曰热证。又不可以病在阳而定为热病，在阴而必寒也。"（《侣山堂类辩·阳证阴证辩》）明确指出阳证未必出现热象，阴证未必出现寒象。此外，还有一种"阳剧似阴""阴剧似阳"的特别现象，即张志聪所谓："阳剧似阴者，谓厥深热亦深也。厥阴篇曰：伤寒一二至四五日厥者，必发热，前热者后必厥，厥深者热亦深，厥微者热亦微。所谓伤寒一二日者，谓一日病在太阳，二日病在阳明，寒已化热，至四五日而后传入于里阴，故曰必发热。言伤寒一二日必前发热，至四五日而后厥也，深重微轻也。盖热邪深入，而里气不能外达，故热深而厥亦深也。如此者当知一二日之间，邪在表阳曾发热而后传入于里阴也"（同上）。至于所谓阴剧似阳者，"乃寒邪直中于里，阴盛而格阳于外，是以喜寒恶热，揭去衣被，欲卧凉处。如此者，其人必躁；其脉沉细，或虚浮而乱；其舌必滑，其面色必清；或赤浮于外，其肤必凉；或发热者，必先凉而后热，以手按之，始觉壮热，久之反凉"（同上）。对此二者，应先详审其因证，而假象自露。若犹恐阳剧似阴，阴剧似阳，先以此摇惑于心中，则反有差误。

七、治则与治法研究的学术成就

钱塘医派十分强调治则与治法在中医临床中的核心作用，对其研究也颇为用力。高世栻说："凡人有病，需治在医，医者人之司命也。既司人命，必知人身有形之经，又当知人身无形之气，辨有形之有余不足，察无形之离合逆从。有形者，脏腑经络之定位；无形者，阴阳运气之转输。脏腑经脉有病，而阴阳运气，转旋输布，不失其常，虽病可愈；若有形既病，而无形亦逆，便不治矣。盖医不能生人也，不杀人，便为良医矣。所痛惜者，有形无形，全不之知，离合逆从，并未曾晓，见病即治，知其外不知其内，究其末不究其原，妄曰医者意也。以妄为意，以妄为医，是居盲聩而云察秋毫也，岂其然哉。"（《医学真传·治病》）

1. 治病应中庸不偏

钱塘医派依据儒家"中庸之道"，强调治病最忌偏执。张志聪说："中者不偏，庸者不易，医者以中庸之道存乎衷，则虚者补，实者泻，寒者温，热者凉，自有一定之至理。若偏于温补，偏于凉泻，是非中非庸矣。夫医道，上通天之四时六气，地之五方五行，寒热温凉，升降浮沉，信手拈来，头头是道，急者急治，缓者缓治，若仅守平和之橘皮汤者，又执中无权也。"（《侣山堂类辩·中庸之道》）溯观古今，多有偏心，偏于温补者，惟用温补；偏于清凉者，惯用清凉。说明古代名医用药亦往往有偏，如刘河间偏寒凉，李东垣偏补土，张子和偏攻下，朱丹溪偏养阴等，这其实与各名医的出身、服务对象、历史环境、地理等情况不同有关。但后世医家不明其中的学术渊源，盲目模仿某个学派，未免失之于偏。就会出现如张志聪所谓的"使病人之宜于温补者，遇温补则生；宜于凉泻者，遇清凉则愈，是病者之侥幸以就医，非医之因证以治病也"（同上），即应该用温补的病证遇到温补派的医生就得以好转，而遇到偏于寒凉的医生就会恶化。这样就产生了病人就医时的侥幸性。由于医生的偏颇或固执，危害较大，故张志聪告诫说："岂可语于不偏不易之至道哉！"（同上）

2. 养生有平调之法

《内经》提出养生理论"调和阴阳"，张志聪在此基础上，依据五行的生克关系，将其具体化。他说："太阴之上，湿气治之，而有肺金之燥，燥湿之相济也，是以脾喜燥而肺喜润；阳明之上，燥气治之，而胃合太阴之湿，脏腑雌雄之相配也，是以阳明不从标本，从中见太阴之湿化。阴阳和平，燥湿相合，则饮食消化，津液运行，而肌肉丰厚。如阴阳不和，则能食而瘦矣。故脾胃之阴湿太过者，宜燥之温之；阳明之燥热已甚者，宜苦寒以泄之；肺与大肠，病秋金之燥者，宜清凉以润之；感太阴之湿者，宜温热以燥之，此平治阴阳燥湿之道也。少阴之上，君火主之，而有肾脏之水；太阳之上，寒水主之，而有巨阳之阳。阴阳标本之相合也，是以水上火下，斯成既济之无咎；若水不上济，则火盛而心悬如病饥；火不下交，则下焦寒而足膝厥冷，故当调摄其水火之升降焉。厥阴之上，风气治之，而有包络之火；少阳之上，火气治之，而有甲木之风。盖火生于木，风自火出，风火之相生也。故火炽者当先平其风木，风烈者宜先息其火炎。"（《侣山堂类辩·辩脏腑阴阳》）说明五脏之间的相互协调，以达到平和之目的。故他总结说："此阴阳五行，雌雄配合，各有平调之法焉。故善养生者，非惟苛疾不生，更可以延年不老。"（同上）

3. 祛邪宜因势利导

祛邪是中医治法中一大原则。体表的毛窍，前后二阴，都是病邪外除的通路，通常用汗、下法。张志聪引《灵枢经》"上焦开发，宣五谷味，熏肤充身泽毛，若雾露之溉"经文，认为"盖气化而汗出溱溱也。夺血者无汗，是血气不足，邪不得从汗解也"（《侣山堂类辩·汗下论》）。又引及《伤寒论》"微则阳气不足，涩则无血……阳微不可下，下之则心下痞硬"句，认为这是"血气不足又难从下解也"（同上）。从而提出"当知邪贼宜攻，而正气又当培养"（同上）。但"邪正相持，则为寒热出入，邪负则愈，正北则危"（同上）。因此，"汗下之法，犹援兵也。善用兵者，寡可以敌众，弱足以胜强。若不审虚实，不识形势，而妄攻之，反为贼害矣"（同上）。因此，他提出"凡病当先却其邪，调其血气，顺其所逆，通其所稽，则阴阳和平，而正气自复。若止知补虚，而不清理其病，邪病一日不去，正气一日不复，渐积至久，而成不救之虚脱矣"（同上）。他还举例说明"又常见少年子女，因感外邪，而为发热咳嗽，或为唾血，或为夜热，不行清理其邪，而致阴阳破散，血气干枯，有不数月而死者，有不周岁而死者。而曰此百日怯也，此周年怯也，悲夫"（同上）！至于如何运用，张志聪强调祛邪宜速，因势利导。他说："一薰一莸，十年遗臭，故去邪莫如速也。"（同上）说明外邪初袭人体，邪即轻浅，正又未虚，如果投以发汗解表之方，及早治疗，即可阻断病邪深入，促使疾病很快痊愈。故他说："汗多亡阳，如表邪盛者，汗之而解，以养阳也。"（同上）如病邪积聚在里，当用下法泻去肠中积滞，以为病邪寻求去路，避免邪热灼盛而损伤阴津，故他说："下多亡阴，如里邪实者，下之而解，以养阴也。"（同上）

4. 平有余补其不足

《难经·七十五难》说："经言东方实，西方虚，泻南方，补北方，何谓也？然：金木水火土，当更相平。东方木也，西方金也。木欲实，金当平之；火欲实，水当平之；土欲实，木当平之；金欲实，火当平之；水欲实，土当平之。东方者肝也，则知肝实；西方者肺也，则知肺虚。泻南方火，补北方水。南方火，火者木之子也；北方水，水者木之母也，水胜火。子能令母实，母能令子虚，故泻火补水，欲令金不得平木也。经曰：不能治其虚，何问其余，此之谓也。"张志聪认为，"上二句乃启下之文，下二句乃承上之辞也"（《侣山堂类辩·东方实西方虚泻南方补北方》），五行之间即有生，又有克，如发生亢害，即须承制。只有这样，才能保持其相对平衡。即他所谓"是五行之气，皆有亢有制也，奚止东方实，而南方当泻乎"（同上）？假如东方实西方虚者，当泻南方而补北方。说明根据五行理论，肝实肺虚证，可通过泻心补肾的方法进行治疗。这是因为"泻南方者，泻东方之实，是实则泻其子也；补北方者补西方之虚，子能令母实也。肺主呼吸，而肾为生气之原，故经言肾为本，肺为末"（同上）。荀子曰"未有子富而父贫者，即此义也"，虽然没有直接泻肝补肺，但通过其母子之间的相互关系，以达到平其有余，补其不足，恢复其正常的生理活动。故张志聪说此"言五行之气，皆可推而论之。设使西方实东方虚，又当泻北方而补南方矣……参论经义，可分可合，庶为得之"（同上）。

5. 新病久病治不同

病有新、久之分，在《侣山堂类辩·病有新故辩》张志聪引《脉要精微论》"征其脉小，色不夺者，新病也；征其脉不夺，其色夺者，此久病也；征其脉与五色俱夺者，此久病也；征其脉与五色俱不夺者，新病也"及《根结》"形气不足，病气有余，是邪胜也，急泻之；形气有余，病气不足，急补之；形气不足，病气不足，此阴阳俱不足也，不可刺之。刺之则重不足，重不足则阴阳俱竭，血气皆尽，五脏空虚，筋骨髓枯，老者绝灭，壮者不复矣。形气有余，病气有余，则阴阳俱有余也，当泻其邪，调其虚实"之言，认为"凡病皆当审其形气色脉，而分别其新故焉"，而"新病者，多宜于清解；久病者，多宜于补养"，他说："有余者泻之，不足者补之，此之谓也。"这是对"标本理论"的运用，即新病为标，旧病为本。因旧病多属痼疾，为时已久，与人体气血相混，治疗多缓慢，处理较复杂；新病较急骤，产生于旧病已经气血混乱的基础上，多半由此种缺陷易招致的病。故张志聪说："然又有病久而重感新病者，又当清解其邪，而调其虚实。若见其病气有余，则以为病久而变剧，仍用久病之法治之，以致中道夭而不终其天年，乃不审新故之过耳。夫血气壮盛者，尚为邪所中，况久病之人，血气虚衰，腠理不密，宁保其不复为邪气之所伤乎？"

6. 扶抑脾胃有侧重

脾胃各自代表消化系统的一个侧面，即张志聪所谓"胃乃受纳之腑，脾为转运之官，故水谷入胃，得脾气之转输，而后能充实于四肢，资养于肌肉。胃为阳，脾为阴，脾与胃以膜相连，阴阳相交"（《侣山堂类辩·能食而肌肉消瘦辩》）。前人有"实则阳明，虚则太阴"之说，虚证多归属于脾，实证多归属于胃。临床出现不能食而瘦，一般不难理解和治疗。但如出现能食而瘦者，张志聪认为，这是"阳与阴绝也"，即脾与胃不协调。他说："夫阳明不从标本，从太阴中见之化，阳明乃燥热之腑，不得太阴之湿化，则悍热之气更盛，脾不得禀水谷之气，则太阴之气愈虚，是以胃中热则消谷善饥，脾气虚则肌肉日瘦。盛者愈盛，而虚者愈虚，渐至五有余而二不足，则死不治矣。"（同上）在用药上，人参、甘草、半夏、橘皮、生姜之类，是助胃之品；白术、苍术、山药、黄芪、厚朴、茯苓、干姜、大枣之类，是助脾之品；枳实、黄连、大黄、石膏、麻仁、芍药之类，是抑胃之药。临床上应依据《内经》所谓"强者抑之，弱者扶之"之旨选择。如"不知药性之所主，不分强弱之资抑，是以强者仍强，而弱者仍弱矣"（同上）。故《伤寒论》阳明篇有"胃气生热，其阳则绝"及"浮则胃气强，其脾为约，麻仁丸主之"之言，这是"阳与阴绝，而用抑强之法"。张开之也说"此外因之新病，故止用抑强之法，如病久而肌肉消瘦者，当以助脾之药为君，宣胃之药为臣，使胃气与脾气相通，泻胃之药为佐，斯为正治之法"（同上）。

7. 发汗利水巧配伍

汗法的立法依据，是依据《内经》"其在皮者，汗而发之"之旨。用于表证初起，可使邪从汗而解，故又称解表法。张志聪认为："夫汗之生源有二，一出于充肤热肉之血，血之液化而为汗，此表汗也；一出于阳明胃腑，乃水液之汗也。"（《侣山堂类辩·发汗利水辩》）因此，发汗要依据病情而定，即他所谓"以表汗止可微取，恐血液伤而阳气脱。若水液之汗，不妨如水淋漓"（同上）。运用汗法还须注意配伍，不同的配伍能加强发汗的作用。如"肺主皮毛，故配杏子以利肺气，盖内窍通而外窍始通也。如配石膏，乃直从阳明而发水液之汗，又非发表之剂矣。如小便不利者，用麻黄杏子配八正散，内加二味，其应如响。盖外窍通而内窍通，上窍通而下窍即利矣"（同上）。为此，张志聪举自己的验案予以说明。如他在苕溪，治一水肿者，腹大肤肿，久服八正散、琥珀散、五子、五皮之类，小便仍淋沥，痛苦万状。张志聪说："此虽虚证，然水不行则肿不消，肿不消则正气焉能平复？"（同上）因时值夏月，他不敢用麻黄，恐阳脱而汗漏不止，以苏叶、防风、杏子三味各等分，令煎汤温服，覆取微汗，而水即利。次日至病者之室，床之上下，若倾数桶水者，被褥帏薄，无不湿透。病者说："昨服药后，不待取汗，而小水如注，不及至溺桶，而坐于床上行之，是以床下如此也。至天明，不意小水复来，不及下床，是以被褥又如是也。今腹满肿胀俱消，痛楚尽解，深感神功之救我。"（同上）张志聪说："未也，此急则治其标耳。子之病因火土伤败，以致水泛，乃久虚之证也。火即人之元气，必待脾气元气复，而后可保其万全。"（同上）又予六君子方中去甘草，加苍术、厚朴、炮姜、熟附子，每日令浓煎温服。每日巳未时服之，即止其汤药。半载后病愈。

8. 下法温法要在"急"

下法是运用泻下方药促进排出或逐出肠中内容物来达到治病的目的。历代医家在运用下法上积累了许多宝贵的经验，尤其是张仲景在《伤寒论》中制定了许多下法的方剂，为后世所景仰。张志聪对下法中的"急下"一法见解独到。首先将《伤寒论》中有关"急下"的条文罗列起来，如5条大承气汤条文等。其认为"寒伤六经，止阳明少阴之有急下证者，盖阳明秉悍然之气，少阴有君火之化。在阳明而燥热太甚，缓则阴气绝矣；在少阴而火气猛烈，勿戢将自焚矣，非肠胃之实满也；若实在肠胃者，虽十日不更衣无所苦也。如此六证，若究省不到，不敢急下，故病此者，鲜有能生之"（《侣山堂类辩·急下论》）。因此，如认定必须痞、满、燥、实、坚五证皆备，然后可下者，显然与张仲景原义不符。故他提出"当急下者，全不在此五字"（同上）。

"急温"实际就是指温法中的回阳救逆法，主要用于阳气突然衰亡之际。张志聪依据《伤寒论》少阴篇"少阴病，脉沉者，急温之，宜四逆汤"及太阳篇"病发热头疼，脉反沉，身体疼痛，当救其里，宜四逆汤"条文，认为"急温急救之在少阴太阳者，有水火寒热之气化也。病在少阴，感君火之甚者，急下之；病阴寒之剧者，急温之。寒伤太阳，欲如连枢，神气乃浮，脉反沉者，阳反内陷也，故当救其里"（《侣山堂类辩·急温论》）。此二者病虽不同，但其共同之处在于脉沉，"若待其厥冷脉绝，则不救矣。故所谓急者，如人堕于水火之中，缓即焚溺矣"（同上）。

9. 瘫劳鼓膈理脾胃

瘫劳鼓膈，世称"四大疑难杂证"。张志聪引《内经》关于饮食物的消化吸收理论，认为"饮入于胃，犹海之行云气于天下。谷入于胃，由脾土之转输于四旁，是以水谷之津液，各走其道。五脏六腑皆以受气，皮肉筋骨咸以资生。故曰：清阳发腠理，浊阴走五脏；清阳实四支，浊阴归六腑。是止溺中之浊者，归于大肠膀胱，而为粪为溺也"（《侣山堂类辩·瘫劳鼓膈为难治之因辩》）。从而提出"劳怯膈胀之证，或久嗽而伤肺，或郁怒以伤肝，或不得志意，而心脾之气不舒，或过于劳伤，而肾脏之精渐绝。入胃之药食，不能输布于五经，惟走肠胃而为秽浊，故虽久服而毫无效验也。即误服其药饵，亦不觉其有损，用参苓之神品，亦不能受其精华，此皆郁逆之为故耳，以致精神日减，肌肉日消，而渐无生气矣。胀满之病，在于肠胃之外，郛郭之中，如脾不运行，则药食更不能及"（同上）。故治疗当"知阴阳升降之理，五行运化之道者，先当理其脾胃焉。土气化而灌溉四旁，坤德厚而资生万物，津液生而阴火伏，地天泰而否隔消。脾气运行，则胀满日减，筋骨濡润，则痿躄可强，此端本澄源之大道也。若不知治本，惟以凉润之药，欲其降火生津，润下饮食。夫脾喜燥而肺恶寒。脾土湿，则不能输运；肺气寒，则不能通调。以致津液不生，痰涎反甚，阴火炎而咳嗽频，上下否而隔胀愈剧矣"（同上）。

10. 阳脱治当分内外

张志聪认为"阴阳虚脱，有外因、内因之分，有偏胜、偏绝之别"（《侣山堂类辩·阳脱阴脱辩》）。若为外因之阴阳偏胜而偏绝者，如邪中于阴，手足厥冷，脉微欲绝，为阴盛而生阳之气欲绝于内；如欲冷饮，欲卧凉地，揭去衣被，躁而不安，为阴盛于内而阳欲脱于外，均急宜参、附、姜、桂以救之。如发汗不解，身反大热，为阳盛而阴绝于内，宜急下之，用大承气汤。若为内因之阴阳偏胜而偏绝者，如孤阳不生，独阴不长，此阴阳之生机欲绝于内。从下而脱于上为阳脱，从上而脱于下为阴脱。"脱阴而目盲者，尚有余命之苟延；脱阳而见鬼者，不计日而死矣"（同上）。而"阳脱之患多有本于阴虚"（同上）。如年老之人，足膝寒冷，此元阳之气渐衰，而欲绝于下，宜用参附、半硫之类，以助生阳。如或因脾胃虚而谷精不生，或入房甚而肾精日损，或忧恐而藏精渐消，或烦劳而精神日耗，以致阴气日衰，而阳将外脱，故治疗上见阴精有亏，应考虑有"阳脱之渐"，就要预先培养其阴。若待阳气外脱，再用桂附而欲其引火归原，就会出现他所谓"不知阴精者阳气之生原也，其原已绝，又安所归乎"（同上）的局面。因此他说："阳脱而用桂附救之者，外因之脱也；治内因而用桂附者，助阳气之衰于下也。"（同上）

第五章　历史地位与影响

一、教育上首创聚徒讲学新模式

《清史稿·列传·艺术一》称"明末，杭州卢之颐、繇父子（此误。父卢复，字不远。子卢之颐，字子繇、繇生）著书，讲明医学，志聪继之，构侣山堂，召同志讲论其中，参考经论，辩其是非。自顺治中至康熙初，四十年间，读岐黄之学者咸归之。"这段文字生动地记载了钱塘医派聚徒办学、论医讲经的盛况与闻名，也点出了他们办学的形式与特色。卢之颐与其父卢复均好结交，与当地文人名士往来甚密，且议论无所顾忌。起初，多探讨佛禅及文史；之后，卢之颐为完成父亲的《本草纲目博议》而编撰《本草乘雅半偈》的多年之中，经常邀集地方名医在家中研议医学，并受大家推荐，讲解仲景学说与《内经》。渐而久之，卢之颐善讲医经的名声便传播开来，慕名者接踵而来，连已经拜在张遂辰门下的张志聪也时时前往听讲。耳闻目染，张志聪医学大进，同时受到启迪。张志聪本来就重视经典医籍的研习，深恶时医之流弊，感到唯有讲学，方能洞本清源。于是继之而起，在自家诊所"侣山堂"开讲医学，并扩大规模，广聚同学。在侣山堂从学者常有数十人之多，有的学员一学就是十年，如后来传张志聪依钵的高世栻，其效果远非一般医家师徒传授可比，取得的成果与声望也胜于老师卢之颐。张志聪主持侣山堂讲学延续了三十年，直至患病逝世，可说是耗尽了下半辈子心血。清康熙三十四年（1695），志聪去世，侣山堂讲学中止一年。第二年，高世栻便继承老师的讲学事业，侣山堂继续开办了四年多。高世栻弟子王子佳在《医学真传》开篇文字中言道："丙子春（康熙三十五年，作者注），先生聚门弟子于侣山讲堂，讲学论道，四载有余"。这也就是说，高世栻主持侣山堂教学直到清康熙四十年（1701），至于以后的情况，目前尚未查阅到有关的史料。直至清光绪年间，才有仲学辂在杭州（钱塘）开办杭垣医局，继承侣山堂集医疗、讲学与研经于一体的办学特色，传先师之学于后世。钱塘医派的办学特色可归纳如下：

其一，学员并非初习医者，大多为当时已出道多年的医家与世医弟子。甚至有许多颇有医名者，如张志聪、高世栻。按照现行中医教育制度的说法，那就不是大专与本科教育，而是对医务人员的继续教育提高班，抑或是高级研讨班了。为此，讲学起点高，教师必是贯通古今功底深厚与医术精湛者；学员要求高，出去后必为医术更精与临床水平更高者。

其二，教学形式多样，既有讲授，更多讨论与辨析，学习气氛热烈与活跃。老师并非一人，凡有所长者均可开讲。如在侣山堂主讲的除了张志聪，还邀请了当时负有盛名的张开之、沈亮辰等医家，类似当今的外聘教师。这就充分利用了外面的教学资源，使得学员学术兼收并蓄，获取更广泛的知识。

其三，既强调经典医籍与医学理论的研究，更注重临证实际与各种病症的剖析。张志聪的《侣山堂类辩》"医以力学为先"记载："月三、六、九晨，集及门，说《内经》及《伤寒论》。讲毕，谓诸生曰：时俗相沿云，行医全凭时运，予以为不然。诸生来学，当苦志读书，细心参究，庶可免庸医之责。""医不读书，纵成仓扁，终为技术之流，非士君子也。卢不远（卢复）先生曰：当三复斯语。"在该书"《金匮要略》论"中曰："学者潜心此书，得其要而引伸之，天下之理，其庶几乎"。高世栻对医学理论的掌握更为重视，他在《医学真传·先生自述》对学员强调"不知十二经络，开口举手便错；不明五运六气，读尽方书无济"。传载钱塘医派讲学内容的二本教材，无论是《侣山堂类辩》或《医学真传》，无不理论联系实际，均结合当时临床的主要病症，详解基础理论，阐明辨证施治，并力排只阅方书不明经论之时弊。

其四，既出人才又出成果。张志聪、高世栻先后主持侣山堂讲学数十年，仲学辂办杭垣医局讲学二十余年，在钱塘医派创办的这二处讲学之地得到培养的学员有案可稽者就有四五十人，而名不见经传者恐怕更多。这些学员大多学有所成，医术大进，诚如高世栻弟子所云"群弟子先后进问，道渐以明，医渐以备"（《医学真传》"卷首语"）。其中不乏后来成为名医者，这些名医又无不著作等身，成果累累。据有关书目统计，钱塘医派成员所撰著述近百种。特别引人注目的是，其中多种有重要影响的医著多为钱塘医派集体研究之成果。

其次在经典医籍的研究整理中能够运用师生集体力量，发挥众人之智慧，这在当时可谓独树一帜，对当今中医科研人员从事科学研究也有着积极的参考意义。

二、编著上开辟民间集体研究之新途径

清初以前历代对经典医著的整理研究在组织形式上大致有两种类型，一是由政府组织若干医家开展整理，二是医家们的个体行为。而钱塘医派对经典医籍的整理研究，既开创了民间集体研究之先例，又发端了前赴后继撰注之新的著述形式。如卢之颐在其父《本草纲目博议》基础上编撰《本草乘雅半偈》的十八年之中，常借聚众论医讲学之际，倾听大家的意见并对中肯之议论无不采纳。诚如赵橘黄先生所说："《乘雅》一书，系之颐会合当时名医商讨后的一种集体著述，之颐参酌诸家的意见而总其成"（《上海中医杂志》1957 年第 7 期 42-44 页）。钱塘医派成员中对经典医籍研究致力最深者当系张志聪，他对《灵枢》《素问》《本草经》《伤寒论》等典籍均有独到阐释。然而，他的著述中凡于后世影响深远者如《内经集注》《伤寒论集注》，无一不是在讲学之中与同学及门弟共同参论探求而成。《中国医学通史·古代卷》对此评价说："他研究《内经》注意发挥集体的智慧，召集同学及门弟，经过 5 年时间，著成《黄帝内经素问集注》和《黄帝内经灵枢集注》各 9 卷。……张志聪《内经》全注本屡出新见，其观点在近代也产生了较为广泛的影

响，对中医理论研究有着较大贡献。"《伤寒论集注》曾三易其稿，一稿名《伤寒论宗印》，书未见流传，但日本学者丹波元胤的《医籍考》载有此书名与张氏自序。序中说到他二十年如一日钻研仲景之学，"适庚子而伤寒初集告成……而犹虑尚未有尽也，复聚诸同学而参正之，更集诸及门而讲求之，翼有疑义与共晰之，或有微悟与共订之，稿几脱而二集之书复成"。这段记载清楚地告诉我们，张志聪在完成《伤寒论宗印》时感到尚有不足之处，乃先请同学们一起来订正（其中以高世栻为主），又在给门生讲授中征求大家意见，通过"共晰"与"共订"，最终形成二稿（是书名为《伤寒论纲目》）。在《伤寒论纲目》基础上，张氏继而撰"集注"，也是既广采博收历代伤寒注家之说，又悉数听取同学门人之意见，《伤寒论集注》最后由高世栻完成并付梓。尔后仲学辂撰《本草崇原集说》，同样也有着同学门人弟子们的参与。钱塘医派的另外两本代表作，即张志聪的《侣山堂类辩》和高世栻的《医学真传》，其实也是集体研究探讨而成的佳作。这二本书记录了张氏与高氏在侣山堂的讲学内容，书中虽然多为他们的阐述，但也不乏他人的议论。如前书"辩两肾"开首即为"门人朱济公问曰""春伤于风夏生飧泄秋伤于湿冬生咳嗽"中末段有"张开之曰""望色论"开端为"卢不远先生曰"，至于表示学员提问的"或曰"，则比比皆是。两书的文字组织，也并非张、高二人独为。如《侣山堂类辩》卷上题为"西陵隐庵道人撰、同学弟开之合参"，卷下题为"西陵隐庵道人撰、钱塘杨元如参订"；《医学真传》开卷题为："高士宗先生手授医学真传，受业门人王嘉嗣子佳……（共有八人：笔者注）述"。

　　钱塘医派在医学经典研究中独辟蹊径，首开集体探讨分析与编注之风，这在文人相轻与医学秘不外传风气颇盛的封建社会实属难能可贵，其思想已有了近代科学研究意识。由于广开言路，集思广益，其研究成果倾注了师生同门弟子之智慧，其研究水平自然就高过了历代。上述几种医著，在当时乃至近、现代，都是中医学著作中的佼佼者，至今都有着较大的参考价值与指导作用。

三、医术上善治疑难病证而享誉民间

钱塘医派的成员均为临床医家，他们除了参与讲学和经典医籍的研究之外，主要的时间都用来临诊，为患者解除病痛。他们坚持医学实践，侣山堂是他们主要的阵地。他们之中的代表人物无不医术高超，以善治疑难病证而著称民间。

张遂辰以善治伤寒而名闻四方，各地求诊者无数，门庭若市为常事。以致后人称他的住处为"张卿子巷"（今杭州市横河桥附近的大学路）。遂辰在所撰《蓬宅编诗集》序中云："余自白下归……善病，喜读黄帝书，见同病者辄恻恻然相哀怜，为之决死生，辨强弱……遂妇孺知名，几乎长安市上不能凿怀遁矣。"可见他当时的诊疗业务是相当繁忙的。《仁和县志》载有他医案二则，如"塘栖妇人伤寒，十月热不得汗，或饮以锦黄下之，主人慎，延遂辰脉之曰：脉强，舌黑而有光，投锦黄为宜。此人舌黑而润，此附子证也。不汗者气弱耳，非参、芪助之不可。一剂而汗"。其辨证之精细，用药之大胆，可窥一斑。

卢之颐业医几十年，至晚年虽双目俱朦，仍诊疗不断，并口授子婿记录己得。《侣山堂类辩·跋》称："盖其时卢君晋公治疗奇疾辄效，名动一时。"当时有粮道官患内闭，溺不得下，病势甚危，诸医束手无策。之颐以人参、麻黄各一两定剂，诸医不敢认同。幸患者不疑而饮其药，不久便溺下，诸医无不佩服。

张志聪先祖九代世医，本人悬壶数十年之久。他在临床上注重人体的气机，如用化气行水法治水肿（见《侣山堂类辩》），及用益气法治癃闭（见清代王琦《侣山堂类辩·跋》）等，见识高超，非一般医家所能相埒。《续名医类案》记载：志聪客居苕溪时，遇一水肿患者，腹大肤肿，久服八正、五子、五皮之类，小溺仍淋漓痛苦。志聪诊曰："此虽虚证，然水不行，则肿不消，正气安得平复。"时为夏天，用麻黄恐阳脱而汗漏。志聪以苏叶、防风、杏仁三味各等份，煎汤温服并复被微微发汗。次日到患者处复诊，只见麻帏被褥无不湿透。患者诉说：服药后，不待发汗，就小便如注而频，腹胀痛楚已除。继投六君子去甘草，加苍术、姜、附，令每日温服，后再以此方为药丸继续服用。半年后痊愈，患者感谢不已。

高世栻行医四十余年，临床经验极为丰富，尤善辨证求因，对六淫外感独有研究，在儿科方面造诣最深。当时天花肆行，时医多执清利温补之成法。高世栻在张志聪经验基础上总结出一套切于临床实用的治疗方药，并以辨痘的形态来判断预后。从《医学真传》所载几则治疗痘疹的验案来看，疗效是比较高的。如某二岁患儿，出疹，儿医攻发不透，神情恍惚，喘急不宁。高世栻断为虚不托疹，以芪、术、姜、桂、归、芍、苓、甘、银花、红花温补为主，益气血，安脏腑，一剂而安。次日原方加人参一钱，连服而愈。高氏以此法活人无算。

仲学辂主持杭垣医局二十余年，若非医林高手，医业焉能如此兴旺不衰？章炳林（字椿柏，章太炎先生长兄）称他"讲医一宗本经、长沙及张氏、高氏，疏方用药，神妙变化……"（《本草崇原集说·序》）。仲学辂于辨证极为精细，善于细微之处捕捉病因。这从他和薛宝田共同为慈禧诊脉察病中即可见其功力。时慈禧病体每况愈下，众太医手足无措。仲、薛两人经四诊认定，病由积劳任虑、五志内燔所致，气血不足致腿足无力，宗气亏虚致精神疲惫，木火上炎致痰中带血，脾气不调致大便或干或溏，督脉虚而致脊背时冷时热。投以养心汤合保元汤加减，经服用四十余天，完全康复。

从上述例举中可探见，钱塘医派的主要成员在临床中均有独到之处。他们之所以能察人之未察，断人之未断，治人之未治，原因不外乎三。其一，他们长期从事临床实践，积累有数十年的系统丰富的行医经验；其二，他们极其重视医学经典著作的研习，从卢之颐到仲学辂莫不如是，因而无不精通医理，功底深厚；其三，得益于讲学活动。讲学的传道、授业与解惑，使他们深厚的医理与丰富的临床实际更加融会贯通，因而医技更精。

四、治学上尊经维旧坚守医学之正宗

钱塘医派在治学上一贯主张"尊经维旧"。其观点虽源于医经派，但与之又有区别。他们强调学岐黄必潜心研读医经，只有《内经》《神农本草经》《伤寒论》与《金匮要略论》才是医学之根基与正宗，这一点无疑是正确的。金元医家们虽然也都尊崇《内经》和《伤寒论》，但他们很少去诠释医经，只是把它们作为佐证自己观点的论据，或加以发挥的引论。所以他们在实际研究中常常表现出"重今轻古"的观点。这种观点在当时有着十分积极的意义，使中医学的发展突破常规，从而创立了新的辨证施治理论与新的医术方法。然而，明末清初时期的不少医家曲解了金元医家的本意，他们接过了"重今轻古"的旗帜，不愿意在医学经典的研习上下苦功，一意走捷径图速成，仅凭当时流行的通俗医书方书行医，结果自然由于根基浅基础差而医术低下，庸医泛滥。正是在这样的背景下，由于积重难返，钱塘医派才痛心疾首并一以贯之地振臂疾呼。他们在《伤寒论》研究中坚决反对"错简错订派"们的随意增减章节与篡改，力主维护原有编次，其目的是为了恢复《伤寒论》的原有面目，并不是排斥在内容上从各种途径研究《伤寒论》。实际上，钱塘医派对《内经》《伤寒论》的注解研究，也是兼收并蓄和屡有新见。他们的尊古而不泥古思想，在临证医疗中更为突出。现在人们认识到，诸如中医药学这样的传统学科，其发展必须守正继承与创新发展并举，而首先在于继承。从继承而言，学科文献的底本资料的完整就十分重要。如果作为底本资料的古代文献失之于原貌，则无法保证继承的原汁原味。所以，仅从这点来看，钱塘医派的"尊经维旧"也不无道理。然而，他们认为除医学经典外，其他都不可读，甚至认为《难经》也是后人伪作而不可信。如张志聪在《侣山堂类辩·伤寒书论》中告诫学员"今世之医，有终身目不识者，独执陶氏六书，以为枕中鸿宝。夷考陶氏，剽南阳唾余，分别门类，将经中语气，皆为断截"。高世栻在《医学真传·医门经论》中认为，"其余《难经》《脉决》及后人一切方书，皆逐末亡本，肤浅不经，不可为训"。这些说法有些极端和失之片面，显然抹杀了其他医书传递交流与普及医学知识方面的作用。对此，后人不能苟同，但也不必苛求。因为任何事物都有时代的局限性，医学流派也难免受制于此规律。正如恩格斯所说，每个学派的成就，是受他们自己的"主观理解、生活条件、知识水平和思维发展程度所决定的"。钱塘医派在经典医籍的研究中所投入的时间、精力与人力是很大的，往往是"十年磨一剑"。为了说明问题，他们正本清源、引经据典、广采博收、群策群力、探究辨析，甚至前赴后继、持之以恒。这种刻苦严谨、踏实端正的治学态度与精神委实可敬，永远值得后世业医人员仿效与学习。

五、结语

钱塘医派独树一帜的学术思想和"临诊、讲学与经典医著研究三位一体"的学术活动模式在医界产生了很大的影响，当时就吸引了众多医家前往钱塘一探究竟。清中叶后期名医陈念祖因为极其推崇张志聪及其门人高世栻等编撰的《伤寒论集注》与《本草崇原》，故在所撰《医学三字经》中称赞"大作者，推钱塘"，并注曰："张志聪，号隐庵；高世栻，号士宗，俱浙江钱塘人也……各出手眼，以发前人所未发，为后汉第一书"。清末及近、现代中医学者，大多称之为"钱塘二张"或"钱塘三张"推崇之。任应秋先生1979年发表在《上海中医药杂志》第5期的《学派争鸣在祖国医学发展中的贡献》中论及伤寒学派时指出，"钱塘张卿子、张志聪师弟，以及长乐陈念祖等都是这一派的代表人物，这可以说是维护旧论最有力的一派"。又如张志斌、张祥序在《中国医学通史·古代卷》论及清代伤寒学派主张维护原有编次医家时指出："钱塘二张，指张志聪与张锡驹二人。此二人同乡又同出一师（张遂辰），学术观点亦颇有相同之处，治伤寒学，均主张维护原有编次。"张遂辰（即张卿子）是明末钱塘名医，系明代伤寒学派维护原有编次的发端者，他的主张为其学生张志聪、张锡驹继承并发扬，故合称"钱塘三张"是顺理成章的。也有以张志聪等医家讲学与诊疗场所——侣山堂为称谓来论及钱塘医派的，如张瑞贤在《中国医学通史·古代卷》阐述清代药物学研究概况时提出的"《本草崇原》为张志聪的未完稿，经其门人高士栻继续完成，可说是侣山堂学派对药物理论研究的代表作"。凡此种种，在后世医家的著作及现代中医药史书中不乏对钱塘医派人物及其贡献的记载。国家中医药管理局原副局长诸国本教授、中国中医科学院医史文献研究所首席研究员、我国中医文献学研究大家余瀛鳌教授在为《钱塘医派》所作序中，对钱塘医派所作的贡献及对后世医学的深刻影响给予了极大肯定。诸国本教授指出："钱塘医派有三个特点：一是临床疗效卓著而名噪里巷；二是理论功底深厚，以维护旧论见长；三是医学教育与集团研究相结合，富有创新启后的传承力量。这三个特点，从现代语言来说，就是医、教、研相结合，至今仍有现实意义。"余瀛鳌教授认为："侣山堂所撰各种论著，体现了昔日医家们博览前贤医籍，穷究医理的治学风格。在编著中能吸收从学诸子的精辟论述，也体现了教育和民主的作风。""这种教育方式，现在也应该充分吸收借鉴。"

2000 年初，浙江省政协文卫体委员会展开了全省中医药文化调研。前浙江省卫生厅厅长、浙江省中医药学会会长张承烈教授等专家对钱塘医派为主的杭州中医药历史文化资源进行了系统研究，并在《杭州日报》上发表文章建议加强中医药文化建设。建议得到杭州市委、市政府的高度重视。随后，在吴山脚下的河坊街历史街区的建设中，加强了胡庆余堂、保和堂、种德堂、回春堂等医药场馆的建设。《钱塘医派》一书出版后，在张承列教授等专家倡议下，提出了对钱塘医派主要活动场所"侣山堂"的研究及建立纪念碑的设想。"侣山堂"原址在吴山西北山脚粮道山路，其建筑毁于清乾隆年间。在杭州市园文局、上城区政府和吴山地区开发建设指挥部的大力支持下，"侣山堂"纪念亭碑一年之内即告落成。2008 年 3 月 30 日上午，在杭州"吴山天风"石刻的左侧山坡上，举行了"侣山堂"纪念亭碑揭幕仪式。原杭州市副市长陈小平先生到场祝贺并作了热情洋溢的讲话。2008 年 4 月 14 日的《中国中医药报》作了专门报道，并配发了图文。从此，后人有了纪念与瞻仰钱塘医派之场地。2009年，国家中医药管理局重点项目《我国中医药学术流派研究》将钱塘医派列入主要学术流派之中。最近几年来，在浙派中医的系列研究和宣讲活动中，钱塘医派的守正传承与创新发展成就越来越得到中医界的肯定和青睐。

第六章 著述原文选释

一、《芷园素社痎疟论疏》

卢之颐撰著，成书于 1657 年。

【原文】

痎疟因证，《素问》疟论及刺疟法最详而悉。后世守其偏承，致经义蒙晦，讹谬良多，审因者略证，局证者昧因，知常而不及变，循变而反舍常。殊不知有是因，方有是证，因证既显，常法已具，而始可与达变矣。乃或常法既迷，因证靡辨，以寒为热，热为寒，虚作实，实作虚，致微者剧，剧者危，展转变承，连年月不已，其死生存亡，莫之能测也。……痎疟总名曰疟。疟者，秋时寒热兼作，即疟作而金伏者是也，分名曰痎，曰疟。疟即惟火渗金，酷疟殆甚，日作日休者是也。痎即间日发，或间数日发，深入阴分者是也。此皆得之夏伤于暑，热气盛，藏于皮肤之内，肠胃之外，募原六府之间。如客于头项，或肩背手足者，则藏皮肤之内；客于胸胁，或胪腹者，亦藏皮肤之内，或肠胃之外，或募原，或六府之间，此皆营气之所舍也。以夏气通于心，心主营血之气故也。经云：以奉生身者，莫贵于经隧。故不注之经，而溜之舍也。舍即经隧所历之界分。每有界分，必有其舍，犹行人之有传舍然也。此暑令人汗空疏，腠理开者，以暑性暄发，致腠理但开，不能旋阖耳。不即病者，时值夏出之从内而外，卫气仗此，犹可捍御。因遇秋气，机冲已转，自外而内矣。其留舍之暑，令汗空疏，腠理开，风遂承之以入。或得之以沐浴，水气舍于皮肤之内，与卫气并居。卫气者，昼行于阳，夜行于阴。风与水气，亦得阳随卫而外出，得阴随卫而内薄，内外相薄，是以日作，故卫气至，必腠理开，开则风与水气之邪入，入则病作。

【阐释】

仲景在《金匮要略》中疟有痎疟、温疟等，后世将疟的病因归于风寒暑湿燥火"六淫"，导致临床上辨证复杂。卢氏认为，疟邪之因，始由于暑，继感于风，不免受寒，兼加宿食，或湿浊痰涎秽气，三五并凑，遂而酿成是疾。明确了疟的发病季节，对临床有较好的指导意义。

二、《本草乘雅半偈》

卢之颐撰著，成书于 1647 年。

【原文】

《图说》［核］

自炎帝尝药，形质始晰；惟德刑异齐，而厥状缘以区分。先贤著为《图说》，间亦差别。大率三统香承，风气代变，且声教渐远，而物性亦移。或古之所产，今无取焉，尚按旧图，靡施新效。余谨从先贤序述名类中，妄加辩核。间取数十种，躬莳斋圃，求其甲孕癸终之候，敢曰旁通。诚以术重安人，机殊相马，方则犹是，而投或罔功者，由辩之有未辩也。芟繁就简，多仍旧文。语有之，见色见心，设由是而循所以生成之序，以返而探所以生成之原。如良将用兵，务使兵识将意，将识兵情，斯靡投不善矣。作《图说》［核］。

本经［参］

本经言简意尽，精义入神，其范围曲成之妙，非古之聪明睿智而神圣者，何以与此。先贤多得其精，引而不发。后世曲士，见外遗内，取粗舍精。或守其一隅，而乖其全体，斯精义裂矣。余早岁获聆先人之绪论，扞格鲜解。久之从一品一节中，稍见一斑。因溯求本经所以立名之意，与后人随事异称之故，其德性气味功能之殊具，温凉寒热燥湿之异齐，刚柔升降开阖发敛之互用，固君臣佐使之所由分也。然张弛纵横之妙，如善兵者，因敌为变，以操其分合之神。故多亦胜，少亦胜，动亦胜，静亦胜。设未能直参古圣精义入神之奥，虽自谓了了，余知其不无茫茫矣。余颛愚谫陋，积岁茫茫，然偶有一得，辄妄忆之而妄言之，觊海内高明，庶有因鄙说而起予者。作本经［参］。

《别录》［衍］

《别录》盖陶弘景就本经而稍广之，所谓衍也。始余因本经立名，而稍得所以敷陈治理之义。触类兴思，偶窥一斑，载阅《别录》，业已引而伸之矣。于此粗自信所见之，或可与古为徒也。《别录》即衍本经，余复敢为《别录》衍？顾余于隐居，何能为役？虽然，推此志也，使人知《别录》与本经非二说，余则幸矣。作《别录》［衍］。

附方［断］

在昔贤圣，莫不深晰本经精义入神之奥，是以因病立方，各有深意。顾人之病证虽同，而所以受病或异，尚按方以合病。合，其幸也；不合，且以病试方矣。故于诸方之次，谬为之断。俾察证者，更审证之所从来，庶弗至以人侥幸耳。然微茫变动之介，其轻重缓急，有似是而非，似非而是者。谬在千里，差在毫厘，尤不可不深思而熟讲也。故能精研本经之奥，则我可以立方，矧有古方之可循者乎？不则，余惧其操方以希合也。作附方［断］。（《本草乘雅半偈》义例）

【阐释】

据《道古堂文集》所载，本书原为卢之颐之父卢复所著，最初名《纲目博议》。书未成而其父病重，遂令他完成，更书名为《本草乘雅》。所谓乘雅，即体例上分核、参、衍、断四项，四数为乘，诠释为雅。因书稿遭兵燹而亡佚，复凭追忆重写，不能补全，故书名《本草乘雅半偈》。文中的［核］是核对、考察之意，即与《本经图说》对照，再结合实际情况。［参］是参考、研究之意，通过对本经的研究，提出参考意见。［衍］是引申、衍展之意，即对《别录》研究的心得体会。［断］是判断、判定之意，通过上述研究，最后示以附方，应用于临床。

【原文】

薯蓣《本经》上品

气味：甘平，无毒。

主治：主伤中，补虚羸，除寒热邪气，补中，益气力，长肌肉，强阴。久服耳目聪明，不饥延年。

［核］曰：薯蓣，古名也。避唐代宗讳，改作薯药；又避宋英宗讳，改作山药。后世惟名山药，不知薯蓣名矣。生嵩山山谷，及临朐、钟山、南康、蜀道、北都、四明、山东、江南、怀庆诸处。入药野生者为胜。供馔，家种者为良。春生苗，蔓延篱落。紫茎绿叶。叶有三尖，似白牵牛叶，更厚而光泽。五六月开花成穗，淡红色。结荚成簇，三棱合成，坚而无仁。其子别结叶旁，状似雷丸，大小不一，皮色土黄，内肉清白，煮食甘滑。春冬采根，生时掷地如粉，干则内实不虚，其色洁白如玉。青黑者不堪入药。种植甚易，截作薄片者亦生，随所杵之窍而像之也。南中一种，生山中，根细如指，极紧实，刮磨入汤煮之，作块不散，味更甘美，食之尤益于人，胜于家种者。江中闽中一种，根如姜、芋，皮紫，极大者重数斤。煮食虽美，但气寒于北地者。修治勿用平田生二三纪者，须要山中生经十纪者。其皮赤，四面有须者良。采得以铜刀刮去赤皮，洗去涎，蒸过，曝干用。六芝为之使。恶甘遂。

［参］曰：效所杵之窍以赋形，如预备署所，故称薯蓣。假微薄之种，充气沦结，建立中央，故治伤中，以致虚羸而为寒热邪气者。乃若益气力，长肌肉，即治伤中虚羸之验也。而伤中之因，皆因阴气萎蘼。薯蓣入土便生，阴森肥遁，宁不强阴？且其赋形效窍，则有窍处，宁不周到？虽假故物为胎，亦属气化所钟，是与六芝交相为使。

【阐释】

药物的生长环境、形态变化等内容与药性药理具有一定的联系，也能由此理解本草的主治功用。生长环境包括温湿度、土壤、阳光、时令等因素，由于山药以根茎入药，种植山药有种"打洞"的方式，随后山药的根茎会在预先设定的洞中生长，填补空洞的部分，即"效所杵之窍以赋形"。这也是"薯蓣"名称的一种解释，即"预备署所"。因"效所杵之窍以赋形"具有填充的作用，可以填补中焦之虚，即"假微薄之种，充气沦结，建立中央"，因此能"主伤中"，也包含了"补中"的作用，因此还能"益气力，长肌肉"。

【原文】

穹䓖《本经》中品

气味：辛温，无毒。

主治：主中风入脑头痛，寒痹，筋挛缓急，金疮，妇人血闭无子。

[核]穹䓖，蘼芜根也。川中者胜。胡戎者曰胡䓖，关中者曰京芎，蜀中者曰川芎，天台者曰台芎，江右者曰抚芎，皆以地得名也。清明后宿根生苗，即分其枝，横埋土中，节节作根生苗也。八月后根下始结芎䓖，叶似芹，微窄有叉，又似白芷而细，亦似胡荽而壮。一种叶似蛇床而稍粗，茎叶俱香，茎细节大，纤柔青整，繁芜蘼弱也。种莳者根形块大，实而多脂，山生者细瘦辛苦。五月采苗，十月采根，非时则虚恶，不堪入药矣。凡用其根，取川中大块，色白不油，嚼之辛苦，形如雀脑者佳。白芷为之使，畏黄连，伏雌黄。得细辛，疗金疮止痛；得牡蛎，疗头风吐逆。

[参]曰：穹䓖，谐声。穹，高也，极也；䓖，究竟也，言主治作用也。故主风中头脑，或脑痛，或头脑俱痛者，此风气通于肝，亦即春气者病在头也。力能直达肝用，从踵彻巅，正鼓而邪自罢矣。风与寒合，斯成筋痹，或挛，或缓，或急者，此属不直，直之使通也。并治金疮者，仍转动摇以成执持。血闭即血痹，逐而通之，使巳亥相合以结胞胎，寅申交会而成种子，皆究竟高远之义。

【阐释】

该条文反映了《本草乘雅半偈》从名称的含义中解读药物主治功用的特点，即卢氏在"蚱蝉"项下所说"古人命名立言，虽极微一物，亦有至理存焉"观点，先从名义中提炼药物特性，从而启发主治功用的理解，最后阐释主治条文。穹的含义转化成药性而言，则具有通行的作用，并且药力能直达至高、至深之处。如川芎能功祛风，对应头脑所在之地，故主"中风入脑头痛"的作用。

【原文】

皂荚《本经》下品

气味：辛咸温，有小毒。

主治：主风痹死肌邪气，风头泪出，利九窍，杀精物。

［核］曰：出雍州山谷，及鲁邹县，近以怀、盂者为胜，所在有之。树极高硕，叶似槐，瘦长而尖，枝间多刺，夏作细花黄色。结实有三种：一种短小，形似猪牙；一种长大肥厚多脂而黏手；一种细长瘦薄，枯燥而不粘手。入药肥厚多脂者佳。但树多丛刺，难于采取，用竹篾箍树本，其荚过夜尽落，亦一异也。有不结实者，将树本凿一大孔，入生铁三五斤，遂用泥封孔口，次年即结实，且倍往昔。有人以铁砧捶皂荚，砧即自损。或以铁碾之，碾即成孔；或以铁锅爨之，锅即暴片自落。岂皂荚与铁，有感召之情耶？修事：取赤色脂厚不蛀者，新汲水浸一宿，铜刀刮去粗皮，用乳酥反复炙透，捶去子、弦。每荚一两，用酥五钱。柏实为之使。恶麦门冬，畏空青、人参、苦参。

［参］曰：皂水色，咸水味，当为五木之水矣。灌铁木中，皂荚始茂，不为金所刑，转以铁为生者，即母令子实，递成生化，木藉金为用也。独辛金味胜，故主风痹死肌，风头泪出。以辛泻之，泻之者，泻外身之外风也；亦以辛补之，补之者，补内身之风大也。若窍闭，即风大不及。精物，即外风太过，咸可补之泻之。顾补泻在病主之苦欲，随病主之苦欲，因名药物之补泻耳。

【阐释】

《本草乘雅半偈》从气味解读药物主治功用。卢氏认识到气味的重要性，并主要通过"五味"联系五行五脏相关学说，从而作出对本草主治的理解。本经载皂荚味"辛咸"，《本草乘雅半偈》从"灌铁木中，皂荚始茂"的现象中认为皂荚具有"藉金为用"的特性，以此提出皂荚"独辛金味胜"的论点。从五行相克而言，辛在五行属金，"风"属木，而金克木，因此皂荚能主治"风痹死肌，风头泪出"等因风邪而引起的病证。

三、《学古诊则》

卢之颐撰著，成书于 1644 年。

【原文】

至若前大后小，前小后大，亦不越乎形体；上盛下衰，下盛上衰、上虚下实、上实下虚、上部有脉、下部无脉、下部有脉、上部无脉、中手长者、中手短者亦不越乎部位；中手促而上击者，亦不越乎至数；沉而坚，浮而盛，沉而弱，沉而横，沉而喘，固不越乎举按，更兼乎形体往来至数矣。脉盛滑坚，往来兼乎形体；小实而坚，此亦形体；小弱以涩，形体兼乎往来；滑浮而疾，往来兼乎举按至数矣。（第二则"言脉则十法"）

【阐释】

卢氏提出的诊脉十则，将《内经》等书提到的兼脉、脉的动态变化等亦用十则来分析概括，可谓"执简驭繁"得其要领，对脉象的认识就会更为明确，这对脉诊的客观化是极有意义的。

【原文】

常也，变也，所重固诊切字之十则，而吃紧又在指法之捷取。如以目视色，以平称物，此秋毫之无可避者，甚矣。指法之难言也，世多习矣而不察。犹令无目人而辨皂白，无针平而衡分两矣。盖人中指，上两节长；无名食指，上两节短，此参差之不易齐者。若按尺排指疏，则逾一寸九分之定位；排指密，则又不及尺寸三停之界分。此尤其小者，顾指节之参差，虽疏与密，咸难举按。不但腕不能舒，肘亦牵于动转，必藉肩之提摄，或得指头上下，久则腕节不仁，臂亦酸削罔觉矣，又何能别形体，记至数，循往来，度部位，验举按，以及去来乎？（第三则"言指法密因"）

【阐释】

脉状多端，全凭诊则，各种脉象可以单见，也可以并呈，故切诊亦须知常达变。清王琦曾评说"卢子由先生独采《内经》之微言，参以越人、仲景之说，荟萃成书，分为四帙，名之曰《学古诊则》，明当从古先圣哲之言以为则，而无事劳心于后人之纷拏云耳"。

【原文】

夫三部之候始自岐伯（按指遍诊法），越人则会通体之三停，该摄太阴之气口，以本脏气者，必因于胃气，乃能至于手太阴，著见于气口而为尺寸。如泉脉之始出，色味纯一，乃可察地土之优劣，设合流川渎，则各随川渎之风土，其优劣遂不同矣。第摄归太阴，只准《素问》中部之法，天以候肺，为一体之眚变，如欲循九体之常变，必诊候体部之专，而后效象乃确，倘中部之候虽独调，而与众脏相失者，或与众脏相减者，则莫可依据。不若遵古九候者之无疑二也。（第八则"详言三部九候之法错引《内经》《难经》异同博约之说"）

【阐释】

三部九候脉诊法是《内经》中的诊脉方法之一，属最早的全身遍诊法。然而脉法传承是去繁就简的过程，自《难经》提出寸口诊法后，被后世医家所沿用，三部九候脉诊法的应用在一定程度上被忽视。卢氏对于古之遍诊方法，是有根其精辟之见解，认为《内经》当遵，而独诊寸口的方法是出自《难经》，仲景所以亦不虚当否定，但对王叔和以下之说则持否定态度，充分说明了他遵经厚古的学术主张。但他提出要深入探究《内经》时期的三部九候脉诊法，对现今临床确有指导价值。

【原文】

盖脏阴腑阳，小大盛衰，虚实寒热，何莫非以人迎气口别阴阳，分外内，成切诊之大法。世多目为刺灸之用，弃置勿顾，甚至并经取饮药而尽昧之，致令后学失此大法，耳未之闻，目未之见矣。殊不知刺灸之分补泻，即处方之操机榖也。用是备录经文者三，文虽三见，理则一贯，诚能于此研究穷，合诸法而归一，不独十二经脉，即形神脏舍，四体百骸，以及气运统御，标本病传，证因常变，若指诸掌矣。（第二十一则"言人迎气口分别阴阳内外以定脏腑虚实补泻治法"）

【阐释】

古代诊法有三：一取三部九候以诊通身之脉，一取人迎气口以诊阴阳之脉，一取左右寸口以诊脏腑之气。应该说，人迎气口脉法是《内经》中提及频率最高的脉法，是古代医家在遍诊法的实践基础上总结出来的对比诊脉法，可指导判断疾病的病位及病性，精准指导临床治疗。

四、《仲景伤寒论疏钞金铮》

卢之颐撰著，成书于 1644 年。

【原文】

［论］伤寒六七日，发热微恶寒，支节烦疼，微呕，心下支结，外证未去者，柴胡桂枝汤主之。

［疏］伤寒六七日，经行已尽，仍发热、微恶寒，此形层外证未去，不唯欲作再经，且见微呕，心下支结，层胁之枢键，及支结烦痛之侵形以内者，小柴胡复桂枝汤各半，凭枢叶开，并力回宜，外入者内出，上下者下上矣。

［钞］此条兼显形气，层以外之肤肌，层以中之胁胸者，以形胜于气，故寒微于热，虽联中胁，无关枢键，并不呈乎寒热之往复也。而微呕归胁，若支结之烦疼，正所以表寒凝之劲切，固开机转阖。第形侵中内，匪整枢机，无由启拨，是必柴胡桂枝，回宜内外。斯外入者，令之内出；上下者，使之下上。

【阐释】

卢氏将伤寒六经分层，强调少阳枢机作用，对后世伤寒注家影响较大。如张锡驹在《伤寒论直解》中说："不得由枢出，遂致三焦相混，内外不通。小柴胡调和三焦之气，使气机旋转。"

五、《张卿子伤寒论》

张遂辰撰著，成书于 1644 年。

【原文】

《素问》阴证三条，皆指传邪，故云已满三日者，可下而已。仲景三阴首条，皆言病气，所谓伤寒本自寒下也。太阴、少阴易明，惟厥阴条种种似热，故成氏注为热已深。不知"太阳篇"中，微热消渴者，五苓散则桂术也。又气上冲胸，身为振振摇，则大虚也。厥阴寒疝，亦气上冲心，又膈中阴气微，心中饥而烦。"平脉篇"云，气微者心内饥，饥而不欲食也。又胃中冷则吐蛔。《脾胃论》虚劳，则热气熏胸中。又杂病心中疼热，多成膈气，宜吴茱萸汤。盖皆以不能化热成阴，玩下之利不止一句，当爽然矣。成注未渴、而渴、消渴，渴分浅深，故云渴而至消为热甚，试玩少阴渴本文云，虚故引水自救，何曾较太阴不渴为寝热耶？尝见厥阴消渴数证，舌尽红赤，厥冷脉微，渴甚，服白虎、黄连等汤，皆不救。(《辨厥阴病脉证病治》)

【阐释】

对于厥阴病提纲，诸家看法不同。张卿子认为有寒有热，有虚有实，情况复杂，符合临床实际，值得参考。

【原文】

本自寒下，如少阳一条，邪高痛下，所谓邪正分争。盖本为寒，而邪为热。《素问》云：风寒在下，燥热在上。

【阐释】

伤寒本自寒下，医家多从"寒"解，谓之"寒格"，但又与所用的干姜黄连黄芩人参汤不符合。王宇泰则认为"下文文气不贯。当有缺文"。张卿子认为"本为寒而邪为热"，上热下寒，故用干姜黄连黄芩人参汤寒热并用，确有见地。

六、《侣山堂类辩》

张志聪撰著，成书于 1663 年。

【原文】

学士许叔微曰：能医伤寒，即能医痘疹；能医痘疹；即能医痈毒。盖能医伤寒者，知表里、阴阳、寒热、气血、邪正、虚实耳。伤寒之邪，从外而内；痘疹之毒，从内而外。若夫痈毒，有因于风寒暑湿之外袭者，有因于喜怒饮食之内伤者。是以伤寒、痘疹、痈毒，皆当审其表里虚实而治之。如痘证之表实者，当清解其表；里实者，即疏利其里；血热者凉血，气逆者理气；邪毒盛者，急宜清热解毒；正气虚者，又当兼补其正焉。气虚者补气，血虚者补血，表虚者固表，里虚者实里，是以治痘有寒热温凉之方，有攻解补泻之法。盖泻者泻其热毒，补者补其正虚。昔钱氏痘方，多用清凉，谓当清热解毒为要。陈氏专用温补，谓血气充足，而后能化毒成浆。此皆偏执一见，而不得中正之道者也。故为儿医者，当以二氏之方，折中其间，审其邪正虚实而治之，万无一失矣。至于痈毒之证，与痘证无二，而治法亦同。如阴毒在内，而不起发者，即痘毒之内陷也。根盘收敛而高耸者，即痘之界地分明而起胀也；脓稠者，即痘之浆厚也；无脓者，即痘毒之不化也；能食者，即痘毒之尽发于外也；不能食者，毒气尚壅滞于内也；收口者，即痘之结痂也；臭烂者，即痘之珊烂不收也。或解或攻，或补或泻，皆当以治痘之法治之。古来疡医，咸以为痈痒疮疡，皆属于火，惟以寒凉之药治之，或毒反冰伏而不起者；或始终用攻利之药，致正气虚脱而后成不救者，噫！为儿医、疡医者，能潜心于《灵》《素》、仲景诸书，功德无量矣。（《能医伤寒即能医痘疹，能医痘疹即能医痈毒辨》）

【阐释】

伤寒、痘疹、痈毒，病证虽不相同，病因病机也各异，但诊治上都需要"审其表里虚实而治之"。因此，从这一点上来说，"能医伤寒，即能医痘疹，能医痘疹，即能医痈毒"这句话是有一定道理的。

【原文】

《灵枢》古名《针经》，《隋书·经籍志》谓之《九灵》。唐王冰改为《灵枢》，盖亦有所本也。其中论脏腑阴阳，雌雄配合，精神气血，生死原流，营卫之经行出入，经脉之终始循环。三阴三阳，有血气之多少；手经足经，分尺寸之短长。五脏五行之气，外合皮肉筋骨；四方四时之令，内通肺肾心肝。十二经脉，合地之十二经水；十一脏腑，应天之六律五音。天地日月，配形身之上下，人与天地参也；生长收藏，随寒暑之往来，而人亦应之。脉随呼吸，应周天之二十八宿；营随卫转，合昼夜之百刻阴阳。十二经中，分是动所生之病证；五脏脉法，有缓急滑涩之提纲。论五脏神，内舍五情五志；分五形人，外具五色五音。察面王，即知脏腑之凶吉；审形气，便知寿命之短长。论气之阴阳清浊，有顺有逆；味之酸辛甘苦，有忌有宜。论内伤之病，分别阴阳喜怒；外感之疾，各有部署形层。百病之起，有寒热虚实；汤液之法，有补泻温凉。其间义理精微，不能尽述，苟非生知睿圣，焉能洞察膈垣，诚三才之原始，实医学之上乘，后世视为《针经》而忽之。医者能明正气之生始出入，而后知邪病之虚实浅深，舍根本之大道，而反循末务，设遇盘根错节，靡不意乱心迷。若能潜心此经，自然出类拔萃。(《针经论》)

【阐释】

《灵枢》与《素问》一样，都是中医学经典著作，其中内容并非仅是针灸，同样包含有关人体生理病理、诊疗等知识。

【原文】

世传《伤寒论》乃断简残编，藉王叔和编次。聿稽仲景生于东汉，叔和西晋时人，相去止百余岁，不遭秦火之劫，奚为断残乎？第经义渊微，鲜有通其义者，故辄诋《伤寒论》为非全书，聋瞽来学，实仲景罪人也。今世之医，有终身目不识者，独执陶氏六书，以为枕中鸿宝。夷考陶氏，剽南阳唾余，分别门类，将经中语气，皆为断截。若学者熟读全书，细心体会，其中义理，如神龙出没，首尾相顾。一字一句，条分缕析，鳞甲森然，得其蕴奥，自有精华滋味，非比尘垢糠秕。(《伤寒书论》)

【阐释】

该文显示钱塘医派研究《伤寒论》时的"复古"倾向。

【原文】

所谓要者，得其纲领也。知其要者，一以贯十，十以贯百，可千可万，一言而终；不知其要，流散无穷，此之谓也。内如"妇人妊娠章"云：怀身七月，太阴当养不养，此心气实，当泻劳宫。类而推之，则知八月有手阳明之当养不养矣。十月之中，各分主养之脏腑，而各有当养不养之患。若止以七月论之，是举一隅而不以三隅反也。学者潜心此书，得其要而引伸之，天下之理，其庶几乎！(《〈金匮要略〉论》)

【阐释】

读书要提纲挈领，举一反三，读《金匮要略》亦如此。

【原文】

按《本草纲目》紫草发明下，李时珍曰：紫草气味苦寒，如痘疹欲出未出，血热毒盛，大便闭涩者宜之，已出而紫黑便闭者可用。若已出而红活，及白陷者、大便利者，切宜忌之。《直指方》云：紫草治痘，能导大便，使发出亦轻。《活幼新书》云：紫草性寒，小儿脾气实者犹可用，脾气虚者反能作泻。故古方惟用紫草茸者，取其处得阳气，以类触类，所以用发痘疮。今人不达此理，一概用之，非矣。夫所谓茸者，即初出之蒙茸，非紫草之外，另有茸也。（《紫草茸》）

【阐释】

《侣山堂类辩》论药，以紫草为例，析疑纠谬，足为后学之准绳。

【原文】

杂证者，谓一人之病，见证庞杂，当知始受之因则一，久久不去，渐至蔓延。故治杂病，如理乱绳，得其头绪，一路理清，不则愈理愈乱矣。所治之药，亦专取其要，多则杂杂无功。经曰：一者因得之。又曰：治之在于一。嗟乎！精一之道难矣。人秉天地之气所生，此身中，有上下阴阳之气交，五运六气之变化，荣卫血气之贯通，五脏六腑之生始，知其推数无穷，而后可归于一。非细参《灵》《素》诸经，不易得也。（《杂证论》）

【阐释】

老子云：道归于一，即此之谓。"一"就是对共性规律的归纳、概括。治杂病当如此，由此而推，治百病亦当如此。

【原文】

子不明阴阳离合之道，合则为一，离则有三。太阳之气，生于膀胱，而主于肤表；少阳之气，生于肾脏，而通于肌腠。故《灵枢经》曰：三焦膀胱者，腠理毫毛其应。盖太阳之气主皮毛，三焦之气充肌腠，此太少之气由下焦之所生；若夫阳明之气，乃水谷之悍气，别走阳明，即行阳行阴之卫气，由中焦之所生，此三阳之气各有别也。三阴者，五脏之气也，肺气主皮毛，脾气主肌肉，心气通血脉，肝气主筋，肾气主骨，此五脏之气，各有所主也。气生于精，阳生于阴。胃腑主化生水谷之精，是以荣卫二气生于阳明。膀胱者，州都之官，精液藏焉，而太阳之气，生于膀胱。肾为水脏，受五脏之精而藏之，故少阳之气，发于肾脏。水谷入胃，津液各走其道，五脏主藏精者。是三阴之气，生于五脏之精，故欲养神气者，先当守其精焉。夫一阴一阳者，先天之道也；分而为三阴三阳者，后天之道也。子不明阴阳之离合，血气之生始，是谓失道所谓合者，乃先天之一炁，上通于肺，合宗气而司呼吸者也。夫有生之后，皆属后天，故藉中焦水谷之精，以养先天之精焉，复藉先天之元炁，以化水谷之精微，中下二焦，互相资益。故论先后天之精气者，养生之道也；分三阴三阳者，治病之法也。如邪在皮肤，则伤太阳之气，或有伤于肺；邪在肌腠，则伤少阳阳明，或有伤于脾；邪中少阴，则有急下急温之标本；邪中厥阴，则有或寒或热之阴阳。此在天之六气，伤人之三阴三阳，犹恐共不能分理，而可以一气论乎？（《辨气》）

【阐释】

阴阳变化万千，离则为三，合则为一，张氏通过三阴三阳经脉生理功能的论述，阐明三阴三阳经脉离合的道理，但其要则在于一阴一阳，即阴阳的对立和统一。

【原文】

营气之道，内谷为宝，谷入于胃，乃传之肺，流溢于中，布散于外，精专者行于经隧。是血乃中焦之汁，流溢于中以为精，奉心化赤而为血。冲脉与少阴之大络起于肾上，循脊里，为经络之海；其浮而外者，循腹右上行，至胸中而散。充肤热肉，渗皮肤，生毫毛，男子上唇口而生髭须，女子月事以时下。此流溢于中之血，半随冲任而行于经络，半散于脉外而充于肤腠皮毛，卧则归于肝脏。是以热入血室，刺肝之期门；卧出而风吹之，则为血痹，此散于皮肤肌腠。故曰：布散于外，乃肝脏所主之血也。故妇人之生，有余于气，不足于血，以其月事数脱于血也（时俗皆谓男子血不足，女子血有余）。此血或因表邪太盛，迫其妄行，以致吐衄者。有因肝火盛者，有因暴怒，肝气逆而吐者。吐则必多，虽多不死，盖有余之散血也。又心下包络之血亦多，此从冲任通于心包，为经络之血者，乃少阴所主之血也。如留积于心下，胸中必胀，所吐亦多，而或有成块者，此因焦劳所致，治法宜引血归经。若屡吐不止，或咳嗽而成劳怯，或伤肾脏之原而后成虚脱，所谓下厥上竭，为难治也。其精专者，行于经隧，心主之血也。中焦蒸水谷之津液，化而为血，独行于经隧，以奉生身，莫贵于此。荣行脉中，如机缄之环转，一丝不续，乃回则不转，而穹壤判矣。是以有吐数口而卒死者，非有伤于血，乃神气之不续也。有因咳嗽而夹痰带血者，肺脏之血也；有因腹满而便血唾血者，此因脾伤而不能统摄其血也。学者先当审其血气生始出人之源流，分别表里受病之因证，或补或清，以各经所主之药治之，未有不中于窍郄者矣。（《辩血》）

【阐释】

此段论述了血的生理病理，其目的就是要告诫"学者先当审其血气生始出人之源流"，这样才能分清血证的表里缓急和治疗用药的轻重。

七、《黄帝内经素问集注》

张志聪撰著，成书于 1670 年。

【原文】

帝曰：人年老而无子者，材力尽邪？将天数然也？阴阳者，万物之终始也。此复论男女阴阳气血，有始有终，有盛有衰，各有自然之天数。材力，精力也。岐伯曰：女子七岁，肾气盛，齿更发长。更平声，长上声。七为少阳之数，女本阴体而得阳数者，阴中有阳也。人之初生，先从肾始。女子七岁，肾气方盛，肾主骨，齿者骨之余，故齿更。血乃肾之液，发乃血之余，故发长也。按阴阳之道，孤阳不生，独阴不长，阴中有阳，阳中有阴，是以天乙生水，地二生火，离为女，坎为男，皆阴阳互换之道，故女得阳数而男得阴数也。二七而天癸至，任脉通，太冲脉盛，月事以时下，故有子。天癸，天乙所生之癸水也。冲脉、任脉，奇经脉也。二脉并起于少腹之内胞中，循腹上行，为经血之海，女子主育胞胎。夫月为阴，女为阴，月一月而一周天，有盈有亏，故女子亦一月而经水应时下泄也。亏即复生，故于初生之时，男女构精，当为有子，虚则易受故也。

三七，肾气平均，故真牙生而长极。长上声。肾气者，肾脏所生之气也。气生于精，故先天癸至而后肾气平，肾气足故真牙生。真牙者，尽根牙也。四七，筋骨坚，发长极，身体盛壮。肾生骨髓，髓生肝，肝生筋，母子之相生也。女子四七，精血盛极之时，是以筋骨坚，发长极也。血气盛则充肤热肉，是以身体盛壮。五七，阳明脉衰，面始焦，发始堕。阳明之脉荣于面，循发际，故其衰也，面焦发堕。夫气为阳，血脉为阴，故女子先衰于脉，而男子先衰于气也。再按足阳明之脉，并冲任挟脐上行，冲任脉虚而阳明脉亦虚矣。六七，三阳脉衰于上，面皆焦，发始白。三阳之脉尽上于头，三阳脉衰，故面皆焦。血脉华于色，血脉衰，故发白也。七七，任脉虚，太冲脉衰少，天癸竭，地道不通，故形坏而无子也。地道，下部之脉道也。"三部九候论"曰：下部地，足少阴也。癸水藏于肾，天癸竭，是足少阴下部之脉道不通。冲任虚，是以形衰而无子也。丈夫八岁，肾气实，发长齿更。八为少阴之数，男本阳体而得阴数者，阳中有阴也。二八，肾气盛，天癸至，精气溢泻，阴阳和，故能有子。《灵枢经》曰：冲脉、任脉皆起胞中，上循腹里，为经络之海。其浮而外者，循腹右上行，会于咽喉，别而络唇口。血气盛则充肤热肉，血独盛则淡渗皮肤，生毫毛。今妇人之生，有余于气，不足于血，以其数脱血也。冲任之脉，不荣唇口，故须不生焉。是则男子之天癸溢于冲任，充肤热肉而生髭须。女子之天癸溢于冲任，充肤热肉，为经水下行而妊子也。男子二八，精气满溢，阴阳和合，泻泄其精，故能有子也。三八，肾气平均，筋骨劲强，故真牙生而长极。平，足也。均，和也。极，止也。故真牙生而筋骨所长以至于极矣。四八，筋骨隆盛，肌肉满壮。四居八数之半，是以隆盛之极。五八，肾气衰，发堕齿槁。肾为生气之原，男子衰于气，故根气先衰而发堕齿槁也。六八，阳气衰竭于上，面焦，发鬓颁白。根气先衰而标阳渐竭矣。"平脉篇"曰：寸口脉迟而缓，缓则阳气长，其色鲜，其颜光，其声商，毛发长，阳气衰，故颜色焦而发鬓白也。七八，肝气衰，筋不能动。天癸竭，精少，肾脏衰，形体皆极。肝乃肾之所生，肾气衰故渐及于肝矣。肝生筋，肝气衰故筋不能运动。肾主骨，筋骨皆衰，故形体疲极也。八八则齿发去。数终衰极，是以不惟颁白枯槁而更脱落矣。肾者主水，受五脏六腑之精而藏之，故五脏盛乃能泻。今五脏皆衰，筋骨解堕，天癸尽矣，故发鬓白，身体重，行步不正，而无子耳。此复申明先天之癸水又藉后天之津液所资益也。肾者主水，言肾脏之主藏精水也。受五脏六腑之精而藏之者，受后天水谷之精也。盖五味入胃，各归所喜，津液各走其道。肾为水脏，受五脏之精而藏之。肾之精液入心，化赤而为血，流溢于冲任为经血之海，养肌肉，生毫毛，所谓流溢于中，布散于外者是也。故曰天癸者，天乙所生之精也。是以男子天癸至而精气溢泻，肾之精，化赤为血，溢于冲任，生髭须。女子天癸至而月事以时下，故精血皆谓之天癸也。再按经云：荣血之道，内谷为宝，谷入于胃，乃传之肺，流溢于中，布散于外。专精者，行于经隧，常荣无已。男子八八，女子七七，天地之数终而天癸绝，然行于经隧之荣血未竭也。是以老年之人，能饮食而脾胃健者，尚能筋骨坚强，气血犹盛。此篇论天癸绝而筋骨衰，其后天水谷之精，又不可执一而论也。再按女子过七七而经淋不绝者，此系行于经隧之血，反从冲任而下，是以面黄肌瘦，骨惫筋柔。当知经隧之血，行于脉中，冲任之血兼渗于脉外。(《上古天真论第一》)

【阐释】

本节主要是论述天癸在人体的生命过程中的重要作用。对于天癸的认识，其有别于王冰的"男精女血"说，而主张乃"天乙所生之精"，其化为精气，则助男子生长发育；化为血液，则令女子经水时下。此外，以下数点也值得我们关注：一是对于女子经水尽时构精最易妊子的解释，提出了"虚则易受"的观点。二是阐述了"女子先衰于脉，而男子先衰于气"的生命规律。

【原文】

春三月，此谓发陈。发，启也。陈，故也。春阳上升，发育万物，启故从新，故曰发陈。天地俱生，万物以荣。天地之气，俱主生发，而万物亦以生荣。夜卧早起，广步于庭。夜卧早起，发生气也。广，宽缓也，所以运动生阳之气。被发缓形，以使志生。东方风木之气，直上巅顶，被发者，疏达肝木之气也。缓，和缓也。举动舒徐，以应春和之气。志者，五脏之志也。志意者，所以御精神、收魂魄、适寒温、和喜怒者也。以四时皆当顺其志焉。生而勿杀，予而勿夺，赏而勿罚。予与同。皆所以养生发之德也，故君子启蛰不杀，方长不折。此春气之应，养生之道也。四时之令，春生夏长，秋收冬藏，此春气以应养生之道。逆之则伤肝，夏为寒变，奉长者少。逆，谓逆其生发之气也。肝属木，王于春，春生之气逆则伤肝，肝伤则至夏为寒变之病，因奉长者少故也。盖木伤而不能生火，故于夏月火令之时，反变而为寒病。**夏三月，此为蕃秀**。蕃，茂也。阳气浮长，故为茂盛而华秀也。**天地气交，万物华实**。夏至阴气微上，阳气微下，故为天地气交。阳气施化，阴气结成，成化相合，故万物华实也。**夜卧早起，无厌于日**。夜卧早起，养长之气也。无厌于长日，气不宜惰也。**使志无怒，使华英成秀**。长夏火土用事，怒则肝气易逆，脾土易伤，故使志无怒，而使华英成秀。华者，心之华，言神气也。**使气得泄，若所爱在外**。夏气浮长，故欲其疏泄，气泄则肤腠宣通，时气疏畅，有若好乐之在外也。**此夏气之应，养长之道也**，长上声，凡此应夏气者，所以养长气之道也。**逆之则伤心。秋为痎疟，奉收者少，冬至重病**。心属火，王于夏，逆夏长之气则伤心矣。心伤，至秋为痎疟，因奉收者少故也。盖夏之阳气浮长于外，至秋而收敛于内。夏失其长，秋何以收？至秋时阴气上升，下焦所出之阴与上焦所逆之阳，阴阳相搏，而为寒热之阴疟也。夫阳气发原于下焦阴脏，春生于上，夏长于外，秋收于内，冬藏于下。今夏逆于上，秋无以收，收机有碍，则冬无所藏，阳不归原，是根气已损，至冬时寒水当令，无阳热温配，故冬时为病甚危险也。有云：逆夏气则暑气伤心，至秋成痎疟，此亦邪气伏藏于上，与阳气不收之义相同。但四时皆论脏气自逆，而不涉外淫之邪，是不当独以夏时为暑病也。**秋三月，此为容平**。容，盛也，万物皆盛实而平定也。**天气以急，地气以明**。寒气上升故天气以急，阳气下降故地气以明。**早卧早起，与鸡俱兴**。鸡鸣早而出埘晏，与鸡俱兴，与春夏之早起少迟，所以养秋收之气也。**使志安宁，以缓秋刑**。阳和日退，阴寒日生，故使神志安宁，以避肃杀之气。**收敛神气，使秋气平；无外其志，使肺气清**。皆所以顺秋收之气，而使肺金清净也。**此秋气之应，养收之道也**。凡此应秋气者，所以养收气之道也。**逆之则伤肺，冬为飧泄，奉藏者少**。飧，音孙。肺属金，王于秋，逆秋收之气则伤肺矣。肺伤，至冬为飧泄之病，因奉藏者少故也。盖秋收而后冬藏，阳藏于阴，而为中焦釜底之燃，以腐化水谷，秋失其收，则奉藏者少，至冬寒水用事，阳气下虚，则水谷不化而为飧泄矣。**冬三月，此为闭藏**。万物收藏，闭塞而成冬也。**水冰地坼，无扰乎阳**。坼，音拆。坼，裂也。阳气收藏，故不可烦扰以泄阳气。**早卧晚起，必待日光**。早卧晚起，顺养闭藏之气，必待日光，避寒邪也。**使志若伏若匿，若有私意，若已有得**。若伏若匿，使志无外也。若有私意，若已有得，神气内藏也。夫肾藏志，心藏神，用三若字者，言冬令虽主闭藏，而心肾之气，时相交合，故曰私者，心有所私得也。**去寒就温，无泄皮肤，使气亟夺。**去寒就温，养标阳也。肤腠者，阳气之所主也。夫阳气根于至阴，发于肤表，外不固密，则里气亟起以外应，故无泄皮肤之阳，而使急夺其根气也。此言冬令虽主深藏，而标阳更宜固密。**此冬气之应，养藏之道也。**凡此应冬气者，所以养藏气之道也。**逆之则伤肾，春为痿厥，奉生者少。**肾属水，王于冬，逆冬藏之气则伤肾，肾气伤，至春为痿厥之病，因奉生者少故也。盖肝木生于冬水，主春生之气而养筋，筋失其养则为痿，生气下逆则为厥。(《四气调神大论第二》)

【阐释】

本节阐述四季摄生法，此段古今注家多以阴阳消长、天人相应解释摄养之常法。张氏亦无出其右。然而，前人以当令失养、母病及子阐明失调之病变。张氏则另有见地。如对夏失所养，秋为痎疟的理解，杨上善未注；张介宾认为是金水相争，寒热往来；而张氏认为是阴阳相搏的"阴疟"，而且对"冬至重病"的认识更为详尽而合理。

【原文】

夫四时阴阳者，万物之根本也。所以圣人春夏养阳，秋冬养阴，以从其根。四时阴阳之气，生长收藏，化育万物，故为万物之根本。春夏之时，阳盛于外而虚于内；秋冬之时，阴盛于外而虚于内。故圣人春夏养阳，秋冬养阴，以从其根而培养也。杨君举问曰：上节言秋冬之时肾主收藏，此复言秋冬之时阴盛于外，阴阳之道有二义与？曰：天为阳，地为阴，天包乎地之外，地居于天之中。阴阳二气，皆从地而出，复收藏于地中，故曰：未出地者，名曰阴中之阴；已出地者，名曰阴中之阳。所谓阴主收藏者，收藏所出之阳气也。**故与万物沉浮于生长之门。**万物有此根而后能生长，圣人知培养其根本，故能与万物同归于生长之门。济公曰：阴阳出入故谓之门。**逆其根，则伐其本，坏其真矣。**根者，如树之有根。本者，如树之有干。真者，如草木之有性命也。逆春气则少阳不生，逆夏气则太阳不长，所谓逆其根矣。逆春气则奉长者少，逆夏气则奉收者少，所谓逆其根则伐其本矣。逆之则灾害生，逆之则死，是谓坏其真矣。故阴阳四时者，万物之终始也，死生之本也。逆之则灾害生，从之则苛疾不起，是谓得道。道者，圣人行之，愚者佩之。言天地之阴阳四时，化生万物，有始有终，有生有死，如逆之则灾害生，从之则苛疾不起，是谓得阴阳顺逆之道矣。然不能出于死生之数，惟圣人能修行其道，积精全神而使寿敝天地，无有终时。愚者止于佩服而不能修为，是知而不能行者，不可谓得道之圣贤也。从阴阳则生，逆之则死，从之则治，逆之则乱，反顺为逆，是谓内格。上节言天地四时之阴阳，有顺逆死生之道，此复言吾身中之阴阳，亦有顺逆死生之道焉。盖天地之阴阳，不外乎四时五行，而吾身之阴阳，亦不外乎五行六气，是以顺之则生，逆之则死。所谓顺之者，阴阳相合，五气相生。东方肝木而生南方心火，火生脾土，土生肺金，金生肾水，水生肝木，五脏相通，移皆有次。若反顺为逆，是谓内格。内格者，格拒其五脏相生之气而反逆行也。是故圣人不治已病治未病，不治已乱治未乱，此之谓也。夫病已成而后药之，乱已成而后治之，譬犹渴而穿井，斗而铸锥，不亦晚乎！《金匮玉函》曰：上工治未病，何也？师曰：夫治未病者，见肝之病，知肝传脾，当先实脾。盖不使脾受逆气，而使肝气仍复行于心，是反逆为顺，反乱为治者也。若五脏之气已乱，而五脏之病已成，然后治之，是犹渴而穿井，战而铸兵，无济于事矣。按此篇以天地之阴阳四时，顺养吾身中之阴阳五脏，盖五脏以应五行四时之气者也。"玉版论"曰：五脏相通，移皆有次；五脏有病，则各传其所胜。故所谓从者，四时五脏之气，相生而顺行也；逆者，五脏四时之气，相胜而逆行也。（《四气调神大论第二》）

【阐释】

本节总结四季摄生法。对于"圣人春夏养阳，秋冬养阴，以从其根"的理解，前人解释各有不同。王冰、张介宾皆以阴阳互根为解。而张志聪却以阴阳消长的观点为释，认为春夏阳气逐渐旺盛于外，秋冬阴气逐渐增强于表，故顺应并助长阴阳的发展趋势，就是"春夏养阳，秋冬养阴"的内涵。这比较符合现代的解释。然而，张志聪对于"愚者佩之"的"佩"字的解释显然是错误的。"佩"当通"背"，"违背"的意思。

【原文】

苍天之气清净，则志意治，顺之则阳气固，虽有贼邪弗能害也，此因时之序。故圣人传精神，服天气，而通神明。生气通乎天，是以苍天之气清净，则人之志意亦治。人能顺此清净之气，而吾身之阳气外固，虽有贼邪勿能为害，此因四时之序而能调养者也。故圣人传运其精神，餐服苍天之清气，以通吾之神明。**失之则内闭九窍，外壅肌肉，卫气散解，此谓自伤，气之削也。**逆苍天清净之气，则九窍内闭，肌肉外壅，卫外之阳气散解，此不能顺天之气而自伤，以致气之消削。盖人气通乎天，逆天气则人气亦逆矣。（眉批：上章言天地四时之气不正，而圣人犹能调养；此言苍天之气清净而庸人失之，故谓自伤也。）**阳气者，若天与日，失其所，则折寿而不彰。故天运当以日光明，是故阳因而上，卫外者也。**上节言顺苍天之气，以养吾身之阳。此复言人之阳气，又当如天与日焉，若失其所居之位，所运之机，则短折其寿而不能彰著矣。夫天气清净，光明者也。然明德惟藏而健运不息，故天运当以日光明。天之藏德不下，故人之阳气亦因而居上。天之交通，表彰于六合九州之外，故人之阳气所以卫外者也。（眉批：阳气者，太阳也。太阳主天，合少阴之君火而主日，故曰若天与日。）

（《生气通天论第三》）

【阐释】

本段概要性地阐述阳气对于人体的重要性。对于"故圣人传精神，服天气，而通神明"一句的理解，张志聪观点独到。他以"内运精神，外纳清气"为释；而张介宾释"传"为"受"，释"服"为"佩"，显然欠妥。

【原文】

曰：**二阳之病发心脾，有不得隐曲，女子不月，其传为风消，其传为息贲者，死不治。**此审别三阴三阳之发病也。二阳者，足阳明胃经也。夫人之精血，由胃府水谷之所资生，脾主为胃行其精液者也。二阳病，则中焦之汁竭，无以奉心神而化赤，则血虚矣。水谷之精，脾无转输于五脏，则肾无所藏而精虚矣。男子无精，有不得为隐曲之事；在女子无血，则月事不得以时下矣。此病本于二阳而发于心脾也，精血两虚，则热盛而生风，风热交炽，则津液愈消竭矣。火热烁金，而传为喘急息肩者，死不治。盖胃乃津液之生原，肺乃津液之化原也。按"阴阳离合论"止论足之三阴三阳，此章亦先论足经，至末章曰三阴俱搏、三阳俱搏，是兼手经而言，故曰俱。曰：**三阳为病，发寒热，下为痈肿，及为痿厥腨痛。**腨，音善。痛，音捐。三阳者，太阳之为病也。太阳之气主表，邪之中人始于皮毛，邪正相搏，发为寒热之病矣。太阳主开，病则开阖不得，邪气从之，逆于肉理，乃生痛肿。太阳为诸阳主气而主筋，筋伤则为痿，气伤则为厥也。腨，腘股也。痟，酸疼也。此皆太阳筋脉之为病也。太阳之气主表，而经脉发原于下，是以始病寒热之在上在表，而渐为痛肿、痿厥、颓疝之在内在下也。（眉批：张兆璜曰：太阳标阳而本寒，故为寒热之病，谓其能为寒为热。故曰为。）**其传为索泽，其传为颓疝。** 太阳之经气，生于膀胱。膀胱者，主藏津液，气化则出。太阳之气，病热于表，传入于里，则水津枯索而泽竭矣。颓疝，小腹控卵肿痛，所谓膀胱疝也。盖始病标而及本，始病气而及经与筋也。**曰：一阳发病，少气，善咳善泄。** 一阳者，少阳之气病也。少阳主初生之气，病则生气少矣。足少阳相火主气，气少则火壮矣。火烁金，故善咳。木火之邪，贼伤中土，故善泄也。**其传为心掣，其传为膈。** 饮食于胃，浊气归心，脾胃受伤而为泄，故心虚而掣痛矣。《灵枢经》云：脾脉微急为膈中。又曰：饮食不下，膈塞不通，邪在胃脘。此皆少阳之木邪干土，亦始病气，而后及经与府也。**二阳一阴发病，主惊骇、背痛、善噫、善欠，名曰风厥。** 二阳一阴者，阳明厥阴之为病也。东方肝木，其病发惊骇；足阳明之脉病，闻木音则惕然而惊。背为阳，厥阴主春阳肝木，故引背痛也。邪气客于胃，厥逆从上下散，复出于胃，故为噫也。欠者，气引而上也，胃是动病，善伸数欠，此厥阴风木厥逆之为病也。风木为病，干及胃土，故名风厥。**二阴一阳发病，善胀、心满、善气。** 二阴一阳者，少阴少阳也。少阳之气，生于肾脏水中，经云：肾气实则胀。三焦病者，腹气满，小腹尤坚，此肾气与生阳并逆，故善胀。心肾之气，不能相交，故心满善气也。善气者，太息也。心系急则气道约，故太息以伸出之。三焦，气也。此一阳之气病，故引论于三焦。**三阳三阴发病，为偏枯痿易，四肢不举。** 三阳三阴者，太阳太阴之为病也。偏枯者，半身不遂；痿易者，委弃而不能如常之动作也。太阳为诸阳主气而主筋，阳气虚，则为偏枯；阳虚而不能养筋则为痿，脾属四肢，故不举也。此水府为病而逆乘脾土也。（《阴阳别论篇第七》）

【阐释】

本段阐述了有关三阴三阳发病的情况。较之前贤，张志聪对于脏腑经络之间的病理关系阐释得更为详实明确。例如"二阳一阴发病"，王冰只是解释了"一阴"，并未阐明阳明胃与厥阴肝之间在病理上的联系。同样，对于"三阳三阴发病"，王冰认为是"三阴不足，则发偏枯；三阳有余，则为痿易"，而张志聪的解释似乎更为妥帖。此外，他还回答了张介宾的疑虑。张介宾认为"二阳之病发心脾"难以理解，其曰："然心脾何以受肠胃之病？未免牵强，不可不察"。张志聪认为：这是因为肠胃的病变势必影响脾的运化，从而水谷精微衰少，并且无以化生心血而奉养心神，继而产生一系列的病变。

【原文】

帝曰：**其形尽满何如？**肾为水脏，在气为寒。上节论寒气暴上，此复论其水体泛溢，故其形尽满也。形谓皮肤肌腠。盖经脉之内，有有形之血，是以无形之气乘之；肌腠之间主无形之气，是以有形之水乘之而为肿胀也。**岐伯曰：其形尽满者，脉急大坚，尺涩而不应也。**诸急为寒，寒水充溢于形身，故脉急而坚大。水邪外溢，则少阴之正气不升，故尺涩而不应也。《灵枢经》曰：脉坚大以涩者，胀也。**如是者，故从则生，逆则死。**夫少阴之气，从下而上，合于阳明，戊癸合而化火，火土之气，故有如是之证者。得少阴之气，仍从下而上者生，逆而下者死。**帝曰：何谓从则生，逆则死？岐伯曰：所谓从者，手足温也。所谓逆者，手足寒也。**手足温者，少阴之生气复也，生气复则火土之气渐旺，水寒之邪渐消。手足寒者，少阴之生气已绝，故死。以上论生阳之气，发原于下焦，如寒水之邪实，则真阴之气虚。（《通评虚实论篇第二十八》）

【阐释】

根据张志聪的注释，我们可以了解到本段主要阐述了少阴肾气在水肿的病理演变过程中的重要性。如果阳明胃气得到少阴肾气的资助，那么预后良好。否则就恶化。并且指出了判断预后的简便的方法就是观察"手足的寒温"。然而，王冰对此段经文几乎无注。马莳与张介宾亦只是以阴阳虚实的角度泛泛而谈。由此益见张志聪之注的详实风格。

八、《黄帝内经灵枢集注》

张志聪撰著，成书于 1670 年。

【原文】

先儒有云：经传而经亡，非经亡也，亡于传经者之精而以粗求之、深而以浅视之之失其旨归也。夫《灵》《素》之为烈于天下也，千百年于兹矣。然余尝考《汉·艺文志》曰：《黄帝内经》一十八卷，而《灵枢》居其九、《素问》亦居其九。昔人谓先《灵枢》而后《素问》者何也？盖以《素问》为世人病所由生也。病所生而弗慎之，则无以防其流，故篇中所载阴阳寒暑之所从，饮食居处之所摄，五运生制之所由胜复，六气时序之所由逆从，靡弗从其本而谨制之，以示人维持，而生人之患微矣。若《灵枢》为世人病所由治也。病既生而弗治之，则无以通其源，故本经所论营卫血气之道路，经脉脏腑之贯通，天地岁时之所由法，音律风野之所由分，靡弗借其针而开导之，以明理之本始，而惠世之泽长矣。是《灵枢》《素问》为万世所永赖，靡有息也。故本经曰：人与天地相参，日月相应，而三才之道大备。是以人气流行上应日，行于二十八宿之度。又应月之盈亏，以合海水之消长，且以十二经脉脏腑，外合于百川汇集之水，咸相符也。故本经八十一篇，以应九九之数。合三才之道，三而三之，成九九八十一篇，以起黄钟之数。其理广大，其道渊微，传竹帛而使万世黎民不罹灾眚之患者，孰不赖此经也哉？乃自皇甫士安类为《甲乙针经》，而玄台马氏又专言针而昧理，俾后世遂指是经为针传而忽之，而是经几为赘旒矣。余悯圣经之失传，惧后学之沿习，遂忘愚昧，《素问》注疏告竣，复藉同学诸公，举《灵枢》而诠释之。因知经意深微，旨趣层折，一字一理，确有指归，以理会针，因针悟证，殚心研虑，鸡鸣风雨，未敢少休，庶几借是可告无罪乎！俾后之人读《素问》而严病之所以起，读《灵枢》而识病之所以瘳，则脏腑可以贯通，经脉可以出入，三才可以合道，九针可以同法。察形气可以知生死寿夭之源，观容色可以辨邪正美恶之类，且也因九针而悟洛书之妙理，分小针而并识河图之微情，则前民用而范围不过者，大易之传统乎是矣。则利民生而裁成不遗者，坟典之传亦统乎是矣。敢以质之天下后世之同学者，亦或有以谅余之灌溉也夫。（《序》）

【阐释】

历来注《素问》者多，而注《灵枢》者少，张志聪之前仅马莳一人而已，但马氏却从针灸经络解。张氏认为《灵枢》与《素问》一样，亦可从针灸会悟人体生理病理及治法，确有见解。

【原文】

黄帝问于岐伯曰：余子万民，养百姓，而收其租税，余哀其不给，而属有疾病。余欲勿使被毒药，无用砭石，欲以微针通其经脉，调其血气，荣其逆顺，出入之会。令可传于后世，必明为之法，令终而不灭，久而不绝，易用难忘，为之经纪。异其章，别其表里，为之终始。令各有形，先立《针经》。愿闻其情。岐伯答曰：臣请推而次之，令有纲纪，始于一，终于九焉。

按：《本纪》帝经土设井，立步制亩，艺五谷，养万民，而收其租税，设有疾病，则不能力田以供余食矣。故帝欲立九针微针之法，传于后世，令终而不灭焉。毒药所以攻疾也，砭石所以泄邪也，二者皆攻泻之法。微针，能通调血气者也。逆顺出入者，皮肤经脉之血气，有逆顺之行，有出入之会。盖人秉天地之气所生，阴阳血气，参合天地之道，运行无息，少有留滞，则为疾病，故帝以天地人之道而立九针，用九针之法，以顺人之阴阳血气，而合于天道焉。明其理则易用，持于心则难忘。经，径；纪，维也。按篇名九针，而帝曰微针，伯曰小针，是九针之外，又立小针也。九针者，圣人起天地之数，始于一而终于九，九而九之，九九八十一，以起黄钟之数。用九针而合小针者，以阳数五，阴数五，五位相得，而各有合，以应河图之数也。帝继伏羲、神农氏而作，即以两仪四象河图奇偶之数，用法于针，所以修身治国平天下，盖国以民为本也。

请言其道。小针之要，易陈而难入。粗守形，上守神。神乎神，客在门。未睹其疾，恶知其原？刺之微，在迟速。粗守关，上守机，机之动，不离其空。空中之机，清静而微。其来不可逢，其往不可追。知机之道者，不可挂以发。不知机道，扣之不发。知其往来，要与之期。粗之暗乎，妙哉！工独有之。往者为逆，来者为顺，明知逆顺，正行无间，迎之夺之，恶得无虚？追而济之，恶得无实？迎而随之，以意和之，针道毕矣。

易陈难入者，易言而难著于人也。粗守形者，守皮脉肉筋骨之刺；上守神者，守血气之虚实而行补泻也。神乎神，甚赞其得神之妙。门者，正气出入之门。客在门者，邪循正气出入之所也。未睹其何经之疾，恶知其受病之原？言当先察其邪之所在而取之也。迟速，用针出入之疾徐也。粗守关者，守四肢之关节。上守机者，守其空而当刺之时，如发弩机之速也。不离其空者，乘空而发也。夫邪正之气，各有盛衰之时，宜补宜泻，当静守其空中之微，不可差之毫发，如其气方来，乃邪气正盛，邪气盛则正气大虚，不可乘其气来即迎而补之，当避其邪气之来锐。其气已往，则邪气已衰，而正气将复，不可乘其气往，追而泻之，恐伤其正气，在于方来方去之微，而发其机也。《离合真邪论》曰：候邪不审，大气已过，泻之则真气脱，脱则不复，邪气复至而病益蓄，故曰：其往不可追，此之谓也。是以其来不可逢，其往不可追，静守于来往之间而补泻之，少差毫发之间则失矣。粗工不知机道，叩之不发，补泻失时，则血气尽伤，而邪气不下。知其往来者，知邪正之盛衰，要与之可取之期而取之也。粗工之暗，而良工独知之，是故工之所以异也。若气往则邪正之气虚小，而补泻之为逆。气来则形气邪气相平而行补泻为顺。是以明知顺逆正行无间，知往来所处之时而取之也。迎而夺之者，泻也。故恶得无虚，追而济之者，补也。故恶得无实，迎之随之，以意和之，针道毕矣。

　　凡用针者，虚则实之，满则泄之，菀陈则除之，邪胜则虚之。大要曰：徐而疾则实，疾而徐则虚。言实与虚，若有若无。察后与先，若存若亡。为虚为实，若得若失。

　　所谓虚则实之者，气口虚而当补之也；满则泄之者，气口盛而当泻之也。菀陈则除之者，去脉中之蓄血也。邪胜则虚之者，言诸经有盛者，皆泻其邪也。徐而疾则实者，徐内而疾出也；疾而徐则虚者，疾内而徐出也。言实与虚，若有若无者，实者有气，虚者无气也。察后与先，若亡若存者，言气之虚实，补泻之先后也。察其气之以下与常存也，为虚为实。若得若失者，言补者佖然若有得也，泻则佖然若有失也。此以上论，小针之法。

　　虚实之要，九针最妙。补泻之时，以针为之。泻曰必持内之，放而出之，排阳得针，邪气得泄。按而引针，是谓内温，血不得散，气不得出也。补曰随之，随之意，若妄之。若行若按，如蚊虻止，如留而还，去如弦绝，令左属右，其气故止。外门已闭，中气乃实，必无留血，急取诛之。持针之道，坚者为实。正指直刺，无针左右。神在秋毫，嘱意病者，审视血脉，刺之无殆。方刺之时，必在悬阳，及与两卫。神属勿去，知病存亡。血脉者，在腧横居，视之独澄，切之独坚。九针之名，各不同形：一曰镵针，长一寸六分；二曰员针，长一寸六分；三曰鍉针，长三寸半；四曰锋针，长一寸六分；五曰铍针，长四寸，广二分半；六曰员利针，长一寸六分；七曰毫针，长三寸六分；八曰长针，长七寸；九曰大针，长四寸。镵针者，头大末锐，去泻阳气；员针者，形如卵形，揩摩分间，不得伤肌肉，以泻分气；鍉针者，锋如黍粟之锐，主按脉勿陷，以致其气；锋针者，刃三隅，以发锢疾；铍针者，末如剑锋，以取大脓；员利针者，大如氂，且员且锐，中身微大，以取暴气；毫针者，尖如蚊虻喙，静以徐往，微以久留之，而养以取痛痹；长针者，锋利身薄，可以取远痹；大针者，尖如挺，其锋微员，以泻机关之水也。九针毕矣。

此节论九针之法，盖首篇统论小针及九针之道。是以前后论小针，而详释于"小针解"中。此节论九针，故详释于九针论内，而小针解中不与也。虚实之要，九针最妙，为其各有所宜也。补泻之时，以针为之者，与气开合相得也。排阳得针者，排针而得阳气也，得其正气，则邪气去矣。内温者，针下热也，谓邪气去而正气不出也。此论泻邪而养其正也。随之者，追而济之也。之，往也。若妄之者，虽追之而若无有所往。若行若按，如蚊虻止，如留而还也。去如弦绝者，疾出其针也。令左手按痏，右手出针，其正气故得止于内，而外门已闭，中气乃实矣。此补正运邪之法，故必无留血，设有留血，急取而诛之。坚者，手如握虎也。正指直刺者，义无邪下，欲端以正也。神在秋毫，审视病者，静志观病人，无左右视也。悬阳，心也，心藏神。方刺之时，得之于心，则神属于病者，而知病之存亡矣。经云：取血于荣，取气于卫，卫气行阳、行阴者也。故于两卫间以取阴阳之气。《卫气行篇》曰：是故谨候气之所在而刺之，是谓逢时。在于三阳，必候其气在阳分而刺；病在于三阴，必候其气在阴分而刺之。腧，经腧也。《刺节真邪篇》曰：六经调者，谓之不病。一经上实下虚而不通者，此必有横络盛加于大经，令之不通，视而泻之，此所谓解结也。故有血络横于经腧者，当视之独清，切之独确而去之也。九针者，有九者之名，有九者之形，各随其所宜而用之。九针之论毕矣。

夫气之在脉也，邪气在上，浊气在中，清气在下，故针陷脉则邪气出，针中脉则浊气出，针太深则邪气反沉，病益。故曰：皮肉筋脉，各有所处，病各有所宜，各不同形，各以任其所宜。无实无虚，损不足而益有余，是谓甚病。病益甚，取五脉者死，取三脉者恇。夺阴者死，夺阳者狂，针害毕矣。

此复论小针刺邪之法，而并论其要害焉。风雨寒暑之中人也高，故邪气在上也。水谷入胃，其精气上注于肺，浊溜于肠胃，寒温不适，饮食不节，病生于肠胃，故浊气在中也。清湿地气之中人也，必从足始，故清气在下也。陷脉，额颅之脉，显陷于骨中，故针陷脉，则阳之表邪去矣。中脉，足阳明之合，三里穴也。针太深则邪气反沉者，言浮浅之病，不欲深刺也。深则邪气从之入，故曰反沉也。皮肉筋骨，各有所处者，言经络各有所主也，故病各有浅深之所宜。形有皮肉筋脉之不同，各随任其所宜而刺之。无实实，无虚虚，若损不足而益有余，则病益甚矣。五脉，五脏诸阴之脉也，如中气不足，则血脉之生原已虚，再大泻其诸阴之脉，是虚于中而脱于外也。三脉，三阳之脉。恇，怯也，言尽泻三阳之气，令病人怯然不复也。夺阴者死，言取人之五里五往者也。《玉版篇》曰：迎之五里，中道而止，五至而已，五往而脏之气尽矣。夺阳者狂，正言取之五里而或夺其阳也，此论针之为害毕矣。张开之曰：取尺之五里，取皮肤阳分之气血也。而曰夺阴者，谓阳分之气血，生于五脏之阴也。病在中气不足，而大泻诸阴之脉者死。谓诸阴之脉，生于中焦之阳明，阳生于阴，而阴生于阳也。（《九针十二原第一》）

【阐释】

张氏首先论述上工守神、守机，粗工守形、守关，以及迎、随、徐、疾、补、泻、候气等针刺手法及适应病证。其次讨论九针的名称、形状和用途，颇为详尽，尤其是与《素问》互参，这也是他注释《内经》的特色之一。

九、《伤寒论宗印》

张志聪撰著，成书于1663年。

【原文】

今夫治病难，治伤寒病尤难。审脉证匪易，审伤寒脉与证匪易。良以暴戾之气变无经常，当急而缓，当缓而急，损真积邪，莫此为甚。苟非潜心平日，靡不失措临期。是以医之不谙治伤寒者，未可医名也。即治伤寒，勿究心《伤寒论》者，亦未可医名也。即能究心《伤寒论》，而胶执义意，不获变通经理者，究亦未可医名也。(《自序》)

【阐释】

张志聪自诩为仲景后裔，故对《伤寒论》极为重视。此强调为医者不可不读《伤寒论》。

【原文】

《伤寒论》旧本首辨脉篇，次平脉篇，次伤寒例，次痉湿暍，次六经，次霍乱，次阴阳易、差后劳复，次补论汗吐下之可否，世传王叔和之所序。夫辨脉审证而后立方救治，及先提痉湿暍与伤寒相类，故别明之，而始论六经之证，次序条理，深属精明。但伤寒例，叔和所撰，不应僭次六经之首。今次序悉依旧本，止以叔和之例，改附于篇末，尊经意云尔，阅者辨之。(《凡例》)

【阐释】

张氏为保持"伤寒例"原貌，在编排方法上依据成氏，确有高明之处。但仍按方有执之说而将"伤寒例"说成是叔和所撰，未免太武断。

十、《伤寒论集注》

张志聪撰著，高世栻纂注，成书于1683年。

【原文】

夫喘家肺气之不利，由于脾气之不输，故作桂枝汤必加厚朴以舒脾气，杏仁以利肺气，乃佳，不宜但用桂枝以解肌也。(《辨太阳病脉证篇第一》)

【阐释】

本文系阐述新感风寒之邪引动宿疾的治疗，张氏指出不可专用桂枝汤，应兼顾治疗，颇有至理。

【原文】

病人脉数为热，热当消谷引食，而反吐者，此以发汗令表阳气微，膈内气虚而脉数，数则为虚矣。故数为客热，非太阳之正气不能消谷也。夫客热内乘，则真阳不足，胃中正气虚冷，故吐也。（《辨太阳病脉证篇第二》）

【阐释】

张氏对本条的解释颇为全面，一般来说脉数都为热，但本条脉数却是假象，尤需鉴别，不可为假象所迷惑。

【原文】

病气在外，宜从汗解，而复下之，此为逆也。若先发汗而外邪不尽，复随太阳之气内入，即可从乎下解，故治不为逆。若病气在里，宜先从下解，而反汗之为逆。如下之而里邪不尽，复随太阳之气外出，又可从乎汗解，故治不为逆。（《辨太阳病脉证篇第二》）

【阐释】

张氏认为，病邪在外宜用汗法，汗后邪未尽者，又可随太阳之气内入，此时可改用下法。这种看法充分体现了"因势利导"的治疗思想，是值得肯定的。

【原文】

通节皆危险之证，重在小便利者，其人可治，所谓阴阳自和者勿治之，得小便利必自愈。（《辨太阳病脉证篇第二》）

【阐释】

《伤寒论》太阳病篇第 111 条是误用火法而导致阳邪亢盛、阴液枯耗的变证。张氏结合 58 条和 59 条，论述小便的利否，是治疗和预后的关键，深获仲景心意。

【原文】

伤寒腹满，病在脾也。谵语者，脾是动病，上走于心，心气烦乱，故谵语也。（《辨太阳病脉证篇第二》）

【阐释】

谵语虽多由胃家实热所致，但亦有因其他引起者。张氏从脾的病证来解释，也有一定的道理，可启发后来者的思路。

【原文】

或问阳脉、阴脉，属寸、尺耶？愚曰：阳明者，有名无形，不可胜数，会晤其旨，贯通于脉，触类引申，无非阴阳。若必居一于此，则吾岂敢。（《辨脉法》）

【阐释】

张氏对阴脉、阳脉的阐发，甚为圆通。

十一、《伤寒论直解》

张锡驹撰著，成书于 1712 年。

【原文】

此论阳明中焦虚冷也。若者承上文而言也。言不特下焦生阳不启而为虚寒，即中焦火土衰微而亦虚冷也。夫胃气壮则谷消而水化，若胃中虚冷，则谷不消而不能食。夫既不能食，则水必不化，故饮水则哕。胃中虚冷，复饮以水，两寒相得，是以发哕。（《辨阳明病脉证》）

【阐释】

本论释《伤寒论》阳明病篇第 226 条"若胃中虚冷，不能食者，饮水则哕"之由，较为精当。

【原文】

诸病而凡四逆厥者，俱属阴寒之证，故不可下。然不特厥逆为不可下，即凡虚家而不厥逆者，亦不可下也。（《辨厥阴病脉证》）

【阐释】

张氏指出各种四肢厥逆都属虚寒之证，颇是，较陈修园等所谓"热厥可下"之说，解释仲景原意更为清晰。

【原文】

脉之度数，其始从中焦注手太阴，常以平旦为记。漏下百刻，行一周身，终而复始，与天地同度。十二经脉，合跷脉、督脉、任脉，计长十六丈二尺。一息脉行六寸，一日十二时，子午二时每十刻，余俱八刻，共百刻，以合漏水之下。水下一刻，人一百三十息，计脉行八丈一尺。一日一夜，共五十周。所谓五十度而大周于身，计一日一夜，共一万三千五百息，脉行八百丈。(《辨平脉法》)

【阐释】

本文对脉之度数，与漏刻的多少，以及呼吸的次数进行了全面的介绍，对于理解平脉有很大的帮助。

【原文】

此言荣卫之气出于中土，而三焦之气又仰借于荣卫也。寸口脉微，则卫气不行，涩则荣气不足，不行不足，则荣卫不能相将，而三焦无所仰借以运行出入于内外矣。三焦无所仰，则不能出气以温肌肉，而身体痹不仁矣。荣为血，血不足则无以荣筋骨而烦痛，无以荣口唇而难言。卫者，卫外而为固也，卫气虚则不能卫外而恶寒；卫气行于阴则寐，今欲下行于阴，故数欠。三焦各有部署，三焦无所仰，则不能归其部矣。上焦之部出胃上口，不归则噫而酢吞；中焦之部并胃中，不归则不能消谷引食；下焦之部别回肠，注膀胱，不归则遗尿。以是知三焦之气，俱借荣卫之气以游行出入者也。(《辨平脉法》)

【阐释】

张氏认为，荣卫相将以养三焦，荣卫不相将则不能养三焦，三焦无所养则有酢吞、消谷引食、遗尿等病变，其发挥经旨可谓淋漓透彻。

【原文】

伤寒所致太阳病者，言因伤寒而致太阳病也。伤寒之外别有痉、湿、暍三种，不因于寒，宜因别论于《金匮要略》中。然所因虽不同，而俱伤太阳之气与伤寒相同，故于伤寒之后见之。(《辨平脉法》)

【阐释】

张氏认为，痉、湿、暍虽与伤寒病因不同，但俱从太阳始，在症状上亦有相似之处，所以与伤寒并列讨论。但其病因和传变不同，为防止混淆，有利于辨证，又当别论，确有道理。

十二、《医学真传》

高世栻撰著，成书于1699年。

【原文】

医道昉乎轩、岐，轩、岐著《内经》一十八卷，阐明阴阳血气运行之理，脏腑经络交会之道，上下内外，升降出入，道晰其微，理晰其奥。以为后世之医者，必明三阴三阳之六气，血气生始之根源，五脏交通，六腑会合，及络脉经脉之浅深，皮肌筋骨之内外，始可言医。仲景先师《伤寒》序云：经络府俞，阴阳会通，玄冥幽微，变化难极，自非才高识妙，不能探其理致。慨世之医，昧圣贤经论之本源，袭后人方书之糟粕，汤方歌括之册，视为秘典；分门别类之书，奉若圣经，岂不谬哉！我故曰轩岐没而医道亡，仲师死而真传绝，洵不诬也。(《医道失传》)

【阐释】

学医要溯源，其源即《内经》《伤寒论》。为正本清源，所以钱塘医派不惜花费大量精力来注释。

【原文】

人之一身，皆气血之所循行，气非血不和，血非气不运，故曰气主煦之，血主濡之。气与血无处不有，今举其概：肺主气，乃周身毛皮之大气，如天之无不覆也。经云：宗气上出于肺，以司呼吸，一呼一吸，内通于脏。故曰呼出心与肺，吸入肝与肾。又三焦出气，以温肌肉，膀胱津液，随气化而出于皮毛，故曰三焦膀胱者，腠理毫毛其应。又五脏六腑为十二经脉，荣气行于脉中，卫气行于脉外。由此观之，则五脏六腑十二经脉，上下内外，游行环绕，无非一气周流而健行不息，此人之所以生也。然气为主，血为辅；气为重，血为轻。故血有不足可以渐生，若气不立即死矣。夫人周身毛窍，乃大气之环绕于外，而毛窍之内，则有孙络，孙络之内，则有横络，横络之内，则有经焉。络与经，皆有血也。孙络、横络之血，起于包中之血海，乃冲脉、任脉所主，其血则热肉充肤，澹渗皮毛。皮毛而外，肺气主之；皮毛之内，肝血主之。盖冲任之血，肝所主也。其经脉之血，则手厥阴心包主之，乃中焦取汁奉心化赤之血也。血海之血，行于络脉，男子络唇口而生髭须，女子月事以时下，皆此血也。心包之血，行于经隧，内养其筋，外荣于脉，皆奉心化赤之血也。血海之血，出多不死；心包之血，多出便死，是又络脉之血为轻，而经脉之血为重也。经云：阳络伤，则吐血；阴络伤，则便血。此血海之血也。一息不运则机箴穷，一丝不续则霄壤判，此经脉之血也。（《气血》）

【阐释】

气与血无处不有，气与血犹如阴与阳，相互依存，但以气为主，血为辅，气为重，血为轻，故血有不足可以渐生，若气不立即死矣。血气二者，乃医学之大纲，学者不可不察。

【原文】

《神农本草》曰本经，黄帝《灵枢》《素问》曰《内经》，皆圣经也。仲景先师著卒病曰《伤寒》，著杂病曰《金匮》，此贤论也。医门圣经贤论，犹儒者之五经四书也，故医门经论，乃医学正传。其余《难经》《脉诀》及后人一切方书，皆逐末亡本，肤浅不经，不可为训。何世之医者，于圣贤经论从未尝读，即读亦未解，解未能明，明未能用，悲夫！（《医门经论》）

【阐释】

认为轩岐、仲景之书为医经，而其他医家著作概不可读，这是钱塘医派的"尊经崇古"的表现，但这种认识是违背历史发展观的，多有不当。

【原文】

药品浩繁，不下千百余种，其寻常日用者，不过百十种，而百十种之中，药有真伪好恶，用有宜与不宜，皆当明辨而详悉者也。如赤芍药、银柴胡、赤小豆、龙骨、巨胜子、半夏曲，皆伪药也。《本草崇原》俱已辨明，但未梓行，兹且言之。芍药花开赤白，赤花者为赤芍，白花者为白芍，总属一种，岂有二耶？今儿科、外科多用赤芍，谬矣。又以白芍为酸敛之药，岂知本经主治邪气腹痛，除血痹，破坚积寒热疝瘕，气味苦平，性功如是，宁酸敛耶？试将芍药咀嚼，酸味何在？可以正其误矣。柴胡有硬软二种：硬者为大柴胡，软者为小柴胡，然必出于银州者为胜，故有银柴胡之名，非大小柴胡之外，复有银柴胡也。赤小豆，谷类也。粗而大者为赤豆，细而小者为赤小豆。今药肆中一种草子，赤黑相兼，不可煮食，岂得谓之豆乎？巨胜子，即胡麻也。出于胡地之大宛者为胜，故有巨胜之名。刘阮误入天台，仙家饲以胡麻饭，即巨胜子也。今药肆中一种有壳无仁，乃狗虱也，以狗虱而充巨胜，妄立壁虱胡麻之名。欲觅巨胜子，不若竟用大脂麻矣。龙骨，本经上品药也。乃上天所谪之龙，海滨深山间或有之。今一种粘舌之石，乃北地深山之石垄骨，而非上天所降之龙。又龙为阳物，能兴云布雨，故《伤寒论》中发汗名大青龙，行水名小青龙。今欲止汗，反用龙骨，岂理也哉？用龙骨止汗者，乃以真龙之骨，研为细粉，扑其周身，塞其毛孔，即本论以温粉扑之之义，非服食止汗之谓。考《神农本经》止有半夏，并无半夏曲，今药肆中以明矾水煮半夏，所剩矾脚及半夏屑，大半和以麦面，造成药饼为半夏曲，时人厌常喜新，方中每用何益？半夏曲之外，复有神曲，用白面百斤，青蒿、辣蓼、苍耳自然汁、赤小豆、杏仁捣烂，拌面成饼，晷曝为曲，儿医认作健脾止泻消食之药，每每用之，不知其弊。别药煮汁各有气味，若用神曲，则药如稠粥之饮，有形之面，大能伤胃。夫婴儿有病，必忌面食，此曝过之面，与酱何异？虽有药与草汁，并非健脾之品，用无益也。又药有好恶，如桂枝、细辛、五味、干姜是也。仲师桂枝汤，用桂枝去皮者，止取梢尖嫩枝，内外如一，气味辛香甜辣，外皮内骨，便去之而不用。如是之枝，可多得耶？今人及用，亦必辛香甜辣，名为川桂枝方可。今药肆中辛香甜辣之桂枝不可得，即有亦暂而不久。数十年中，余阙之不用，不得已而以官桂代之。北细辛其细如发，辛香触鼻，苟细不如发，辛不触鼻，便为杜衡，用之无益。五味子，惟辽五味最佳，其黑如漆之有光，其酸如醋滴牙，上口生津。次则北五味，其色红紫，微有光，其味亦酸，微有香气。今一种黑色如李干、兼枯红之色者，用无益也。又生姜为子姜，宣胃；干姜为母姜，暖脾。脾胃有母子之分，而干姜、生姜亦有母子之分。必得三衢、温、台之种姜，切片坚实黄光，方能入药。今但以本地之生姜，晒干伪充，入口最辣，止能辛散，不入脾经，用无益也。至药之宜与不宜，先须知药性，次须知人之病，投之中款方宜。今世俗每用而不加详察者，略举十数种言之。今医发散每用前胡，前胡乃《别录》所收，陶弘景云：上古止有柴胡而无前胡，晚来医多用之。是弘景虽收之而实疑之也。且前胡气味辛窜，耗散消削，不若柴胡之芳香。清热解表，柴胡足矣。前人不究药性，有病在太阳而早用柴胡，则引邪入于少阳之说。夫柴胡名地勳，苗甚芳香，从中土而外达于太阳，正太阳药也。《伤寒论》云：无太阳柴胡证。又云：本太阳病不解、转入少阳者，与小柴胡汤。谓可从少阳而外达于太阳，非少阳经之主药也。其性自下而上，从内而外，根气虚者不可用，用之是犹揠苗助长，故本论有柴胡不中与之诫。至于升麻，亦拔根之药，今人遇元气虚脱之证，每用升麻，欲提之使上。岂知升麻本经名周麻，以其具升转周遍之功，初病发散可用；若里虚气陷，当补益其元，助之使上，不可升提，升提则上下离脱，即便死矣。葛根，藤蔓延引，乃太阳经脉之药。本论云：太阳病，项背强几几，无汗恶风，葛根汤主之。以明葛根治太阳经脉之病，而非阳明之主药也。但色白味辛，可资阳明之燥，是从阳明而连太阳，与柴胡之从少阳而达太阳者，其义一也。石膏，色白味辛性寒，为阳明之主药。既为阳明主药，必确有阳明燥热之证而元气不虚可用；若元气虚而燥热，必配人参，本论所以有人参白虎汤方。今人但知石膏清热泻火，遇伤寒大热之证，不审虚实阴阳，每用石膏；用之而其病如故，复更用之。夫用之不效，与病便不相宜，粗工固执不解；明者视之，真堪堕泪。余治伤寒，必审阴阳虚实，更必审似阴实阳、似阳实阴，确为阳明燥热之证，不涉天阳之热，不涉少阳之火，里气不虚，始投石膏，配合成方，必一剂而奏功。此镇坠寒凝之药，不可屡用而常试者也。至儿科治痘，亦用石膏，以为必先泻其火毒，方可顺序行浆。以此不经之见，横据胸中，无论痘之顺逆，至三五日间，必用石膏以解毒。夫气血调和，其毒自解，石膏解毒，未之闻也。且痘原系先天火毒，必遇君火、相火司天在

钱塘医派

泉之岁，其出也广。是痘非火不出，非火不长，非火不浆，非火不合者也。夫痘毒之外，复有他火，可以暂用，而痘内之火无容泻也。其余杂证，或病阳明燥热，亦可用石膏以治；然非调和培养之药，不可不慎其用也。医治伤寒发热，必用黄芩清热，谓小柴胡汤有黄芩也。夫既病伤寒，其身必热，而热有皮毛、肌腠、经脉之不同，更有寒热相兼、假热真寒之各异。黄芩内空腐，外肌皮，空腐则内清肠胃之热，肌皮则外清肌表之热，有彻内彻外之功。必审其内外皆热，原本壮实，胃气不虚，外不涉于毫毛，内不涉于经脉方用。若泛泛然举手便用，其种祸不知几许矣。本论云：反与黄芩汤彻其热，腹中应冷，当不能食，戒之也。黄芩之外，更有知母。知母肉白皮黄，皮上有毛，气味苦寒，禀寒水之性而兼秋金之气，犹水之知有母也，故名知母。土炎燥而皮毛热，可内资中土之燥，外清皮毛之热。若以知母为补药，则非矣。葳蕤，本经名女萎，女子娇柔之义也。一名玉竹，色白如玉，根节如竹也。一名青黏，苗叶青翠，根汁稠黏也。凡此命名，皆取阴柔之义。后人妄称葳蕤有人参之功，不审阴阳寒热，用为补剂。若阴盛阳虚宜温补者，此药大忌。麦冬，本经主治心腹结气，伤中伤饱，胃络脉绝。以麦冬横生土中，有十二余粒，其中则一心相贯，能横通胃络而补中，故治伤中。能横通胃络而散结，故治伤饱。后人用必去心，大非先圣格物穷理之意，妄谓连心服之则心烦，盍即以连心麦冬煮水饮之，烦与不烦可立辨矣。泽泻生于水中，其根如芋，能行水上滋。水气必上行而后下降，非专利小便之药也。今人不明经义，谓目疾不可用，恐下泄其水则目枯，岂知泽泻正行水上滋之药也。"太阳篇"五苓散用泽泻，治消渴、小便不利。以泽泻行水上滋，故治消渴，水气上而始下，故利小便。犹木通之横通旁达，则小便自利，二者皆非下行之药也。参、术、苓、甘，加橘、半，为六君子汤，此健脾和胃、补泻兼行之方也。今人治大寒大虚证，既用参、芪、术、姜、桂、附，而广皮、半夏恋恋不舍，以六君子汤有橘、半故也。大抵临证施治，当就病用药，勿执成方。广皮、半夏乃辛散发汗之药，不可不知也。温补药中，有不宜归、芍者，以其润泄也。归、芍不宜，而枣仁滋润，亦不宜也。凡人抱病，阴不和阳，阳不和阴，自不能睡。如用枣仁便即能睡，则天下无不睡之病矣。经云：人卧则血归于肝。身卧而血不归肝，则不能睡；又阴阳交会于坤土，太阴土虚，阴阳不归，则不能睡。又阳明胃脉，其气下行，阳明气逆，上而不下，则不能睡。又厥阴主阖，阳明亦主阖，或阳明阖而厥阴不阖，或厥阴阖而阳明不阖，或阳明厥阴皆不能阖，亦皆不能睡。当审其所以不睡之故而施治焉，庶其可尔。八味丸有熟地、桂、附，所以助三焦之火，益肾脏之水，乃阴阳兼补、水火并治者也。如阴虚而阳不虚，不宜桂、附；若阳虚而阴不虚，便不宜熟地矣。今人遇阳虚之证，认为阴虚，大用熟地，奚可哉！辛香下气，宽胸快膈，有沉香、丁香、木香、豆蔻、砂仁诸品，气味皆属辛香，而功用各有不同。沉香，从胸膈而下丹田，有下沉之义，故曰沉。丁香，其性温热，助三焦之火以温胃土，丁者火也，故曰丁。木香，《本经》名五香，五者土也，采根阴干，一月方枯。人身经血，一月一周，肝木主之，故曰木。白豆蔻，宽胸药也。肺居胸膈之上，肺气不布则胸膈不通，豆蔻能达肺金之气。肺属金，其色白，故曰白豆蔻。砂仁，原名缩砂蔤，安胎药也，有归宿丹田、退藏于密之义。香附，乃莎草根中之子，子结于根，亦有宿密之义，故亦主安胎，功用与缩砂略同。凡此辛香之药，臭味虽同而功用稍殊，当辨明而用，不可概投混施也。天麻，苗如赤箭，故本经有赤箭之名。有风不动，无风独摇，故能制风。苗不可得，但有其根，是为天麻，与蜀漆不可得，但有常山，一理也。天麻在土，形如大魁，似皇极之居中，周环十二子，如十二辰，以辅皇极。味甘气平，主补中土，便从中土以通十二经。今人认为祛风之药，但品味甚优，误用亦无害也。今人治疟，不用常山，以常山为截疟药，截之早恐成臌胀。岂知常山乃治疟之要药，三阳轻浅之疟，不必用也；若太阴脾土虚寒而为脾寒之疟，及间二日发而为三阴之疟，必须温补之剂佐以常山，方能从阴出阳，散寒止疟。又谓若服常山，终身不可食鸡。嗟嗟！此皆齐东野人之语，而明理之医亦宗此说，良可嗤矣！夫土虚脾败，天地不交则成臌。疟既愈矣，何臌之有？鹅、鸭、鳗、鳖，其性阴寒，病后宜忌。鸡性温平，补肝暖胃，疟后正可食也，终身必禁，是诚何说哉！本经止有南星，并无胆星。南星色白味辛，禀金气而祛风豁痰，功同半夏。今人以牛胆制为胆星，味苦性冷。中风痰涎上涌，多属三焦火虚，土崩水泛，斯时助正散邪，壮火祛寒，尤恐不济。而粗工昧昧，不审其本，但治其末，服以苦冷之胆星，加以清凉之竹沥，必至生阳绝灭而死。蒺藜，有刺蒺藜、白蒺藜二种：白蒺藜形如羊肾，微有腥气，乃从肾达肺之药；刺蒺藜色白有刺，秉坚金攻伐之质，破积行瘀，乃大消大削之药。《诗》云：墙有茨。即刺蒺藜也。后人误以白蒺藜为沙苑蒺藜，茨蒺藜为白蒺藜，以攻伐之茨，认为健脾调补之药，岂不谬哉！余每用银花，人多异之，谓非痈毒疮疡，用之何益。盖银花《别录》名忍冬藤，以银花之藤至冬不凋，乃宣通经脉之药也。又一本之中花有黄白，气甚芳香，故有金银花之名。金花走血，银花走气，又调和气血之药也。通经脉而调气血，何病不宜？岂必痈毒而后用之哉！（《辨药大略》）

【阐释】

药物种类虽多，但均可以生化制克来阐述其性味功能，这是钱塘医派研究本草学的方法。其论药治病，更确当，以警世人滥用之弊。

十三、《黄帝内经素问直解》

高世栻撰著，成书于 1695 年。

【原文】

著述家书成必序，序者，序著述之由，约以数语明此书之有裨于世也。余于《黄帝素问》一书殚注十载告竣，名曰《直解》。自谓有是经宜有是解，有是解宜付剞劂，会于吾心，质之古人，吾事毕矣，又何序焉？孔安国序《尚书》云：伏羲、神农、黄帝书谓之三坟，皆言道也。《素问》以阴阳之理，阐天人之道，天地阴阳俱于人身，人身阴阳同于天地，苟非其人，此道不明。今以轩岐论而问之儒，儒必不知，诿诸医。复以轩岐所论而问之医，医且茫然无以对。呜呼！《素问》之传数千百年矣，数千百年之不明，何日明之？儒与医之不知，何人知之？且夫轩岐开医道之原，而轩岐经纶不彰；方技为旁门之术，而方技伪书日盛。医安苟简，畏其所难，必以轩岐《内经》教医，天下其无医哉。嗟嗟！是犹杨墨之言，充塞两间，一旦语以孔孟之学，必讥其迂远而不切于用矣。诚如是，则余以是解解轩岐，亦即以是解质轩岐，不必质天下也已，又何序焉？（《自序》）

【阐释】

《素问》于中医学的重要性是不言而喻的，故医家注释纷多，钱塘医派也不例外。先有张志聪《集注》，后有高氏《直解》，可谓是前赴后继。

【原文】

一《素问》《内经》，乃轩岐明道之书，开物成务，医道始昌。虽秦火燔毒，而医书独全。后之注者，或割裂全文，或删改字句，剽窃诡道，实开罪于先圣。如《灵》《素》合刻，纂集类经是已。惟王太仆、马元台、张隐庵注释，俱属全文，有重复而不作衍文者，有倒置而未经改正者，有以讹传讹而弗加详察者，余细为考较，确参订正，庶几上补圣经，下裨后学。

二六经文史，历代有名卿大儒互参考订，奕世宗仰。至医门经论，未得名儒硕士翻阅锓梓，故茫无征信。即《素问》一经，各家虽有注释，余详观之，非苟简隙漏，即敷浅不经。隐庵《集注》，义意艰深，其失也晦。余不得已而更注之，颜曰直解，世之识者尚其鉴诸。

三隐庵先有《集注》之刻，不便雷同，故曰直解。注释直捷明白，可合正文诵读，非如张太岳《四书直解》，其训诂有不可读者。

四《素问》八十一篇，原遗阙二篇，今已搜补矣。每篇名目，俱当诠解，兹刻不第诠解篇名，即篇中大旨亦逐为拈出。一篇之中，分为数节，盖以词论冗繁，略分节旨，使观者易于领会耳。

五轩岐《素问》谓之圣经，不容假借，无奈后人著作方书，偏剿袭其义，摘取其文，而经脉针刺之理、三才运气之道，茫乎若迷。呜呼！世如斯，医如斯，学道者又如斯，则经几晦于方技，将见《素问》《内经》徒寄空名于天壤耳！后之业是道者，当知篇章字句，皆属珠玑，毋容稍为去取者也。

六是注体会先圣微意，言言中的，字字见解，而一针一血，尤必深入浅出，俾千百世后，永为画定不易之说。庶轩岐问答之神，跃跃纸上；而至精至微之理，炳若日星。然道非浅近，故本经云：非其人勿授，非其真不传。余之劳心神，历寒暑，以成此解。亦第藏之名山，传之其人而已，此外复何计哉。

七《素问》注解，不下十余家，余多方购览，而明显入彀者，十不得一。然世之学者，但知诸刻纷纭，其中是非莫辨，真伪难分，余岂能执余注而告诸人曰：余解是真也，非伪也。噫！必不能矣！所以虽付剞劂，要亦信诸吾心，质之轩岐，不冀人之知也。虽然，人同此心，心同此理，倘后之君子，或嗣而续之，倡而明之，又余之深幸也夫。

八《素问》论人身阴阳、血气、脏腑、经脉，而无治病之法，是以数千年来，医家咸置不问，盖意理精深，无从探讨。是解则理明义达，不冗不漏。然必诚切研求，潜心会悟，始能得其旨趣。昔者，余著《伤寒集注》，梓以问世，亦可谓理明义达，不冗不漏矣。而研求会悟，似鲜其人，因思《素问》之书，亦犹是也。言念及此，良可悲已。

九《素问直解》外，更有《本草崇原》《灵枢直解》《金匮集注》圣经贤论剞劂告竣。尤有《医学真传》之梓。盖本神农、黄帝、仲景诸书，而详明识证施治、品方用药之法也。余尝谓圣贤经论，犹布帛菽粟，布帛御寒而必为之衣，菽粟救饥而必为之食。《医学真传》亦为衣而使人可衣，为食而令人可食也。然必经论俱成而后梓也，姑有待也。（《凡例》）

【阐释】

高世栻认为张志聪注释《素问》辞义犹未尽，故再注以直解，以期阐发医理。凡例为一书之纲目，纲举目张。高氏所撰凡例九条，归纳清晰，阐述明确，使其撰注《素问》之意义、目的、方法跃然纸上。

【原文】

灵兰，藏书之室，谓神灵相接，其气如兰。秘典，帝以岐伯之言，藏灵兰之室，为秘密之典章。盖心为君主，主明则下安，不明则危，是君道之所系者大。帝闻岐伯之言，而悟为君之道，故尊奉其言，斋戒择吉，以藏灵兰之室，故曰《灵兰秘典》。**黄帝问曰：愿闻十二脏之相使，贵贱何如？**使，去声，下同。人身十二经脉，内合有形，皆谓之脏。脏者，藏也。十二脏中相为传使，有贵有贱，不可不知，故以为问。**岐伯对曰：悉乎哉问也，请遂言之。**十二脏相使，探其贵贱，故赞其所问之悉，而请直遂言之。**心者，君主之官也，神明出焉。**至贵者，莫如君。君者，人之主也。若以十二脏论之，则心者君主之官也。虚灵万应，故神明出焉。首举心为君主，而郑重言之，所以示贵也。**肺者，相傅之官，治节出焉。**相，去声。位高近君，犹之相傅之官，受朝百脉，故治节由之出焉。**肝者，将军之官，谋虑出焉。**气勇善怒，犹之将军之官，运筹揆度，故谋虑由之出焉。**胆者，中正之官，决断出焉。**断，去声。生阳上升，无所偏倚，犹中正之官，识量惟胆，故决断由之出焉。**膻中者，臣使之官，喜乐出焉。**膻中，即心包络。心包代君行令，犹之臣使之官，宣通络脉，故喜乐由之出焉。**脾胃者，仓廪之官，五味出焉。**胃主纳，脾主运，皆受水谷之精，犹之仓廪之官，主入主出，五味各走其道，故五味由之出焉。脾与胃，以膜相连，故合言之。**大肠者，传道之官，变化出焉。**糟粕所出，犹之传道之官，食化而变粪，故变化由之出焉。**小肠者，受盛之官，化物出焉。**盛，音成。受胃之浊，水谷未分，犹之受盛之官，腐化食物，先化后变，故化物由之出焉。**肾者，作强之官，伎巧出焉。**肾藏精，男女媾精，鼓气鼓力，故肾者，犹之作强之官，造化生人，伎巧由之出焉。**三焦者，决渎之官，水道出焉。**上焦如雾，中焦如沤，下焦如渎，故三焦者，犹之决渎之官，合中上而归于下，水道由之出焉。**膀胱者，州都之官，津液藏焉，气化则能出矣。**藏，如字，下同。位居胞中，故膀胱者，犹之州都之官，济泌别汁，循下焦而渗入，故津液藏焉。得阳热之气，而津液始达于皮肤，故气化则能出矣。此心为君主，而诸官各守其职如此。凡此十二官者，不得相失也。**故主明则下安，以此养生则寿，殁世不殆，以为天下则大昌。**承上文而总结之。凡此十二官者，贵贱相使，不得相失也。主明，心主神明也。下安，诸官各安其职也。以此心主之神明而养生，则寿也。殁世不殆，寿及子孙也。以为天下则大昌，寿及万民也。**主不明，则十二官危，使道闭塞而不通，形乃大伤，以此养生则殃，以为天下者，其宗大危，戒之戒之。**十二官以君为主。不明则危，贵贱混淆也。闭塞不通，十二官不相使也。形乃大伤，经脉之有形伤败也。以此养生则殃，言不但不能养生，而灾殃且至也。以为天下，其宗大危，言不但自身危困，而宗祧且大危也。君主之尊，神明之贵，乃如是也，故当戒之戒之。此申明十二脏之贵贱相使，而首重君主之神明者如此。**至道在微，变化无穷，孰知其原，窘乎哉！消者瞿瞿，孰知其要，闵闵之当，孰者为良。** 当，去声。承上文大危之意，而言至道在微。上文大危，乃人心惟危主义。此至道在微，乃道心惟微之义。道惟微也，故变化无穷，既微且变，则人孰知其原。不知其原，故窘乎哉。消者瞿瞿，瞿瞿，惊顾貌，犹言探其消息，仍瞿瞿然惊顾，而孰知其至要之所在也。闵，忧也。闵闵，忧之深也。当，切当也。深忧道之切当，而仍不知孰者之为良也。所以叹道之至微而难明也。**恍惚之数，生于毫厘，毫厘之数，起于度量，千之万之，可以益大，推之大之，其形乃制。** 承上文至道难明之意，而言恍惚难明之数，生于毫厘之至微。然虽至微，亦有可明，故又言毫厘之数，起于度量，可以度而知其长短，可以量而知其多少也。既可度量，则千之万之而微者可以益大。微者可大，则推之大之，而道之形体乃制。制，正也。所以承道之至微，而又叹道之至大也。**黄帝曰：善哉。余闻精光之道，大圣之业，而宣明大道，非斋戒择吉日，不敢受也。帝乃择吉日良兆，而藏灵兰之室，以传保焉。** 帝闻岐伯之言，知神明之重，君主之贵，至道之微，至道之大，君臣契合，一德一心，故赞之曰：善哉。余今闻得精光之道，大圣之业，而宣明大道。谓心主神明，犹之精光之道也；主明下安，犹之大圣之业也；以心主神明，主明下安之意，而论至道之微，至道之大，犹之以精光之道，大圣之业，而宣明大道也。故非斋戒择吉日，不敢受也。史臣复记黄帝果择吉日良兆，书岐伯所授之言，藏诸灵兰之室，以传后世，而保守弗失焉。（《灵兰秘典论第八篇》）

【阐释】

人体是一个统一的整体，十二脏腑之间即有各自的主要功能，也存在相互之间的联系，高氏以浅易明析的语言予以阐明，实属难得。

【原文】

大论二字，旧本误传《四气调神》下，今各改正。六节者，天以六为节，天气始于甲，地气始于子，子甲相合，六十日而甲子周，六六三百六十日，以成一岁。天有六六之节，地则以九九制会也。藏象者，神藏五，形藏四，合为九藏。神藏五，开窍于耳目鼻口；形藏四，开窍于前后二阴。窍虽有九，其位惟六。又神藏形藏，合于三阳三阴之六气，犹之以六为节，以九制会，故曰藏象。此篇为《六微旨大论》之提纲，故曰"六节藏象大论"。**黄帝问曰：余闻天以六六之节，以成一岁。人以九九制会，计人亦有三百六十五节，以为天地久矣。不知其所谓也？**阴阳之理，一奇二偶，合而为三。三而两之为六，三而三之为九。故天以六六之节以成一岁，而人则以九九制会，周天三百六十五度，计人亦有三百六十五节，以为人身之天地久矣。帝举以问，殆欲详明天人相应之道也。**岐伯对曰：昭乎哉问也，请遂言之。夫六六之节，九九制会者，所以正天之度，气之数也。天度者，所以制日月之行也；气数者，所以纪化生之用也。**天度，周天三百六十五度也。气数，二十四气之常数也。六六之节，九九制会，所以正天之度，正气之数也。故申明天度者，所以制日月之行，而有迟速也。气数者，所以纪化生之用，而有生杀也。**天为阳，地为阴；日为阳，月为阴。行有分纪，固有道理。日行一度，月行十三度而有奇焉。故大小月三百六十五日而成岁，积气余而盈闰矣。**奇，音箕。日月阴阳之行于天地也，行有分野之纪；日月阴阳之周于天地也，周有南北道之理。日行迟，月行疾，故日行一度，月行十三度而有奇焉。日一岁周天，月一月周天，故大小月三百六十五日而成岁。今止三百六十日，复有小月，是以积气之余，而有盈闰矣。**立端于始，表正于中，推余于终，而天度毕矣。**上古树八尺之臬，度日影以正东西，是立端于始也。参日中之影与极星以正南北，是表正于中也。周天三百六十五度，四分度之一，推日之行度，气盈五日有余，朔虚五日有余，以终一岁之数，是推余于终也。始中终，合气数以推之，而天度毕矣。**帝曰：余已闻天度矣，愿闻气数，何以合之？**天度积气余而盈闰，气数则十五日为一气，一岁二十四气，无有所余，故问何以合之而成闰。**岐伯曰：天以六六为节，地以九九制会。**天度者，天之道；气数者，地之理。故天以六六为节，地以九九制会。制会者，二九合三六，四九合六六，以成一岁。又四九合六六，又成一岁。其一九，则合六而余三，故两岁有余以成闰。此气数之合于天度，九九之制会于六六也。**天有十日，日六竟而周甲，甲六复而终岁，三百六十日法也。**天有十干之十日，日六竟而周甲，甲六复而终岁，此六六三百六十日之大法也。**夫自古通天者，生之本，本于阴阳，其气九州九窍，皆通乎天气。故其生五，其气三。**地之九州，人之九窍，皆通乎天气者，三才合一之道也。阴阳之理不外五行，故其生五；五行之理，通贯三才，故其气三。生五气三，上下相通，自古为然。此引《生气通天论》之言，以明三才合一，九九之制会于六六也。**三而成天，三而成地，三而成人，三而三之，合则为九，九分为九野，九野为九藏，故形藏四，神藏五，合为九藏以应之也。**由生五气三而推论之，三才各具五行，故三而成天，三而成地，三而成人，三而三之，合则为九，以九而分应乎地，则为九野。九野，即九州也。以九野而复应乎人，则为九藏。九藏，即九州也。形藏四，谓膀胱、小肠、胃、大肠，所以藏有形之物，故曰形。神藏五，谓肝、心、脾、肺、肾，所以藏无形之气，故曰神。合为九藏以应之，谓膀胱、小肠，前阴主之；胃、大肠，后阴主之。是形藏四，而归窍于前、后二阴也。心、肾主耳，肝主目，肺主鼻，脾主口，是神藏五而归窍于耳、目、口、鼻也。藏虽有九，其位惟六，是九九制会于六六，以明六节藏象之章。**帝曰：余已闻六六、九九之会也，夫子言积气盈闰，愿闻何谓气？请夫子发蒙解惑焉。**承气余盈闰之言而复问也。**岐伯曰：此上帝所秘，先师传之也。**天无言而四时成，此上帝所秘，惟古圣能阐明之，先师传之也。**帝曰：请遂言之。**遂，犹直也。**岐伯曰：五日谓之候，三候谓之气，六气谓之时，四时谓之岁，而各从其主治焉。**五日谓之候，如立春五日，东风解冻；次五日，蛰虫始振；后五日，鱼涉负冰者是也。三候谓之气，一月凡二气，三候十五日为一气也；六气谓之时，一月二气，三月则六气而成时也。四时谓之岁，春夏秋冬四时，以成一岁也。一岁有一岁之主气，一时有一时之主气，而各从其主治焉。**五运相袭，而皆治之，终期之日，周而复始，时立气布，如环无端，候亦同法。**甲己之岁，土运治之；乙庚之岁，金运治之；丙辛之岁，水运治之；丁壬之岁，木运治之；戊癸之岁，火运治之。五运以次相袭，而一岁之中，各主时而皆治之。期，一岁也。至终一岁之日，则周而复始。时立气布，言一岁之中，四时立，节气布，更如环之无端也。候亦同法者，四时之岁，积候而成，与终期复始，同一法也。**故曰：不知年之所加，气之盛衰，虚实之所起，不可以为工矣。**此《灵枢·官针》篇之言，引之以明六气加临，而有盛衰虚实也。年之所加，随在泉之位，六气各有客气之相加也。气之盛衰，司天之气，有太过而盛，不及而衰也。虚实所起，因气之盛衰，而民病虚实，所由起也。必知此始为良工，如不知之，不可以为工矣。

帝曰：五运之始，如环无端，其太过不及何如？承上文而问五运之周而复始，即如环无端，其运气有太过不及，则何如？**岐伯曰：五气更立，各有所胜，盛虚之变，此其常也。**更，平声。五运化气，更立其岁，甲己土胜，乙庚金胜，丙辛水胜，丁壬木胜，戊癸火胜，故各有所胜，其中有盛衰虚实之变，此岁气之常理也。**帝曰：平气何如？无太过，无不及，谓之平气。岐伯曰：无过者也。**无过，不愆常候也；无过，亦无不及矣。**帝曰：太过不及，奈何？**以盛虚之变为常，则太过不及，奈何？**岐伯曰：在经有也。**太过不及，为运气之常，故在经有也。此篇乃岁运六气之提纲，本经岁运诸大论，皆论太过不及，淫胜郁复之气。**帝曰：何谓所胜？**上文五气更立，各有所胜，乃五运化气，土金水木火相生，主一岁，非胜克也，故复问之。**岐伯曰：春胜长夏，长夏胜冬，冬胜夏，夏胜秋，秋胜春，谓得五行时之胜，各以气命其脏。**《金匮真言论》曰：春胜长夏，长夏胜冬，冬胜夏，夏胜秋，秋胜春，所谓四时之胜。盖四时者，五行也，故曰得五行时之胜。由此言之，各以五行四时之气，而命其脏。盖一岁之中，木火土金水，五行相生，以主四时之气，各以四时五行相生之气，而命其脏，其中即有相胜矣。命脏者，如春胜长夏，是肝木胜脾土也，余脏仿此。**帝曰：何以知其胜？**五行四时之胜，何以知之？**岐伯曰：求其至也，皆归始春。**五运主岁，六气主时，求其主时之气至也，皆归于始春之初气。《六元正纪大论》云：六气者，常以正月朔日平旦视之，睹其位而知其所在也。**未至而至，此谓太过，则薄所不胜，而乘所胜也，命曰气淫不分，邪僻内生，工不能禁。**未至而至，气候未至，主时之气先至也，故此谓太过。太过则薄所不胜，而乘所胜也。薄所不胜，则制我者，而我薄之，寡于畏矣。乘所胜，则我制者而我乘之，亢则害矣。命曰气淫不分，言主气淫纵太过，正气混淆不分别也。五脏应四时，气淫不分，则邪僻内生，发为民病，工不能禁。**至而不至，此谓不及，则所胜妄行，而所生受病，所不胜薄之也，命曰气迫。**至而不至，气候已至，主时之气未至也，故此谓不及。不及则所胜妄行，如木气不及，则我胜之土气妄行矣。所生受病，则生我之水气受病矣。所不胜薄之，则我不胜之金气，薄而侮之矣。命曰气迫，言主气不及，则所胜、所生、所不胜之气，交相逼迫而为病也。**所谓求其至者，气至之时也。谨候其时，气可与期，失时反候，五治不分，邪僻内生，工不能禁也。**申明所谓求其至者，乃四时气至之时，不但始春为然。谨候其春夏秋冬之时，则主时之六气，可与相期。若未至而至，至而不至，皆失时反候，则五行之主治不分，致邪僻内生，发为民病，工不能禁也。此复申明四时气候，各有主气，不必始春为然，所以补上文未尽之意。帝曰：有不袭乎？四时六气，始于厥阴，终于太阳，相为承袭，即五运相袭而皆治之之义，故复问有不袭乎？岐伯曰：苍天之气，不得无常也，气之不袭，是谓非常，非常则变矣。苍天之气，不得无常，若主时之气，不相承袭，是谓非常，非常则变异而灾怪矣。帝曰：非常而变奈何？非常则变，其变无穷，故复问之。岐伯曰：变至则病，所胜则微，所不胜则甚，因而重感于邪，则死矣。故非其时则微，当其时则甚也。重，平声。变至则病，病有微甚，如风木之气，变为骤注，则有土湿之病，木能胜土，为病则微；如风木之气，变为肃杀，则有燥金之病，木不胜金，为病则甚；斯时而重感于邪，则死矣。故变气之至，非其克我之时，则病微；当其克我之时，则病甚也。帝曰：善。余闻气合而有形，因变以正名，天地之运，阴阳之化，其于万物，孰少孰多，可得闻乎？非常而变，即以胜相加之义，帝故善之。气合而有形，有形之体，本于无形之气也。因变以正名，命名之正，因于物极之变也。天地之气运，阴阳之变化，其于草木昆虫之万物，有禀四时五行之一二气者，有禀四时五行之二三气者，有禀四时五行之全气者，其气孰少孰多，可得闻乎？岐伯曰：悉乎哉问也，天至广不可度，地至大不可量，大神灵问，请陈其方。度，入声；量，平声。天体至广，不可以度度之；地里至大，不可以量量之。天地阴阳万物诚大哉！神灵之问，请陈其方。方，略也。草生五色，五色之变，不可胜视；草生五味，五味之美，不可胜极。嗜欲不同，各有所通。胜，平声。草类甚繁，有色有味。草生五色，而万物莫不有色，故五色之变，不可胜视；草生五味，而万物莫不有味，故五味之美，不可胜极。人之嗜欲不同，色味各有所通，盖五色通于神气，五味通于形藏也。天食人以五气，地食人以五味。食，音饲。气为阳，主天，故天食人以五气；味为阴，阴主地，故地食人以五味。五气入鼻，藏于心肺，上使五色修明，音声能彰；五味入口，藏于肠胃，味有所藏，以养五气，气和而生，津液相成，神乃自生。藏，如字，下封藏同。气无形，故五气入鼻。气为阳，故藏于心肺。心荣色华于面，故上使五色修明。肺主气，出音声，故音声能彰，此气为阳而上通于神气也。味有形，故五味入口。味为阴，故藏于肠胃。味有所藏，以养五脏之气，气和而生，则有形之津液相成，津液相成，则神乃自生。此味为阴通于形藏，而复为神气之所资生也。帝曰：藏象何如？形藏四，神藏五，其象何如？岐伯曰：**心者，生之本，神之变也，其华在面，其充在血脉，为阳中之太阳，通于夏气。**心者，身之主，故为生之本。心藏神以应万事，故为神之变也。心合脉，其荣色，故其华在面，其充在血脉。心属夏火，故为阳中之太阳，通于夏气。**肺者，气之本，魄之处也，其华在毛，其充在皮，为阳中之太阴，通于秋气。**肺者，藏之盖，受朝百脉，故为气之本。肺生气，而藏魄，故为魄之处也。肺合皮，其荣毛，故其华在毛，其充在皮。肺属秋金，故为阳中之太阴，通于秋气。**肾者，主蛰，封藏之本，精之处也，其华在发，其充在骨，为阴中之少阴，通于冬气。**肾者，受藏五脏六腑之精，如蛰虫周密，故主蛰，封藏之本，而为精之处也。肾合骨，其荣发，故其华在发，其充在骨。肾属冬水，故为阴中之少阴，通于冬气。**肝者，罢极之本，魂之居也，其华在爪，其充在筋，以生血气，其味酸，其色苍，此为阴中之少阳，通于春气。**罢，作罴。阴中，旧本讹阳中，今改正。肝者，将军之官，如熊罴之任劳，故为罢极之本。肝藏魂，故魂之居也。肝合筋，其荣爪，故其华在爪，其充在筋。华爪充筋，血气乃行，故以生血气。酸，肝味。苍，肝色也。肝属春木，故为阴中之少阳，通于春气。**脾者，仓廪之本，荣之居也，其华在唇四白，其充在肌，其味甘，其色黄，此至阴之类，通于土气。**旧本混入下段，今改正。唇，音纯，即口唇，余篇仿此。《灵兰秘典论》云：脾胃者，仓廪之官。故脾者，仓廪之本，消化水谷，谷消则脉道乃行，水化则其血乃成，故荣之居也。脾合肉，其荣唇，故其华在唇四白。四白，口四际之白肉也。肌，亦肉也，故其充在肌。甘，脾味。黄，脾色也。脾乃阴中之至阴，故为至阴之类，通于土气。此申明藏象，而为神藏五者如此。**胃、大肠、小肠、三焦、膀胱、名曰器，能化糟粕，转味而入出者也。**形藏四，胃、大肠、小肠、膀胱也，四者皆藏有形之物，故名曰器。又言三焦者，肠、胃、膀胱皆三焦之所主也。《灵枢·荣卫生会论》云：上焦出于胃上口，中焦亦并胃中，下焦别回肠，注于膀胱，而渗入焉。故水谷者，常并居于胃中，成糟粕而俱下于大肠，二成下焦，是上中下三焦之气，能化肠胃之糟粕，转味而入于肠胃，出于前后二阴者也。此申明形藏四，而裹气三焦者如此。**凡十一脏取决于胆也。**胆能藏物，亦谓之脏。胆为中正之官，决断所出。胆气升，则脏腑之气皆升，故凡十一脏，取决于胆也。上文五脏五腑，今云十一脏，包络与心相合也。**故人迎一盛，病在少阳，二盛病在太阳，三盛病在阳明，四盛以上为格阳。**有形之脏腑经脉，合无形之三阳三阴，三阳主六腑，六腑以胃为本，故人迎之脉以候三阳。人迎，结喉两旁之胃脉也。《经脉论》云：胃足阳明之脉下人迎。故人迎一盛，病在少阳，少阳，胆与三焦也；二盛病在太阳，太阳，膀胱小肠也；三盛，病在阳明，阳明，胃与大肠也；四盛以上为格阳，格阳者，《终始篇》所谓溢阳为外格也。此以人迎胃脉，而候三阳之六腑也。**寸口一盛，病在厥阴，二盛病在少阴，三盛病在太阴，四盛以上为关阴。**三阴主五脏，五脏以肺为先，故寸口之脉以候三阴。寸口，两手寸部之肺脉也。《经脉论》云：肺手太阴之脉，入寸口。盖寸口，谓之脉口，又谓之气口。脉口、气口，皆属太阴。《终始篇》云：人迎与太阴脉口俱盛。《五脏别论》云：气口亦太阴也。故寸口一盛，病在厥阴，厥阴，肝与心包也；二盛病在少阴，少阴，心、肾也；三盛病在太阴，太阴，脾、肺也；四盛以上为关阴，关阴者，《终始篇》所谓溢阴为内关也。此以寸口肺脉，而候三阴之五脏也。**人迎与寸口俱盛，四倍以上为关格，关格之脉赢，不能极于天地之精气，则死矣。**赢，盈同。上文一盛、二盛、三盛，犹言一倍、二倍、三倍也。故人迎与寸口俱盛，至四倍以上，为内关外格。内关外格，则亢盛盈满，无以复加，不能极于上天下地之精气，则死矣。此神藏形藏合于六气，六气贵得其平，经脉不宜亢盛也。（《六节藏象大论第九篇》）

【阐释】

人与自然界息息相关，故高氏重在"气"字上阐述，即以自然之六气与人身脏腑经络之气之间的协调。

【原文】

岐伯承上篇藏象之义，复论五脏之生成也。天主生，地主成，五脏之色征于外，天气之所主也。五脏之脉行于内，地气之所主也。色者气所附，脉者味所归，合色脉气味而五脏之生成备矣。**心之合脉也，其荣色也，其主肾也。**岐伯承上篇藏象之义，复论五脏之生成，五脏各有外合，脉者心之外合，故心之合脉也。五脏各有外荣，色者，心之外荣，故其荣色也。五脏各有所主，肾者，心之主，故其主肾也。外合外荣者，藏之成。主者，藏之生。五行之理，制而后生。主者，生之谓也。火受水制，则水有余，而木气旺，木旺则生火，制之乃所以生之。

心、肺、肝、脾、肾之次序，亦制生之意也。**肺之合皮也，其荣毛也，其主心也**。皮者，肺之外合，故肺之合皮也。毛者，肺之外荣，故其荣毛也。心者，肺之主，故其主心也。金受火制，则火有余，而土气旺，土旺则生金矣。**肝之合筋也，其荣爪也，其主肺也**。筋者，肝之外合，故肝之合筋也。爪者，肝之外荣，故其荣爪也。肺者，肝之主，故其主肺也。木受金制，则金有余，而水气旺，水旺则生木矣。**脾之合肉也，其荣唇也，其主肝也**。肉者，脾之外合，故脾之合肉也。唇者，脾之外荣，故其荣唇也。肝者，脾之主，故其主肝也。土受木制，则木有余，而火气旺，火旺则生土矣。**肾之合骨也，其荣发也，其主脾也**。骨者，肾之外合，故肾之合骨也。发者，肾之外荣，故其荣发也。脾者，肾之主，故其主脾也。水受土制，则土有余，而金气旺，金旺则生水矣。**是故多食咸，则脉凝泣而色变；多食苦，则皮槁而毛拔；多食辛，则筋急而爪枯；多食酸，则肉胝䐃而唇揭；多食甘，则骨痛而发落。此五味之所伤也**。泣作涩，下同。胝音支。制之乃所以生之，然未生之先，则有所伤。是故多食咸，则肾气太过，太过则心合之脉凝涩，而心荣之色变矣。多食苦，则心气太过，太过则肺合之皮槁，而肺荣之毛拔矣。多食辛，则肺气太过，太过则肝合之筋急，而肝荣之爪枯矣。多食酸，则肝气太过，太过则脾合之肉胝䐃，而脾荣之唇揭矣。多食甘，则脾气太过，太过则肾合之骨痛，而肾荣之发落矣。此五行相制，制而未生，乃五味之所伤也。**故心欲苦，肺欲辛，肝欲酸，脾欲甘，肾欲咸，此五味之所合也**。多食则伤，适可则合，故心欲苦，肺欲辛，肝欲酸，脾欲甘，肾欲咸，此五味之所以合于五脏也。由此观之，五脏不但合脉、皮、筋、肉、骨，而且合于五味也。**五脏之气，故色见青如草兹者，死；黄如枳实者，死；黑如炲者，死；赤如衃血者，死；白如枯骨者，死。此五色之见死也**。炲，音台。余篇同。衃，音胚。有五脏之味，则有五脏之色，相生则生荣，见克则败死。五脏之色，即五脏之气也。五脏之气，以色验之。草兹，死草之色，青兼白也，故色见青如草兹者死，肝气败也。枳实，黄色兼青，故黄如枳实者死，脾气败也。炲，烟尘也，尘色黑兼黄，故黑如炲者死，肾气败也。衃血，凝聚之血，赤兼黑也，故赤如衃血者死，心气败也。枯骨，枯朽之骨，白兼青也，故白如枯骨者死，肺气败也。此五色之见克而死也。**青如翠羽者生，赤如鸡冠者生，黄如蟹腹者生，白如豕膏者生，黑如乌羽者生。此五色之见**

生也。此举五色之正，光润华采，故生。生于心，如以缟裹朱；生于肺，如以缟裹红；生于肝，如以缟裹绀；生于脾，如以缟裹栝蒌实；生于肾，如以缟裹紫。此五脏所生之外荣也。缟，素白也。五色之生，精华内藏，更有含蓄，皆如缟裹，则内光华，外润泽，故曰此五脏之所生之外荣也。由此观之，五脏不但荣于色、毛、爪、唇、发，而且荣于面之五色也。色味当五脏，白当肺辛，赤当心苦，青当肝酸，黄当脾甘，黑当肾咸。故白当皮，赤当脉，青当筋，黄当肉，黑当骨。合五色五味而总论之，则色味当五脏。白色当肺脏，其味辛；赤色当心脏，其味苦；青色当肝脏，其味酸；黄色当脾脏，其味甘；黑色当肾脏，其味咸。夫五脏藏于内，外合合于外，五色当五脏，必于外合当之。故白当皮，皮者肺之合；赤当脉，脉者心之合；青当筋，筋者肝之合；黄当肉，肉者脾之合；黑当骨，骨者肾之合。此一节，论五脏之生成，而推广五脏之外合外荣也。诸脉者，皆属于目。五脏在内，气行周身。诸脉者，周身血气循行之脉道也。五脏精华，上注于目，故诸脉者，皆属于目。诸髓者，皆属于脑。诸髓者，周身血气凝聚之精髓也。脑为髓海，故诸髓者，皆属于脑。诸筋者，皆属于节。诸筋者，周身血气贯通之筋络也。筋连于节，能屈能伸，故诸筋者，皆属于节。诸血者，皆属于心。诸血者，周身经络内外之血也。心为君主，奉心化赤，故诸血者，皆属于心。诸气者，皆属于肺。诸气者，周身荣卫外内之气也。肺为藏长，受朝百脉，故诸气者，皆属于肺。此四支八溪之朝夕也。四肢者，两手两足；八溪者，两肘、两臂、两腘、两髀。凡此血气周时环转，朝夕出入，故为四肢八溪之朝夕也。故人卧，血归于肝。人之朝夕，即天之昼夜，天昼明夜晦，人朝精夕暝，朝则血外行，夕则血内藏，故人卧则血归于肝。盖冲任之血，外行则淡渗皮肤，内入则归肝脏也。肝受血而能视，足受血而能步，掌受血而能握，指受血而能摄。卧出而风吹之，血凝于肤者为痹，凝于脉者为泣，凝于足者为厥。此三者，血行而不得反其空，故为痹厥也。冲任之血，上行头目，遍达四肢，故肝受血而目能视，足受血而足能步，掌受血而掌能握，指受血而指能摄。其血不但上行头目，遍达四肢，且外充皮肤，内荣经脉，下行足之三阴，故举邪风凝之于肤，凝于脉，凝于足以明之。人之卧也，必居户内，若卧出而风吹之，其冲任之血，外凝于肤表，则为痹，痹，转动不利也；内凝于经脉则为涩，涩，涩滞不通也；下凝于足之三阴，则为厥，厥，阴阳不相顺接而逆冷也。此凝于肤，凝于脉，凝于足，三者乃血外行而不得内反其骨空，故为痹以及于厥也。**人有大谷十二分，小溪三百五十四名，少十二俞，此皆卫气之所留止，邪气之所客也。针石缘而去之。**《气穴论》曰：肉之大会为谷，肉之小会为溪。盖会之所在，即分之所在，故人有大谷十二分。凡会之处，各有穴名，故小溪三百五十四名。《气穴论》凡三百六十六穴，今三百五十四名，尚少十二俞，少十二俞即大谷十二分是也。凡此皆血气之循行，今血行而不得反其空，此皆卫气之所留止。卫气留止，即邪气之所客也。邪气所客，必藉针石缘而去之。缘，因也，因此针石去其病也。此一节承上文外合外荣，言血气遍行通体，留止不行，则为病也。**诊病之始，五决为纪，欲知其始，先建其母，所谓五决者，五脉也。**五脏之病，贵乎能诊，诊病之始，当有五决以为之纪。所谓诊病之始者，乃欲知其始，当先建其母。母，病本也。所谓五决为纪者，即以五脏之经脉而决之也。**是以头痛巅疾，下虚上实，过在足少阴、巨阳，甚则入肾。**巨阳，太阳也。足太阳之脉，上额交巅，下属膀胱，络肾脏，是以头痛巅疾，足巨阳经脉病也。下虚者，膀胱之气虚于下；上实者，头痛巅疾，实于上也。巨阳主表，少阴主里，故受病之过在足少阴、巨阳。病不能愈，必从经脉而入脏，故甚则入肾。**徇蒙招尤，目冥耳聋，下实上虚，过在足少阳、厥阴，甚则入肝。**徇作眴，冥、瞑同。眴，瞬视也；蒙，不明也；招，掉摇也。尤，甚也。足少阳之脉，起于目锐眦，从耳后入耳中，出走耳前。眴蒙而掉摇且甚，经脉虚而风气胜也。目瞑耳聋者，起于目，入于耳也。上文头痛为上实，此蒙招为上虚，故曰下实上虚，言胆木之邪实于下，少阳经脉虚于上也。少阳为表，厥阴为里，故受病之过，在足少阳、厥阴。设病不愈，必从经脉而入脏，故甚则入肝。**腹满䐜胀，支膈胠胁，下厥上冒，过在足太阴、阳明。**腹者，脾之部也。腹满䐜胀，脾土病也。支膈胠胁者，《灵枢·经脉》论云：脾足太阴之脉，其支者，复从胃，别上膈。谓䐜胀上连支膈，旁连胠胁也。下厥上冒者，太阴脾气不升则下厥，阳明胃气不降则上冒。阳明、太阴，相为表里，故过在足太阴、阳明。脾脏先病，故不言甚则入脾。**咳嗽上气，厥在胸中，过在手阳明、太阴。**咳嗽上气，肺病也。厥在胸中者，《经脉论》云：肺手太阴之脉，起于中焦，下络大肠，脏腑不和，故厥在胸，其受病之过，在手阳明、太阴。肺脏先病，故不言甚则入肺。**心烦头痛，病在膈中，过在手巨阳、少阴。**心烦头痛，心病也。病在膈中者，《经脉论》云：心手少阴之脉，下膈，络小肠。脏腑不和，故病在膈中。其受病之过，在手巨阳、少阴。心脏先病，故不言甚则入心。此论诊病之始，五决为纪，而及于五脏五腑，故不言手少阳、厥阴也。**夫脉之大小、滑涩、浮沉，可以指别；五脏之象，可以类推；五脏相音，可以意识；五色微诊，可以目察。能合色脉，可以万全。**别，音遍。脉有阴阳，大为阳，小为阴；滑为阳，涩为阴；浮为阳，沉为阴。夫脉之大小、滑涩、浮沉，可以指按而别之。脉之阴阳，内合五脏，五脏阴阳之脉象，亦可以大小、滑涩、浮沉而类推之。如浮大为心肺，沉涩为肝肾，滑为脾脉者是也。五脏合五行，五音五色亦可以微诊，可以目察，能合色脉而共诊之，可以万全。色脉共诊，有如下文所云也。**赤脉之至也，喘而坚，诊曰：有积气在中，时害于食，名曰心痹。得之外疾，思虑而心虚，故邪从之。**赤，心色也。赤脉，合色脉以为诊也。喘而坚，脉体急疾而牢实也，诊其色脉如是，则曰有积气在中，时害于食而不能食，病名曰心痹。心痹，心气闭而不舒也。盖积气非心脏之本病，故得之外疾，乃思虑而心虚，故邪从之而致心痹也。**白脉之至也，喘而浮，上虚下实，惊，有积气在胸中，喘而虚，名曰肺痹。寒热，得之醉而使内也。**白，肺色也。白脉，合色脉以为诊也。喘而浮，脉体急疾而上浮也。上虚下实，言脉喘而浮，则有上虚下实之病。惊，上虚病也。有积气在胸中，下实病也。又曰喘而虚者，言脉喘而浮，则喘而虚也。此病名曰肺痹，而有皮毛之寒热。盖惊积，非肺脏之本病，故得之醉，而使邪气之内入也。**青脉之至也，长而左右弹，有积气在心下支胠，名曰肝痹。得之寒湿，与疝同法，腰痛、足清、头痛。**弹，平声。青，肝色也。青脉，合色脉以为诊也。长而左右弹，脉体有余，左右两手之脉，如弦之弹指也。此有积气在心下支胠。心下，膈也。支胠，左右胁肋，乃肝脉之循行也，故病名曰肝痹。盖积气非肝脏之本病，故得之外感寒湿。疝病本于寒湿，故与疝同法。寒湿为病，则腰痛、足清、头痛，而致肝脏之病也。**黄脉之至也，大而虚，有积气在腹中，有厥气，名曰厥疝。女子同法。得之疾，使四支汗出当风。**黄，脾色也。黄脉，合色脉以为诊也。大而虚，脉体张大而空虚也，此有积气在腹中。腹中，脾部也。有厥气，乃土受木克，土气厥逆而不达也。土受木克，故不名曰脾痹，名曰厥疝。疝，肝病也。女子同法者，女子无疝，肝木乘脾之法，则同也。夫厥疝非脾脏之本病，故得之疾，犹言得之外疾，使四肢汗出当风，以致脾脏之病也。**黑脉之**

至也，上坚而大，有积气在小腹与阴，名曰肾痹。得之沐浴清水而卧。

黑，肾色也。黑脉，合色脉以为诊也。上坚而大，坚大之脉，上浮而不沉也，此有积气在小腹与阴。小腹者，肾之部；前阴者，肾之窍，故病名曰肾痹。夫积气非肾脏之本病，故得之沐浴于清水中，水气未散，而即卧之所致也。此以五脏色脉，诊五脏之病，如是以诊，可以万全矣。**凡相五色之奇脉，面黄目青，面黄目赤，面黄目白，面黄目黑者，皆不死也。** 相，去声。奇，音箕，奇阳也。以色为脉，故曰奇脉。凡相五色之奇脉，但以目视，不必手诊。目青、目赤、目白、目黑，皆有面黄中土之色，是有胃气，故皆不死。**面青目赤，面赤目白，面青目黑，面黑目白，面赤目青，皆死也。** 面无中土之黄色，若面青、面赤、面黑而兼目赤、目白、目黑、目青，皆死也。既曰面青目赤，又曰面青目黑者，言面青目赤为不宜，面青目黑亦不宜，引而伸之，青白皆不宜也。既曰面赤目白，又曰面赤目青者，言面赤目白为不宜，面赤目青亦不宜，引而伸之，赤黑皆不宜也。夫面青面赤如是，则面白面黑皆如是，此书不尽言，言不尽意，所以申明面无中土之黄色则死，是以色脉而知其死生也。此一节言诊色脉而知五脏之病，及于死生，以终五脏生成之义。（《五脏生成篇第十篇》）

【阐释】

机体内外环境统一及相互制约的基本规律，中医以"承制生化"来阐述。其中的"制"是关键。高氏注释简捷地对此作了说明。

十四、《本草崇原集说》

仲学辂撰著，成书于 1909 年。

【原文】

山药气味甘平，始出中岳，得中土之专精，乃补太阴脾土之药，故主治之功皆在中土。治伤中者，益中土也。补虚羸者，益肌肉也。除寒热邪气者，中土调和，肌肉充足，则寒热邪气自除矣。夫治伤中，则可以补中而益气力。补虚羸，则可以长肌肉而强阴，阴强则耳目聪明。气力益，则身体轻健。土气有余，则不饥而延年。……仲氏曰：五运在中，主神机之出入；六气在外，应天气之升降。伤中者，五运有伤，不相交

钱塘医派

会也。

杜仲皮色黑而味辛平，禀阳明、少阴金水之精气。腰膝痛者，腰乃肾府，少阴主之；膝属大筋，阳明主之。杜仲禀少阴、阳明之气，故腰膝之痛可治也。补中者，补阳明之中土也；益精气者，益少阴肾精之气也。坚筋骨者，坚阳明所属之筋，少阴所主之骨也。强志者，肾气得补而壮，气状而志自强也。阳明燥气下行，故除阴下痒湿，小便余沥也。久服则金水相生，精气充足，故轻身耐老。

巴戟生于巴蜀，气味辛甘，禀太阴金土之气化。其性微温，终冬不凋，又禀太阳标阳之气化。主治大风邪气者，得太阴之金气，金能制风也。治阴痿不起，强筋骨者，得太阳之标阳，阳能益阴也。安五脏补中者，得太阴之土气，土气盛则安五脏而补中。增志者，肾藏志而属水，太阳天气下连于水也。益气者，肺主气而属金，太阴天气外合于肺也。

知母质性滋润，得寒水之精，故气味苦寒，有地参、水参之名，又名连母、蚔母者。皮有毛而肉白色，禀秋金清肃之气。得寒水之精而禀秋金之气，须知水之有母也。禀寒水之精，故主治消渴热中。皮外有毛，故除皮毛之邪气。肉厚皮黄，兼得土气，故治肢体浮肿下水。……仲氏曰：天士惯用清热养阴之品，故知母就苦寒立论，面面俱到，纵经旨未尽发明，而在《经解》中已为上乘文字。按雍乾之世，六气顺时，不为大害，天士用药系一时之见地，非不世之法程也，此之谓时手。

辣蓼辛热，尤耐风寒，择用俱验，或作汤剂，或以白酒煮，或伴糯米炒熟作粉，各视体气病情而与之。尚有一种旱蓼，茎叶高大如藜，仅可点缀园亭，不入药。

枳实取其小而实，大则气散而力薄，故曰壳。《本经》与经方皆用实无壳。《开宝本草》始以壳之，主治分别标题。由是医林中人，皆得逞其不经之说，如李东垣、王好古，如无隐庵据经辩驳，则后学称李引王，物性亦无见天之日矣。窃谓：枳在时方，可壳可实。枳在经方，宜实不宜壳也。

【阐释】

仲氏继承钱塘医派之衣钵，在论述药性时均以运气论其治病之机理，其深奥之理丝丝紧扣，环环明确，其原源可知。同时他还辨药物之真伪和区别，纠世人之错，对临床有指导意义。

十五、《猝病新论》

章太炎撰著，成书于1938年。

【原文】

《伤寒论》称太阳病六七日，太阳病八九日，太阳病过经十余日，又云：阳明居中土也，无所复传。又云：少阴病得之一二日，少阴病得之二三日。是伤寒非传遍六经，三阴病不必自三阳传致，更无日传一经之说也。叔和序例引《素问》以皮传，后人转相师法，遂谓一日太阳，二日阳明，三日少阳，四日太阴，五日少阴，六日厥阴（《秘要》引序例首亦称仲景，此犹引易传者称易，引书序者称书，昔人往往有是。近陆九芝竟谓此是仲景原文，且以《秘要》所题伤寒日数者悉归之仲景，则拘滞之见也）。刘守真见世无其病，则并仲景《伤寒论》而亦疑之。然如正阳阳明之非受传，少阴寒证之为直入，虽《活人》与成无己亦不能有异言，则知《伤寒论》本与《素问》不同。近代张令韶弥缝《素问》《伤寒论》之异，遂谓六经以气相传，非以病传。黄坤载、陈修园皆主之。修园于大论言太阳病几日者，不审其为验病浅深，而云某经主气之期，气既无形，谁能质验？至《素问》所述六日病象，自有见证，何得以气言之？其他或谓太阳为寒水，故伤寒首中太阳。然则厥阴为风木，中风何以不首犯厥阴耶？按之大论，义皆龃龉，终不如柯氏《论翼》所谓六经提纲各立门户者，为截断众流也。及晚季言温病者，则谓伤寒传经，温病不传经。又变其说为伤寒传足不传手，温病传手不传足。伤寒自足太阳传足阳明，温病自手太阴传手厥阴。夫使温病不涉足经，则脾、胃、肝、肾始终不得受病，彼亦自知其难通也。至伤寒始足太阳，温病始手太阴，则不能无辨矣（手足十二经脉，本前世解剖不精之说，然以标识脏腑，当用其名，别有详论）。大论太阳一篇，包络甚广，以膀胱应于毫毛，病自外入，故首以太阳。然小肠之厚薄缓急，与皮及脉之厚薄缓急相应，太阳病先中皮毛，非徒应足太阳膀胱，亦应手太阳小肠。三焦者，名为手少阳，亦应腠理，《要略》称腠者是三焦通会元真之处，血气所注。邪中皮毛而不及腠理，则不能成病。是太阳病兼应三焦也。肺为手太阴，心为手少阴，肺主卫，心主营，气血之大会也。邪中腠理而不及营卫，则暂时不快，不为真病。观中风、伤寒初起之征，无不发热，非血脉与外邪抵抗之验乎？桂枝汤证有鼻鸣，麻黄汤证有喘，非呼吸不调之验乎？是太阳病亦兼应肺与心也。一病而与五象所应、所合皆相涉，唯未及其脏腑，是以谓之表证。昔人以太阳专指膀胱，拘局已甚。柯氏《论翼》谓太阳指心，不指膀胱，所见出于牝牡骊黄之外。夫太阳表证必先营卫，太阳里证率在胸中，此不容毫忽疑者。然竟以太阳为心，名义亦未符（《素问·六节藏象》：心者生之本，神之变也。其华在面，其充在血脉，为阳中之太阳。此柯氏所本。然据彼文，则肺为阳中之太阴，肾为阴中之少阴。脾胃、大肠、小肠、三焦、膀胱，为至阴之类，而不说有厥阴、阳明，与言六经者殊旨。若执心为太阳之说，则余篇皆当变更，义不可通矣）。盖风寒犯人，血强与竞，则为太阳病；血弱不能与竞，则为少阴病。是以太阳热盛，少阴热微。血之强弱，则心为之也。又邪犯心脏，为少阴病；邪犯胸中，为太阳病。然则少阴病直迫于心，而太阳病但中于心之所合与心所依据之外部，故以心为太阳病之中枢，其义颇合，独名义不当变移。盖尝论之，中风、伤寒之始，特一表证，而所涉者有太阳、少阳、太阴、少阴，四部错杂，不可遍举。故举太阳以列首而署其名，犹世所谓代表云尔。及其入里，亦兼关四部。其犯膀胱之府者，小便不利，微热消渴，为五苓散证。热结膀胱，少腹急结，其人如狂者，为桃核承气汤证。其犯小肠之府者，太阳与阳明合病，或与少阳合病，必自下利，甲者为葛根汤证，乙者为黄芩汤证。太阳随经，瘀热在里，热结下焦，少腹硬满，其人发狂者，为抵当汤证（此与桃核承气汤异者，以小便利不利为辨。小便不利即在膀胱；小便利即在小肠）。其犯三焦之府者，胸胁苦满，为小柴胡汤证。心下痞硬，呕吐而下利者，为大柴胡汤证。其犯肺而病气管支者，或咳或喘，为小青龙汤证。其犯心而病膻中，为胸中窒，为心中懊恼，反覆颠倒，为栀子豉汤证（栀豉证见于下后者，当从坏病之例，其见于汗后者，自是本病）。表里相参，则太阳病不专在太阳益明（若大小陷胸汤、旋覆代赭汤等专为坏病设，故不论）。且小柴胡、栀子豉二汤，少阳、阳明篇中亦及之，昔人多欲更其次第，不悟少阳病者，三焦与胆俱病，故胁满而兼口苦（口苦者，胆气泄），太阳病者，但自腠理入于募原，故胸胁满而口不苦，涉三焦，不涉胆，虽同用小柴胡，其候殊也。阳明病者，腹满而喘，或虽心中懊恼，兼亦饥不能食。太阳病者，唯见胸窒、心懊恼等，两者有胸、腹之辨（唯栀子厚朴汤兼有腹满，列于太阳，此乃连类而及尔）。虽同用栀豉汤，其候殊也（方、喻诸公未明大体，强欲移易，不足怪也。柯氏独知太阳之里在胸中，尚欲增移，此为一间未达矣）。推是以言，太阳病尚非局在太阳，何传足不传手之云云哉。乃其所以专取太阳为代表者，则以篇中最剧之证，至热结膀胱，瘀热随经而极，非他经所可同例也。温病所从来，有冬不藏精，适伤于寒，而春病温者；有阳明内热，蒸为温热者；有春时外中风温者。其第三科病由外受，则先中手、足太阳，皮毛与卫皆合肺，亦先及手太阴，血脉发热，亦及手少阴，皮毛营卫之间，不能越于腠理，自无不及手少阳也。此与伤寒寒温有异，其所中之部则同。大论太阳篇：服桂枝汤，大汗出后，大烦渴不解，脉洪大者，白虎加人参汤主之。发汗后，不可更行桂枝汤。汗出而喘，无大热者，可与麻黄杏仁甘草石膏汤主之。发汗后，不恶寒，但热者，实也，当和胃气，与调胃承气汤。若外无客邪，何以先用解肌发汗之剂耶？乃叶氏《温热论》既云：温邪上受，首先犯肺，逆传心包。又云：伤寒多变证，温病虽久，在一经不移。不知太阳病多过经不解，阳明中土，亦无所复传。在一经不移者，非太阳过经，即正阳阳明之病，今与首先犯肺、逆传心包者并为一谈，于义适自伐矣。（《论太阳病非局指太阳》）

【阐释】

章太炎对于太阳病有独到的理解，认为太阳病包含甚广，非局指太阳。指出"中风、伤寒之始，特一表证，而所涉及者有太阳、少阳、太阴、少阴，四部错杂，不可遍举"。他将之扼要概括为"太阳表证，必先营卫"，"及其人里，亦兼关四部"。进而将太阳篇分为三类：一是前驱症，如麻黄汤证、桂枝汤证，可变化为栀豉、白虎、调胃等证。二是正病，如五苓散证、桃核承气汤证，病在膀胱之腑。三是特发之柴胡证，他认为即肠窒扶斯初起之证候，其变化则为半夏泻心汤证、抵当汤等证。如此论述，颇有新意。至于章氏提出栀豉汤、小柴胡汤、大柴胡汤、瓜蒂散、黄连汤以及旋覆代赭汤证部位都位于胸中，故都为太阳病证，也是以前医家所未提及的，作为学习者，可以作为一种思考角度。

第七章 医案选按

一、卢复医案

案1 秋间，孟杼正君（夫人），因怒发呃三日夜，侵晨急柬召。予以事夺，致未往诊，孟杼愁容怨语，泣涕嗟苦。予诊之曰：来极迟，效极速。药进而寝。次日，喜见曰：昨心欲裂，方治后事，以兄诙谐宽我耳。宁期一药而果效，真不解其故。予曰：予开肝郁也。内君特怒之未畅，气将入胃而不能，故发呃。予不治呃，用柴胡等条达木郁，郁解则止，暴病气全，故易愈耳。（《芷园臆草存案》）

【按】 胃气上逆，一般以降胃气为治。本例因怒而发，故以疏肝解郁为治，于此案可见卢氏之诊疗水平。

案2 德清沈君鱼文学，教子甚恩，自提抱便以棋子写易简字嬉戏中教之，识取学语，则引和诗章。读书则限数褪背，对课先从一门，如天文日月星辰类，使之尽明。次教地理等，然后天文地理等，串合虚实错综焉，极易通晓。由之作破承文字，法颇精简，而当讲书，必使其从胸中知处透明。以里俗语易经传义，其长公十岁便能属文，三四靴无难色。儿之肆成而身病，然无他恙，止是怕死。龟卜筮数无不叩，名医之门无不造。一日就诊，为之立方用药，导论千万言，略觉释然。明日侵晨又来求诊，以卜当十日死，予遂留宿斋头，大壮其胆。指诣菁山叩闻谷师，授参究法。参百日，念头始定而全安矣。戊午过东瀛吴对亭大参山房，晤言及先时恐惧状。盖君鱼善虑，虑出于肝，非思之比。思则志气凝定，而虑则运动展转，久之伤肝，肝血不足，则善恐矣。情志何物，非世间草木能变易其性，唯参禅一着，内忘思虑，外息境缘，研究性命之原，宁为生死所惑？是君鱼对证之大丹也。君鱼病良已，能了知此药物否？不觉默然。（《芷园臆草存案》）

【按】本案是临床运用情志制约法进行心理治疗的成功案例，卢复借用了佛教禅宗的修行方法，有其独特之处。

案3　严忍公正君，病发热无汗，呕吐不止，脉反沉弱，人皆以为少阴症。忍公茫然无措，召予脉之。沉弱中独右关表弦而中滑，予以为风邪挟胃中水饮停积所致，用干葛、半夏、吴萸、黄连，急煎缓服，呕吐遂止，而热转盛。忍公亟召予复胗，视脉势欲浮，命其进粥。闻者皆骇，以热甚无汗为辞而不敢，予再三强之，呷浓米饮半杯，遂有汗而热平。再进薄粥，汗多而热退。忍公乃问予曰：风寒之邪，世俗大禁饮食，吃粥退热，真为闻所未闻。予曰：风之与寒，原自有别，世盖混之耳。仲景桂枝汤之治风，服已啜粥，古人之精义也。然啜粥之法，其义云何？盖风者木也，木克土，脾胃受之，仲景治法妙在不治风木，直欲湿土气行，而风木之邪自散。今以正君之弱质，水饮虽行而呕止，风邪欲散而转热，故脉势欲浮也，非谷气扬溢，则胃力孱弱，汗从何来？是借桂枝之义，以除风邪之不能汗者，予遵所闻，如此似广君之未闻。（《芷园臆草存案》）

【按】伤寒日久，津枯而不能行汗，卢复深解仲景立方之精义，仿桂枝汤义以啜粥，以治不能汗之风邪，脾胃得补，自然汗出热退，立起沉疴。

二、张遂辰医案

案　张卿子治妇人伤寒案：塘栖妇人伤寒，十日热不得汗，或欲以锦黄下之，主人惧，延遂辰脉之，曰：脉强舌黑而有光，投锦黄为宜。此人舌黑而润不渴，此附子证也。不汗者气弱耳，非参、芪助之不可。一剂而汗。（《清史稿》）

【按】妇人患伤寒，苔黑似属火证，但虽黑却润，口不渴，又无汗，其病机为虚寒，故以大温大补之药，一剂而汗出热退。若妄投苦寒之锦黄，真阳将灭，而命不久矣。此案展示了张遂辰对妇人伤寒辨证的水平之高。

三、张志聪医案

案1　张隐庵治一书吏患癃闭，诸治无效，以补中益气汤投之，一剂而愈，或问曰：此症人皆以通利治之不效，今以升提治而效，其故何也？曰：君不见夫水注子乎，闭其上而倒悬之，点滴不能下矣。去其上之闭，而水自通流，非其验耶。（《续名医类案·小便秘》）

【按】癃闭是指小便量少，点滴而出，甚则小便闭塞不通。其中又以小便不利，点滴而短少，病势较缓者为"癃"；以小便闭塞，点滴不通，病势较急者为"闭"，一般合称为癃闭。包括西医各种原因所引起的尿潴留，及肾衰竭所致的少尿症和无尿症。病因有因湿热下注，蓄于膀胱，致水道不利者；有因水湿内盛，膀胱气化不利者；有因中阳不足，脾虚湿盛，气滞水泛者；有因脾肾阳虚，气不化水，水湿内停者。本方证即因于患者高龄，肺肾气虚，小便传送无力。本案用人参直补肺肾，使元阳充足，膀胱气化，水道通利。又用人参配黄芪、白术、甘草、升麻、柴胡等益气升提药，提壶揭盖，益气利尿，祛其上闭而水自流矣。

案2　己巳春，长男甫六岁，次男甫三岁，于元旦次日，俱发热见疹。余初不知疹之根源，以为婴儿生下时，口含恶血，开声咽下，其后发为疹毒，治疹自当攻发，即用清凉透发之剂服之。次朝略增十余点，究不畅达，心甚惶惑。长男七月而生，先天怯薄。问其胸膈宽否何如？答曰：饥甚。又问：口味燥苦何如？答曰：淡甚。因知其虚，即投芪、术、苓、甘、桂枝、红花，一二剂。次朝疹发遍身，热稍退，而神情犹烦躁，夜发热，频咳嗽，至一月方安。盖因见点之初，过服表剂，虚其经脉故也。次男尚幼，未省人事，不能致问。上冬患肺风痰喘证，诸药不效，服麻杏桂枝石膏汤一剂而瘥。谓其禀质略强，不与长男同，其疹不透，必寒凝毒甚。因与苏、麻、前、杏、黄芩、石膏药，红点不增；又与紫苏、葱、姜、芫荽等，熏之熨之，疹总不出。乃与同道诸公商之，俱云舍透发并无别法。至五日而口吐蛔虫，儿医曰：此热极虫生，余有牛黄散，可与服之。牛黄散即大黄末也，一服痰喘止而神气稍平，自是此儿遂无言矣。计无可施，复针百会穴，开其瘄门。服西黄分许，及诸单方。观其形证，实不能生。友人张卫生来望，因曰：此大虚大寒证也，今既无言，又不能食，恐无济矣。然心犹不忍，勉投参、附，含药而亡。因自叹曰：此庸医现身食报，天理当然，自身行医，何尤人乎！因悔昔日所见之皆非，益信治病求本之不谬。次日有同居甥汪姓者，伊子出瘄，已经三日，见余际悲伤，不邀诊视，自用前、杏、麻黄、石膏药一二剂，疹出廿余点，不能再增，心胸烦闷，不得已而告余，乞余诊视。余曰：若再攻发，即如吾子矣。急与芪、术、芎、归、桂、苓、红花等，服一剂而热退身安。余自此始悟疹之根源，凡治疹，但调其气血，和其经络，寒凉攻发，概置之不用，所以屡治而屡效也。次年春，友人吴题仙之子，甫二岁出瘄，延儿医马圣则兄诊治之，攻发不透，神情恍惚，喘急不宁，又延余诊视。余往吴宅，圣兄先至，余视之知其虚也，因告主人曰：若但发瘄，瘄断不出，必至身命不保。主人曰：为之奈何？余曰：惟有温补药一剂，益其脏腑，安其肠胃，助其气血方可。圣兄曰：吾治四朝，不能透发，悉听尊裁。余即与芪、术、姜、桂、归、芎、苓、甘、银花、红花诸味，一剂而安。次日仍用原方加人参一钱。此后并不服药，连服独参汤，数日霍然矣。又有夏姓耀如主子出瘄，其颜色紫黯，神气不宁。余曰：此证大凶，治须得法。连看二次，皆用温散药。次早，其家人来告曰：口吐蛔虫，另有药否？余曰：昨药二剂，俱服否耶？曰：尚存一剂。因与附子八分，令入药内煎服，自此遂无音耗。越三载，至其家，见其子长大，余因问曰：昔年出瘄吐蛔，何由得愈？其家答曰：服先生之药后，因无力相延，仗天覆庇，得以渐愈。余默叹曰：因死吾子，得生他人，治疹之法，可无憾矣！余因附载斯册，虽不能见信于儿医，而正道阐明，实有神于儿科治疹之根源，而为有子出瘄者，所当致慎也夫！同邑卢子由先生，五十无子，得一种子奇方，即生二男，皆为痘坏。盖种子方中，不无多热药耳！后复生子，皆以玄菟丸服之，至六十有五，连举六男六女，俱已长成，皆不为痘疹所坏。玄菟之功效，岂浅浅哉！卢氏以此为秘方。(《侣山堂类辩·痘论》)

【按】盖痘乃先天之毒，天一生水，地二生火，水火相济，阴阳互交，乃水中之火毒也。玄参具水天之性色，禀少阴寒水之精，上通于肺，可启肾精之气，上交于肺，得水天一气，上下环转之妙用，故能于水中以清发其天花。菟丝禀性纯阴，得火暖而丝长，味辛甘，得手足太阴天地之气化，其用在肾而不在肺，能于至阴之中而透其阳毒。故张志聪说"夫稀痘之方法虽多，未有如玄菟丸之理精微，验若桴鼓。是以婴儿在百日内，与此丸服之，或服之三岁，则毒胜者稀，而毒微者不出矣"。玄菟丸为天花预防药，张志聪视之为"种痘之法"，婴儿久服，可免痘患。

案3　予在苕溪，治一水肿者，腹大肤肿，久服八正散、琥珀散、五子、五皮之类，小便仍淋漓，痛苦万状。予曰：此虽虚证，然水不行则肿不消，肿不消则正气焉能平复。因时值夏月，予不敢用麻黄，恐阳脱而汗漏不止。以苏叶、防风、杏子三味各等分，令煎汤温服，覆取微汗，而水即利矣。次日至病者之室，床之上下，若倾数桶水者，被褥帏簿，无不湿透。病者云：昨服药后，不待取汗，而小水如注，不及至溺桶，而坐于床上行之，是以床下如此也。至天明，不意小水复来，不及下床，是以被褥又如是也。今腹满肿胀俱消，痛楚尽解，深感神功之救我。予曰：未也，此急则治其标耳。子之病因火土伤败，以致水泛，乃久虚之证也。火即人之元气，必待脾气元气复，而后可保其万全。予即解维，写一六君子方，去甘草，加苍术、厚朴、炮姜、熟附子，每日令浓煎温服。即以此方令合丸药一料，每日巳未时服之，即止其汤药。半载后，病者之兄，备土物来谢曰：吾弟已全愈矣。予曰：如此之证，水虽行而正气不复，后仍肿胀而死者比比。此命不应绝，非予之功也。虽然，邪之所凑，其正必虚，若初肿之时，行去其水，正气易于平复。医者不知发汗行水之法，惟以疏利之药利之，肿或减而无尾闾之泄，犹以邻国为壑耳。如久服疏利之药，则正气日消；水留日久，则火气渐灭，然后以此法行之，无济于事矣。(《侣山堂类辩·发汗利水辩》)

【按】水肿与肺脾肾三脏关系密切，治则在肺宜宣肺发汗，在脾宜健脾利湿，在肾宜温肾利尿。张志聪认为汗之生源有两种，一是血之液化而为汗，为表汗；一是出于阳明胃腑，为水液之汗。表汗只可微取，恐血液伤而阳气脱；水液之汗，不妨如水淋漓。本方中苏叶辛温，发汗解表为君药，杏仁宣利肺气为臣药，有内窍通而外窍通之义，防风为风中润剂，经肺直达皮毛，为佐使药。全方共奏宣肺发汗利水之功效。此案启示用解表药宣肺发汗，利上窍而调水道，以治水肿，不一定有表证而用之，无表证也可大胆用之。

案4 顺治辛卯岁，予年四十有二，八月中生一胃脘痛，在鸠尾斜下右寸许，微肿不红，按之不痛，隐隐然如一鸡卵在内。姚继元视之曰：此胃脘痛也，一名捧心痛，速宜解散，否则有性命之忧。与一大膏药，上加末药二三钱，午间烘贴，至暮手足酥软，渐至身不能转侧，仰卧于书斋，心烦意乱，屏去家人。至初更时，痛上起一毒气，从左乳下，至肋，下胁，入于左肾，入时如烧锥刺入眼中，一阵火光大如车轮，神气昏晕，痛楚难言，火光渐摇漾而散，神昏始苏。过半时许，其气复起，其行如旧，痛楚如前，如此者三四次。予思此戊与癸合也，腑邪入脏，自分必死，妄想此毒气不从胁下入肾，得从中而入于肠胃则生矣。如此静而行之，初次不从，二次即随想而仍从左乳下，入于肠中，腹中大鸣，无复前痛楚矣。随起随想因悟修养之道，气随想而运用者也。至天明大泄数次，胸膈宽舒。继元先生视之曰：毒已散解，无妨事矣。予问曰：膏药乃毒药耶？曰：上撒之末药名端午药，纯用砒霜、巴豆，于端午日配制，无此毒药焉能透入皮肉之内？予曰：何不早言，昨晚以为必死于毒，今早始悟膏药中，必有毒药，而得生于毒矣。毒药攻疾，有如此之妙也。至次年中秋复发，仍用膏药、末药，毫无前番之状，肿亦不消。予因想运气之妙，经行坐卧，以手按摩，意想此毒仍归肠胃而出，如此十余日而散。至次年中秋又发。予谓继元先生曰：去岁膏药不应，今须另法治之。姚曰：部院刘公之夫人生此疾，曾另置末药，比前更毒，贴之要起大泡，此药用之，无有不验。贴之数日并不起泡，肿亦不消，予想此症已顽，不受毒药之制，即揭去膏药，用大艾圆，迎头灸九壮，其毒随火气四散，嗣后永不发矣。予想阳明之毒，准在中秋金旺之时而发，初从毒攻而解，次随气运而散，后因胜制而消，因悟气运制化之道，有如此之妙用，五行合化之理，人与天地相参，即以此理推治百病，奇妙异常。王绍隆先生曰：业医人须病病经过，始得之矣。（《侣山堂类辩·戊癸合化论》）

【按】张志聪治疗在自己身上反复发作的胃脘痛，第一次感悟为"此戊与癸合也"，第二年发作，前法治疗不效，即用运气之法，经行坐卧，以手按摩，将毒归肠胃而出。第三次发作，又思其每至中秋金旺时发，为阳明之毒，即用大艾圆迎头灸九壮，其毒随火气四散，后永不发矣。治疗初从攻毒而解，用膏药加端午药末，贴之而愈。次随气运而散，后用火攻胜制（火克金）而消。

案5　一妇人产后，乳上发痛，肿胀将半月，周身如针刺，饮食不进。余诊之，六脉沉紧有力，视左乳连胸胁皆肿。予用麻黄、葛根、荆、防、杏子、甘草、石膏，令温服取汗。次日复视之，曰：昨服药后，身有大汗，而周身之痛尽解，乳上之肿胀亦疏，饮食亦进。服药不需十有余剂，毫无效验，奚此剂有如是之功也。予曰：《金匮要略》云：产后妇人喜中风。《生气通天论》曰：开阖不得，寒气从之。荣气不从，逆于肉理，乃生痈肿。此系风寒外壅，火热内闭，荣卫不调，以致肿痛。诸医止以凉药治热，而不知开阖故也。今毛窍一开，气机旋转，荣卫流行，而肿痛解矣。（《侣山堂类辩·乳痈鼠瘘辩》）

【按】患者产后发乳痈，症见左乳连胸胁皆肿，周身疼痛如针刺，六脉沉紧有力。当属风寒外壅，火热内郁，气血壅滞而成乳痈。案以麻、葛、荆、防、杏子等散风寒，伍以石膏、葛根清宣阳明之热，甘草既可解毒清热，又能调和药性。全方散外寒，清内热，通壅滞，使营卫调和，气血调畅，而肿消痛愈。

案6　又一老妪，两颊浮肿，每边有核如梅子大。妪曰：予一侄女，因生鼠瘘而死，又一甥女，亦患鼠瘘而殁，今心甚忧之。余诊其脉，两寸口皆浮大，其证则头痛、发热。予曰：不妨，汝证乃风寒陷于脉中而为，用解肌苏散之剂则愈，与侄女、甥女之瘘不同。二女子之瘘，其本在脏，其末在脉，原系恶疾，有灸刺之法，载在《内经·骨空》篇中，能依法治之，亦不至于死，此缘失于救治者也。（《侣山堂类辩·乳痛鼠瘘辩》）

【按】鼠瘘指生于颈、腋部瘰疬，化脓溃破，日久难敛并形成瘘管的一类疾病。多因肝胆两经气血亏损，虚火内动所致。然本案之鼠瘘，缘于风寒陷于脉中，其证较轻，治以散寒解表为法。二女子之瘘，系病位在脏的恶疾，《素问·骨空论》载有针刺法云："鼠瘘寒热，还刺寒府，寒府在附膝外解营。取膝上外者使之拜，取足心者使之跪。"因此，可用针刺法治疗。

案7　予治一少年，伤寒三四日，头痛，发热，胸痛不可按。病家曰：三日前因食面而致病者。予曰：不然。面饭粮食，何日不食，盖因外感风寒，以致内停饮食，非因食面而为头痛、发热者。故凡停食感寒，只宜解表，不可推食。如里气一松，外邪即陷入矣。夫食停于内，在胸下胃脘间，按之而痛。今胸上痛不可按，此必误下而成结胸。病家云：昨延某师，告以食面之因，医用消食之药，以致胸中大痛。予诊视外证尚有，仍用桂枝汤加减，一服而愈。（《侣山堂类辩·问因论》）

【按】表证误下致结胸证，当选用小陷胸汤或大陷胸汤。若表里同病，治法当以先表后里。本方证虽属表证误下，邪热陷里，但结胸初成，表证仍在，仍以治表证为主，故仍采用解肌发表之法。

案8　又一邻女，年十三四，始出痘，至七八日，浆尚未化，医措药竟。其父云：家中事务，俱是此女料理，平日极辛苦者。医闻之，复大加黄芪、白术，服后甚觉不安。次日，医知误投芪、术，复用清凉解毒，角刺、甲片攻之，毒不能化，遂成不救。此皆惑于病家之言，不能主持过耳！（《侣山堂类辩·问因论》）

【按】痘之根源在肾，痘之起发，随少阳之正气而上达于心包。心主血，而包络主脉，故毒从经而脉，脉而络，络而孙，从孙络而出于皮肤者。经络为血分，皮肤肌腠为气分。痘疹是精血中之火毒，走于血分，即能贯脓结痂；若走于气分，则为水疱白壳。痘证治疗，宜通经活络、和营解毒。时医以劳累伤正为依据，误投芪、术，后又用清凉解毒，终成不救。

四、张锡驹医案

案1 一男子患伤寒，身热恶寒甚，口不甚渴，舌白苔而润，大便泄，腹痛，一医用桂枝理中等汤，病愈甚，反加喉痛，汤水难下，大便如烂南瓜色。予用芩、连、栀、柏、归、芍治之而愈。（《伤寒论直解·辨假虚寒》）

【按】 患者因伤寒而发热恶寒，便泄腹痛，伴口不甚渴，舌白苔而润，于常规认识而言，当从中焦虚寒论治，然用桂枝理中等汤病甚，实乃真热假寒之证，故以寒凉之品清热解毒。

案2 一妇人患伤寒十余日，手足躁扰，口目瞤动，面白身冷，谵语发狂，不知人事，势甚危笃。其家以为风，缚其手足。或以为痰迷心窍，或以为虚，或以为寒，或辞不治，延余诊治。切其脉全无，问其证不知，按其身不热。予曰：此证非是人参附子证，即是大黄芒硝证，出此入彼，死生立判。因坐视良久，聆其声重而且长，予曰：若是虚寒证到脉脱之时，气息沉沉将绝，那得有如许气力，大呼疾声，久而不绝？即作大承气汤，牙关紧闭，撬开牙齿，药始下咽。黄昏即解黑粪半床，次早脉出、身热，人事已知，因舌能伸出而黑，又服小陷胸汤，二剂而愈。（《伤寒论直解·辨假虚寒》）

【按】 此案伤寒十余日，面白身冷等一派似属虚寒表现，然其兼见手足躁扰，口目蠕动，谵语发狂等热盛症候，辨为真热假寒之证，治以大承气汤荡涤实热，故转危为安。

案3 一妇人素有虚弱之证，后患伤寒，一医以为阴虚发热，用滋阴之药，命食鸡子、火肉而病甚，所用皆玉竹、骨皮、丹皮、归、芍之类。十余日死证悉具，始延予治。予到其门，其人已死，予请视之，气虽绝而脉尚在，且带滑，胃家实也，幸正气未败，可治。少顷果苏，用调胃承气汤一服而结粪解，诸证愈。次日大汗如雨，此虚象也，用人参三钱，芪、术、枣仁各五钱而愈。(《伤寒论直解·辨假虚寒》)

【按】因素体虚弱而误用补药，使邪不解，胃络不通，胃家实也，故用调胃承气汤缓下热结。本案辨证要点在于患者"脉尚带滑"，脉滑为有食积，乃典型的传统意义上所认识的真热假寒证。

案4 丙辰秋，奉化孝廉项恂如，患伤寒，用发散药二帖而愈甚，又二剂而神昏不语，大热，延予诊治。予视之，六脉已脱，急用人参一两，芪、术各一两，附子、姜、桂各二钱。下午后脉渐出，随用六七剂而病复如故，更加舌肿唇烂，渴饮汤水不绝。予曰：病是此病，药是此药，服之而反甚，得无误乎？又服数剂复如故，十余日总不能言，幸其子深信不疑，跪恳医治。予曰：药已至矣而病终不转，乃死证也。更用八味丸料一斤，浓煎六碗，冰冷与饮，一日一夜，服尽舌肿消而能伸，即能言语识人。每日用药一剂，粥食数碗，佐之以火肉、白鲞、鲫鱼之类。大便不解，听其自然，至二十八九日食后腹胀更甚，计所进饮食以数十余碗，遂以参、苓、芪、术、姜、桂、附煎汁，去渣，加大黄二钱。服后额上微汗出，手足觉，躁扰不安。此正气虚极也，又用大料温补一剂，遂安卧眠，夜间解宿粪半桶，饮食如故，后用温补百余剂而愈。(《伤寒论直解·辨假热》)

【按】此为"假虚热"证，由于误用发散药，导致脾肾阳虚，隶属于虚寒，故以温补而愈。

案5 丁丑五月间，同道钱泰庵，患伤寒十余日，热不退，泄泻一二次。医用炮姜、白术等药而泄止，忽然发斑，谵语，大渴，改用防风、荆芥、蝉蜕、红花、笋尖、连翘之类以治斑，更觉神昏谵语，大渴欲饮冷水，势甚危急，延予治之。予诊其脉散大，视其斑色淡而隐隐不明。予曰：此手少阴心之病也，由平日劳心过度，少阴君火虚极，神气反浮于外，故现此假证，不可治斑，少顷必发狂。遂用人参、芪、术各三两，茯苓、麦冬、附子各六钱，五味子三钱，分作三剂。药未煎好果发狂，人不能制。服一剂狂如故，再剂稍定，三剂遂睡。次日复进药如初，神清渴止，斑亦不见。连进二十余剂，但每日下午定有谵语数句。

予曰：不妨，只要粥食进。大便不解，忽一日心中一亮，如开窗见日然，下午不复谵语。（《伤寒论直解·辨斑疹》）

【按】伤寒误治发斑，谵语，大渴，似属热证，但其斑色淡隐，当为虚寒，故用温补为治。凡为医者，须要识得真、拿得定，不可为其所惑，方是真医。

案6 癸亥年，陈缵先长媳，上年患虚寒之证，予治之而愈。次年七月间，复患发热恶寒之证。予视其脉虚，用桂枝、干姜、白术等药一剂，次日更大热，反加喉咙痛肿连颈项，复大呕吐不止，势甚笃，复召予。乃郎陈又王曰：得无姜、桂太热乎？予曰：予亦意其太热也。诊脉如初，予乃曰：咽喉肿痛故属火，然亦有虚寒者，吾不虑其肿痛，而虑其大吐不止也，可多请高明治之，不愈再来召我。彼见势危，即遍延诸公，皆曰人虽虚，固不可太凉，然而热药岂可用乎？俱用甘、桔、山栀、麦冬、人参之类，随服随吐，药俱不受，病转剧，复召予。予曰：诸公之论极是，但此病却不然也。予所以复者，一则欲再用热药而恐不信，二则必有识此病能用温补者，何以功自我出也。遂用人参三钱，桔梗一钱五分，甘草、柴胡、干姜、桂枝、附子、炮姜各一钱，下咽不吐，少顷大寒战，覆以重绵不解，更与二服，复大热数刻，随大汗如雨，睡觉而痛肿俱消。后用姜、附、参、芪、术二十余剂而愈。（《伤寒论直解·辨咽喉》）

【按】热病用寒，寒病用热，虚病用补，实病用泻，虚寒病用温补，实热证用凉泻，皆为医之所知。治病不辨寒热虚实，或见一证即用一药皆为弊病。

案7 一男子新婚，患伤寒，吐蛔，发热，医以为阴证，用理中汤而吐愈甚。予诊其脉缓而长，一日夜吐蛔十余条。予以为风木生虫，湿热相蒸，顿然而生，随生随吐，欲用黄连等清热之药。彼不信，复易一医以为虚，用归、芎、玉竹之类，吐益甚，虫愈多，复延予。予曰：必欲治，非黄连不可。遂用黄连、厚朴、枳实、广皮、半夏各等分煎服，其吐稍止，再服不吐，神清，虫从大便而出，约有数十余根，大小不等。后加白术等以辅之，即胀不安，共用黄连、枳实二十余剂而愈。

（《伤寒论直解·辨吐蛔》）

【按】虚寒证服温补而反甚，乃湿热之证，故当用黄连等清湿热之药。如滥用补虚之品，不仅于病者无益，且必然加重病情，值得医者深思。

《浙派中医丛书》总书目

原著系列

格致余论	规定药品考正·经验随录方
局方发挥	增订伪药条辨
本草衍义补遗	三因极一病证方论
丹溪先生金匮钩玄	察病指南
推求师意	读素问钞
金匮方论衍义	诊家枢要
温热经纬	本草纲目拾遗
随息居重订霍乱论	针灸资生经
王氏医案·王氏医案续编·王氏医案三编	针灸聚英
随息居饮食谱	针灸大成
时病论	灸法秘传
医家四要	宁坤秘笈
伤寒来苏全集	宋氏女科撮要
侣山堂类辩	产后编
伤寒论集注	树蕙编
本草乘雅半偈	医级
本草崇原	医林新论·恭寿堂诊集
医学真传	医林口谱六治秘书
医无闾子医贯	医灯续焰
邯郸遗稿	医学纲目
通俗伤寒论	

专题系列

丹溪学派	针灸学派
温病学派	乌镇医派
钱塘医派	宁波宋氏妇科
温补学派	姚梦兰中医内科
绍派伤寒	曲溪湾潘氏中医外科
永嘉医派	乐清瞿氏眼科
医经学派	富阳张氏骨科
本草学派	浙江何氏妇科
伤寒学派	

品牌系列

杨继洲针灸	王孟英
胡庆余堂	楼英中医药文化
方回春堂	朱丹溪中医药文化
浙八味	桐君传统中药文化